Gerald M. Edelman
Göttliche Luft, vernichtendes Feuer

Gerald M. Edelman

GÖTTLICHE LUFT, VERNICHTENDES FEUER

Wie der Geist im Gehirn entsteht –
die revolutionäre Vision
des Medizin-Nobelpreisträgers

Aus dem Amerikanischen von Anita Ehlers

Mit 53 Abbildungen

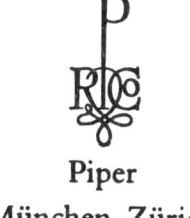

Piper
München Zürich

Die Originalausgabe erschien unter dem Titel
»Bright Air, Brilliant Fire – On the Matter of the Mind«
1992 bei Basic Books, New York.

ISBN 3-492-02931-0
© 1992 by Basic Books, A Division of HarperCollins Publishers
Deutsche Ausgabe:
© R. Piper GmbH & Co. KG, München 1995
Satz: FotoSatz Pfeifer GmbH, München
Druck & Bindung: Mohndruck, Gütersloh
Printed in Germany

Dem Gedächtnis der beiden intellektuellen Bahnbrecher,
Charles Darwin und Sigmund Freud.
In viel Weisheit viel Traurigkeit.

Denn mit der Erde sehen wir die Erde,
mit dem Wasser das Wasser,
mit der Luft die göttliche Luft,
aber mit dem Feuer das vernichtende Feuer,
mit der Liebe die Liebe,
den Streit mit dem traurigen Streite.

EMPEDOKLES

Und schließlich stoßen wir auf unserem Weg auf Begriffe wie das
Böse, Schönheit und Hoffnung ...
Welches Ende ist nun näher bei Gott, wenn ich mich einer reli-
giösen Metapher bedienen darf? Schönheit und Hoffnung oder
die fundamentalen Gesetze? Die richtige Antwort muß meines
Erachtens natürlich lauten, daß wir die ganze Struktur mit sämt-
lichen verbindenden Teilen betrachten müssen, daß alle Wissen-
schaften und nicht nur sie, sondern intellektuelle Anstrengungen
aller Art, danach trachten müssen, die Verbindungen zwischen
den Hierarchien oder Ebenen herauszufinden; Schönheit mit
Geschichte zu verbinden, Geschichte mit der menschlichen Psy-
chologie, die Psychologie wieder mit der Wirkungsweise des
Gehirns, das Gehirn mit den Nervenimpulsen, die Nervenimpulse
mit der Chemie und so weiter und so fort, von oben nach unten
und umgekehrt. Bis jetzt sind wir außerstande – und es wäre nutz-
los, etwas anderes behaupten zu wollen –, vom einen Ende zum
anderen eine durchgehende Linie zu ziehen, denn wir haben diese
relative Hierarchie erst seit kurzem in den Blick bekommen.

Ich für meinen Teil glaube nicht, daß eines der Enden näher bei
Gott ist.

RICHARD FEYNMAN

Inhalt

TEIL IV
HARMONIEN

Verzeichnis der Abbildungen

Vorwort

Ich habe dieses Buch geschrieben, weil ich mir kein wichtigeres Thema denken kann. Wir stehen am Beginn einer Revolution der Neurowissenschaften. An ihrem Ende werden wir wissen, wie der Geist wirkt, was unser Wesen bestimmt und wie wir die Welt erkennen. Was sich jetzt in den Neurowissenschaften abspielt, läßt sich als Vorspiel zur größten aller möglichen wissenschaftlichen Revolutionen sehen, zu einer, die unvermeidliche und wichtige Folgen für die Gesellschaft haben wird.

Dies ist jedoch streng genommen kein wissenschaftliches Buch. Es ist ein Buch über die Wissenschaft und auch über meine eigenen Ansichten. Weil ich einige recht komplizierte Fragen Nichtfachleuten, die sich normalerweise mit anderem beschäftigen, erklären will, mußte ich beim Schreiben Vorsichtsmaßnahmen beiseite lassen, die für den forschenden Wissenschaftler nötig sind. Ich verzichte gern auf alte Bräuche – besonders wenn ich Menschen, die sich gewöhnlich nicht für diese Themen interessieren, von ihrer Wichtigkeit überzeugen und ihnen ein Gefühl dafür vermitteln kann, wie reizvoll es ist, dem Wissen darüber, wie wir wissen, so nahe zu sein.

Gerald M. Edelman

Danksagungen

Die Verantwortung für die hier geäußerten Ansichten trage ausschließlich ich; ich stehe auch für alle Fehler ein, die das Buch vielleicht noch enthalten könnte. Hätten nicht so viele Menschen mit ihrer Reaktion und ihrer Kritik geholfen, wäre die Last der Irrtümer und Mängel noch viel größer. Ich sage all denen Dank, die so großzügig beigetragen haben, und weiß, daß ich sie nicht alle namentlich erwähnen kann.

Susan Hassler, Lektorin am The Neurosciences Institute, hat mir in allen Stadien ihr Können zur Verfügung gestellt und damit unschätzbare Hilfe geleistet. Kathryn Crossin, die auch bei der Herausgabe meiner Trilogie mitarbeitete, machte eine Reihe wichtiger Bemerkungen zur Redaktion dieses Buches; George N. Reeke, Jr., war nicht nur ein enger Mitarbeiter, sondern lieferte außerdem wichtige Beiträge zur Konstruktion von Rekognitionsautomaten. Ich verdanke Olaf Sporns, meinem früheren Schüler und jetzigen Kollegen, viele einfallsreiche Vorschläge; er stellte sein künstlerisches Talent selbstlos bei der Zeichnung vieler Abbildungen zur Verfügung und lieferte wesentliche Beiträge.

Besonders dankbar bin ich Susan Borden und Henry G. Walter, Jr., die unabhängig voneinander wertvolle Vorschläge zum Aufbau des Buches machten. W. Einar Gall, der wissenschaftliche Direktor des Instituts, und die Institutsmitglieder Giulio Tononi und Joseph Fally machten wichtige kritische Anmerkungen, wie ich sie auch Detlev Ploog aus der Zeit seines hiesigen Aufenthalts verdanke.

Dieses ist das einzige meiner Bücher, das meine Frau Maxine in den Anfangsstadien gelesen hat. Ihre positiven Reaktionen halfen mir, zu einigen der Ansichten zu kommen, die ich in den letzten Teilen äußere. Ich danke ihr dafür und für ihre Ermutigung in diesen und anderen geistigen Dingen.

Schließlich fühle ich mich dem Beitrag der Griechen an der Entdeckung des Geistes verpflichtet, wie sie im 6. vorchristlichen Jahrhundert begann und implizit im *Buchtitel* steckt. Er stammt aus einem Fragment des Arztes, Dichters und frühen materialistischen Geisteswissenschaftlers Empedokles. Seine Idee, Wahrnehmung ergäbe sich aus der Entsprechung von Form und Größe materieller Dinge und bestimmter Poren unseres Körpers, paßt besser zu modernen Theorien des Geruchs- als des Gesichtssinns; Empedokles hatte jedoch sein Herz (das er für den Sitz des Geistes hielt) auf dem rechten Fleck.

ERSTER TEIL
PROBLEME

Wenn man bedenkt, daß sich keine einzige Frage stellen läßt, ohne daß ein geistiger Prozeß abläuft, und daß Geist außerhalb eines Körpers niemals zuverlässig nachgewiesen wurde, braucht die Wichtigkeit des hier erörterten Themas nicht weiter begründet zu werden. In diesem Teil des Buches möchte ich die Leser mit einigen klassischen Gedanken zu dem, was wir unter Geist verstehen, bekannt machen und schon andeuten, was ich später auszuführen versuchen werde – nämlich eine biologische Theorie zu beschreiben, die erklärt, wie es zum Geist kommt. Dazu beschäftige ich mich mit der Organisation der unserem Geist zugrundeliegenden Materie – mit Nervenzellen, ihren Verbindungen und ihren Strukturen.

__1__
Geist

Cogito, ergo sum

RENÉ DESCARTES

Der Trugschluß des Discours de la méthode (Abhandlung über die Methode) *von Descartes liegt in seiner Entscheidung, von sich selbst abzusehen, von Descartes, dem wirklichen Menschen, dem Mann aus Fleisch und Blut, dem Mann, der unsterblich sein möchte, um reiner Denker sein zu können – eine Abstraktion also. Aber der wirkliche Mensch kam zurück und widmete sich ganz seiner Philosophie.*

In Wahrheit gilt sum, ergo cogito – *ich bin, deshalb denke ich, auch wenn nicht alles, was ist, denkt. Ist nicht bewußtes Denken vor allem das Bewußtsein des Seins? Ist reines Denken möglich, ohne ein Bewußtsein für sich selbst, ohne Persönlichkeit?*

MIGUEL DE UNAMUNO

»Denke nicht an einen Elefanten.«

Natürlich dachten Sie, als Sie diese Worte lasen, sofort an einen Elefanten, genau wie ich. Aber wo ist dieser Elefant? In Ihrem Geist und – jedenfalls bei den meisten Lesern dieses Buches – nicht im Zimmer. Um *nicht* an einen Elefanten zu denken, muß man wissen, was ein Elefant ist, muß man ihn in seiner Erinnerung bewahren und ihn sich gelegentlich auch vorgestellt haben. Vor allem muß man die Sprache kennen und dieses kleine Verwirrspiel verstehen können.

Ein anderes englisches Wortspiel – »What is mind? No matter. What is matter? Never mind.« – führt zu demselben Schluß, zu

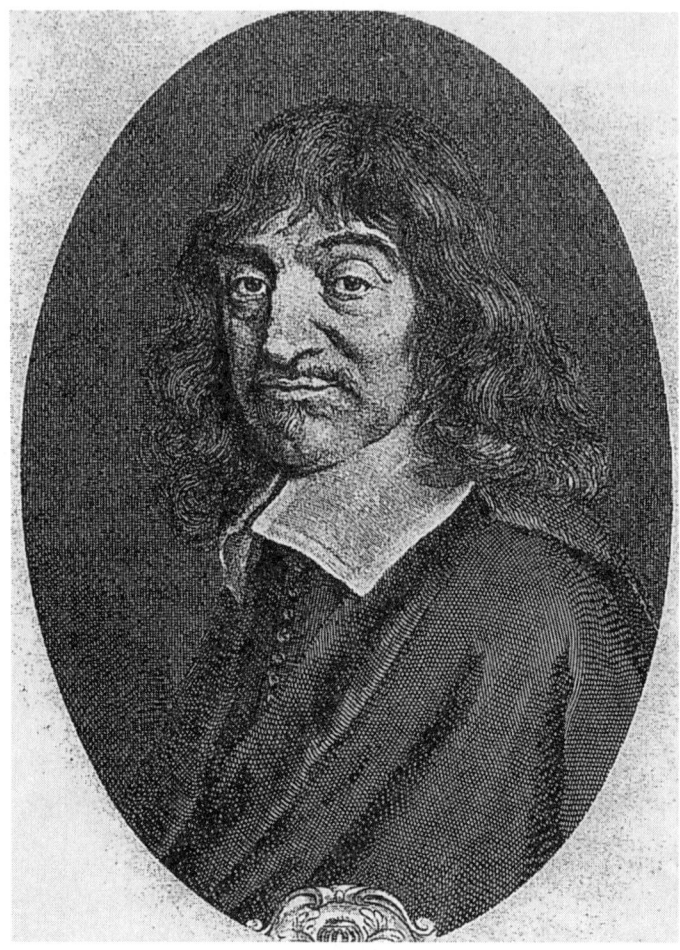

Abbildung 1.1
*René Descartes (1596–1650), großer Mathematiker und einer der Begrün-
der der modernen Philosophie. Der von ihm vertretene Dualismus prägt
auch heute noch das Denken über den Geist. Er wird vermutlich erst dann
entbehrlich, wenn wir die Beziehung zwischen dem Bewußtsein und der
Physik verstehen.*

dem René Descartes (Abb. 1.1) beim Nachdenken über diese
Fragen kam. Seine Gedanken kennzeichnen den Anfang der
modernen Philosophie, und sie führten auch zur Trennung von
Geistes- und Naturwissenschaften. Für Descartes war Geist ein
besonderer Stoff; er hatte für ihn keinen Ort im Raum und nicht
wie Materie eine Ausdehnung. Diese dualistische Lehre hat uns
seither zu schaffen gemacht – vielleicht nicht jedem einzelnen
von uns, aber zumindest vielen Philosophen und einigen Theolo-
gen.

Was bedeutet es, Geist zu haben, wahrzunehmen, bewußt zu
sein? Wohl jeder hat darüber schon einmal nachgedacht, aber bis
vor kurzem scheuten sich Naturwissenschaftler davor, eben weil
sie Naturwissenschaftler sind. Nun gibt es etwas Neues: die Neurowissenschaft. Seit einiger Zeit erwerben wir mit atemberau-
bender Geschwindigkeit Wissen über das Gehirn. Es wird möglich, in wissenschaftlichen Begriffen darüber zu sprechen, wie
wir sehen, hören und fühlen. Das komplizierteste Gebilde der
Welt gibt allmählich seine Geheimnisse preis.

Warum können wir annehmen, auf diese Weise auch etwas
über unseren Geist zu erfahren? Wegen des schon Gelernten:
Wie wir erkannt haben, daß Materie immer eine stoffliche
Anordnung ist, so sollten wir auch herausfinden können, welche
Anordnungen dem Geist zugrunde liegen, wie sich Geist daraus
entwickelt. Darum geht es in diesem Buch: Was wir über unseren
Geist wissen, soll mit dem verknüpft werden, was wir von unse-
rem Gehirn zu wissen beginnen.

Ich möchte viele Themen behandeln: Nerven, Computer,
Wahrnehmung, Sprache, das Selbst. Ich möchte zu zeigen versuchen, was sie miteinander und mit unserem Bewußtsein zu tun
haben. Ich möchte nicht so sehr darüber reden, wie wir denken
oder logisch schließen, sondern vielmehr die *Grundlage* dieser
anspruchsvollen Tätigkeiten untersuchen. Mein Hauptziel ist
der Nachweis, daß sich wissenschaftlich verstehen läßt, was
Geist ist. Ich will mich bemühen, technische Einzelheiten auf ein
Minimum zu beschränken; gleichzeitig werde ich jedoch nicht
zögern, mich mit scheinbaren Selbstverständlichkeiten und allgemein akzeptierten Überzeugungen auseinanderzusetzen, wenn

wenn ich sie für falsch halte. Obwohl also Teile dieses Buches
sich mit Einstellungen beschäftigen, die ich nicht befürworte,
vertrete ich doch eine im wesentlichen positive und konstruk-
tive Haltung. Das Thema ist schließlich, wie die Geburtshilfe,
für unser Dasein ziemlich unentbehrlich. Es berührt das Wesen
des Menschseins.

Fangen wir an.

Das Wort *Geist* läßt an schwierige philosophische Auseinandersetzungen denken. Aber es wirft auch einen vertrauten
Schatten, der aus dem alltäglichen Gebrauch stammt.

Wir lassen Geist sprühen oder geben ihn auf, sprechen von
Geisterstunden, guten Geistern, von geistigen Getränken und
vom Zeitgeist. Es ist überhaupt nicht klar, worauf sich das Wort
»Geist« in diesen Ausdrücken bezieht. Beginnen wir mit einigen
Feststellungen, die uns der gesunde Menschenverstand nahe-
legt:

1. Dinge haben keinen Geist.

2. Normale Menschen haben Geist. Einige Tiere handeln, als
ob sie Geist hätten.

3. Wesen, die Geist haben, können auf andere Wesen oder
Dinge verweisen; Dinge ohne Geist verweisen nicht auf Wesen
oder andere Dinge.

Die letzte Eigenschaft, die der Philosoph Franz Brentano
Intentionalität nannte, dient als guter Hinweis auf einen geistigen Prozeß. Sie bezieht sich auf die Vorstellung, daß wir immer
ein Bewußtsein *von* etwas haben, daß Bewußtsein immer ein
Objekt hat. Ich werde im folgenden noch oft von Intentionalität
sprechen.

Hinweise jedoch genügen nicht – wir möchten herausfinden,
welcher Zusammenhang zwischen Geist und Materie, insbesondere der speziellen Organisation der Materie besteht, die dem
Geist zugrunde liegt. Es überrascht nicht, wenn Menschen im
Geist ein besonderes Etwas oder einen besonderen Stoff sahen.
Geist scheint schließlich etwas ganz anderes zu sein als gewöhn-
liche Materie, und wer Geist hat, kann schwerlich allein durch
Introspektion erschließen, daß dieser in *Wechselwirkung* mit
nichtintentionaler Materie entstehen könnte. Wie jedoch Wil-

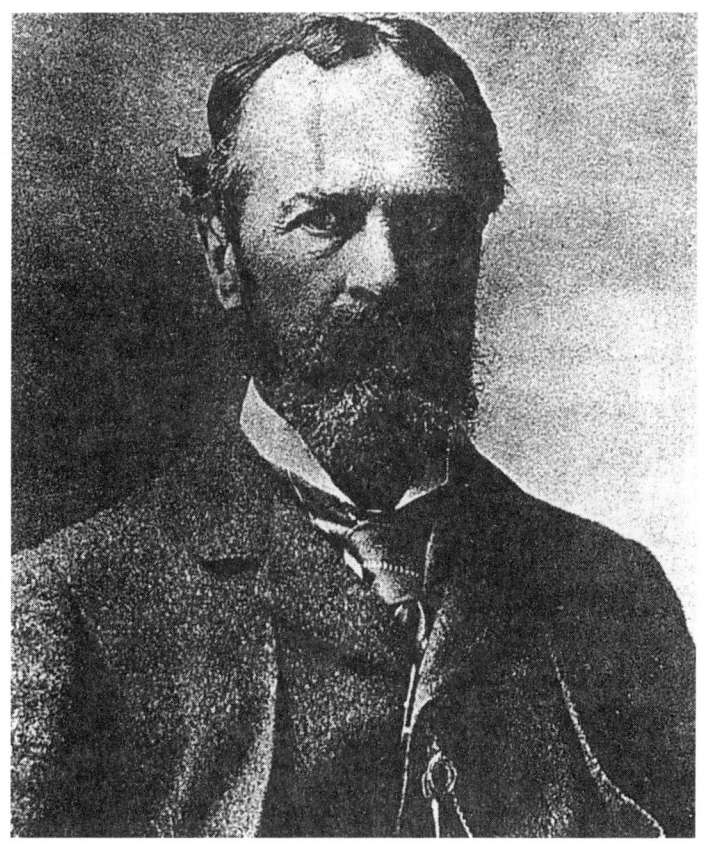

Abbildung 1.2
William James (1842–1910), einer der Begründer der modernen physiologischen Psychologie und ein Vertreter der Philosophie des Pragmatismus. Seine Gedanken zum Bewußtsein – er hält es nicht für eine Substanz, sondern für einen Vorgang, der an Personen gebunden ist und eine Absicht widerspiegelt – haben großen Einfluß auf unsere moderne Sicht der Dinge.

liam James (Abb. 1.2) betonte, ist Geist ein Geschehen, kein Stoff. Moderne wissenschaftliche Forschung belegt, welche außerordentlichen Vorgänge sich aus Materie entwickeln können; ja, die Materie selbst läßt sich als eine Form der Energie denken. Die moderne Naturwissenschaft sieht wohl die Materie als Geschehen, aber nicht den Geist als Sonderform der Materie. Geist aber, das ist meine Grundhaltung in diesem Buch, ist ein besonderes Geschehen und hängt von einer besonderen Anordnung der Materie ab.

Wenn wir uns die einleuchtende Aufzählung anschauen, mit der wir begannen, sehen wir, daß die Wesen, die anscheinend Geist haben, Lebewesen (besonders Tiere und natürlich Menschen) sind. Deshalb liegt die Annahme nahe, eine bestimmte Art *biologischer* Organisation führe zu geistigen Vorgängen. Wenn wir das Thema also wissenschaftlich behandeln wollen, müssen wir untersuchen, wie das Gehirn organisiert ist. Es wäre jedoch ein Fehler, den übrigen Körper zu vernachlässigen, denn es besteht eine enge Beziehung zwischen den animalischen Funktionen (besonders der Bewegung) und der Entwicklung des Gehirns.

Seit Darwin haben Biologen angesichts bestimmter Formen der biologischen Organisation fast automatisch danach gefragt, wie die Evolution zu ihnen geführt haben könnte. Gehirn und Geist machen da keine Ausnahme. Wir werden also auch etwas darüber erfahren wollen, wie die dem Geist zugrundeliegenden Strukturen im Lauf der Evolution entstanden sind.

Vor allem möchten wir wissen, wie sich solche Strukturen auswirken. Hier kommen die Fortschritte der Neurowissenschaft ins Spiel. Es ist aufregend, sich auszumalen, wie diese Fortschritte mit den Ergebnissen der Psychologen zusammenhängen, die Verhalten und geistige Prozesse untersuchen. Die Ergebnisse der Neurowissenschaftler deuten darauf hin, daß sich geistige Prozesse aus ungeheuer diffizilen Gehirnsystemen auf vielen Organisationsebenen entwickeln. Wie viele es sind, wissen wir nicht genau, aber ich würde die Ebene der Moleküle, der Zellen, der Lebewesen (das ganze Geschöpf) und jene dazuzählen, die über das einzelne Lebewesen hinausreicht, also zwischen der einen und der anderen Art Verständigung zuläßt. Jede Stufe läßt sich noch weiter unterteilen, im Augenblick jedoch genügt mir diese Grundeinteilung.

Es verblüfft, wenn man sich klarmacht, wie viele Verbindungen zwischen den einzelnen Stufen bestehen: Eine durch einen Warnschrei ausgelöste Angstreaktion ist mit einem biochemischen Prozeß verknüpft, der zukünftiges Verhalten beeinflußt, eine Virusinfektion mit einer Veränderung der Gehirnentwicklung, die sich auf den Reifungsvorgang auswirkt, die Wahrnehmung einer Struktur mit chemischen Veränderungen in einem Muskel und jede von diesen, wenn sie an einem kritischen Punkt der Entwicklung eintritt, damit, wie ein Menschenkind sich später selbst sieht – ob als stark oder ungenügend, selbständig oder abhängig.

Um diese Arten von Veränderungen zu erklären, muß ich zunächst einige Mißverständnisse ausräumen. Sie rühren vor allem von der Engstirnigkeit der Fachleute her, die in Teilbereichen ihrer eigenen Spezialgebiete steckengeblieben sind. Das ist jedoch nicht der einzige Grund. Vorurteile, das Unvermögen, gewisse Experimente durchzuführen, und die Fallen der Sprache erschweren es herauszufinden, welche Verbindungen zwischen geistigen Vorgängen und Vorgängen im Nervensystem bestehen.

Bei der Erforschung der Fragen nach dem Geist geht es um mehr, als diese Klarstellungen vermuten lassen. Wie wir sehen werden, sind die Methoden, mit denen Wissenschaft an unbelebten Dingen betrieben wird, zwar grundlegend, aber der wissenschaftlichen Arbeit mit Lebewesen, die ein Gehirn haben und Intentionalität besitzen, nicht angemessen. Denn die beobachtenden Wissenschaftler sind selbst intentionale Wesen, gefangen in den Erfahrungen ihres eigenen Bewußtseins. Sie wollen ihre Beobachtungen anderen Beobachtern effektiv, sinnvoll und vorurteilsfrei mitteilen können. Sie können also nichts berücksichtigen, was ihrer ureigenen Erfahrung oder ihrem ureigenen Bewußtsein entspringt – ja, sie müssen es sogar absichtlich ausschließen. Wir können uns darauf fast einen Reim machen: Intersubjektive wissenschaftliche Verständigung braucht Objektivität, keine Projektivität. Kein Wunder, wenn die vorwissenschaftliche Verständigung von Magie, Vitalismus und Animismus durchdrungen war. Die Projektion individueller Wünsche, Überzeugungen und Sehnsüchte war nicht nur erlaubt, sondern sogar ein Hauptziel, das anzustreben war, wenn sich eine menschliche Gemeinschaft mit vernünftigen Mitteln gegen die Bedrohungen der Natur zur Wehr setzen wollte.

Nichts von alledem macht eine wissenschaftliche Erforschung des Geistes unmöglich, wohl aber zeigt es, daß eine solche Untersuchung voller Fallen steckt, voller verborgener Überzeugungen und vorgefaßter Meinungen, von denen viele aus der Wissenschaft selbst stammen. Auch die gescheitesten Forscher, die sich mit den Eigenschaften des Geistes beschäftigten, sind gelegentlich gescheitert. Manche beharren, wenn sie sich mit der Intentionalität beschäftigen, auf etwas, das sich nur als eine Parodie auf so erfolgreiche Naturwissenschaften wie die Physik sehen läßt, also auf eine Wissenschaft, die sich der Untersuchung solcher Dinge widmet, denen Intentionalität abgeht.

Wie können wir diese Fallen vermeiden? Eine Möglichkeit besteht darin, die bestehenden Fallen zu zerlegen und zu fragen, ob die moderne neurowissenschaftliche Forschung uns dabei helfen kann. Wenden wir uns diesen Aufgaben zu, besonders derjenigen, ohne Verzicht auf Wissenschaftlichkeit den Geist zurück zur Natur zu bringen.

Der Geist kehrt zurück zur Natur

Gerade die lebhafte Erinnerung, die die Verfolgung Galileis im Gedächtnis der Generationen hinterlassen hat, beweist, wie friedlich sich die tiefste innere Wandlung des Weltbildes vollzogen hat, die bisher der Menschheit beschieden war.

ALFRED NORTH WHITEHEAD

Ich möchte an den Anfang der modernen Naturwissenschaft zurückgehen und zwei der überragenden Gestalten des 17. Jahrhunderts betrachten, nämlich Galileo Galilei (Abb. 2.1) und René Descartes. Alfred North Whitehead bemerkte in seinem Buch *Wissenschaft und die moderne Welt*, Galilei habe durch die Erfindung der mathematischen Physik den Geist aus der Natur herausgenommen. Er wollte mit diesem Bild vermutlich ausdrücken, Galilei habe darauf bestanden, ein Beobachter müsse objektiv sein und die unnützen Auseinandersetzungen mit den Aristotelikern über die Fragen der Verursachung vermeiden. Ein Naturwissenschaftler solle vielmehr Messungen aufgrund eines Modells vornehmen, in das keine menschlichen Projektionen oder Intentionen eingehen, und dann nach Regelmäßigkeiten und Gesetzen suchen, welche die daraus folgenden Behauptungen entweder stützen oder widerlegen.

Dieses Verfahren hat sich in der Physik und den ihr verwandten Naturwissenschaften großartig bewährt. Isaac Newton ist der hervorragende Repräsentant einer ersten Blütezeit. Selbst heute, nach der Einsteinschen Revolution und der Entstehung der Quantenmechanik, ist die Vorgehensweise Galileis noch

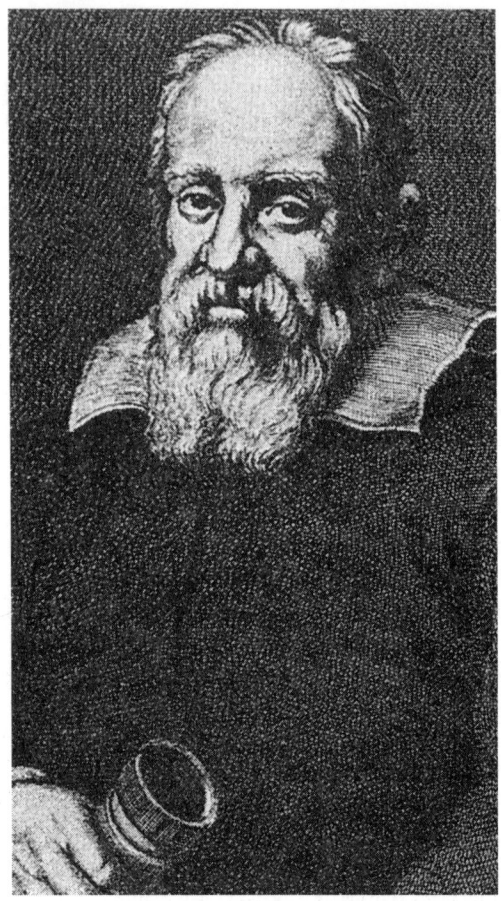

Abbildung 2.1
*Galileo Galilei (1564–1642), Physiker, Mathematiker und Astronom, der
Begründer der modernen Physik und nach Meinung mancher sogar der
modernen Naturwissenschaft. Er wurde 1633 von der römisch-katholi-
schen Kirche zum Widerruf der heliozentrischen Ansichten gezwungen,
die er in seinem* Dialog über die beiden hauptsächlichen Weltsysteme *vertreten hatte; den Rest seines Lebens verbrachte er unter Hausarrest.*

immer aktuell. Albert Einsteins Relativitätstheorie zeigt, wie Ort und Geschwindigkeit des Beobachters die Messungen in Raum und Zeit beeinflussen; die Berücksichtigung der Beschleunigung veränderte sogar unser Verständnis des Begriffs Materie. Die Quantenmechanik zeigte, daß der Vorgang der Messung im Bereich des ganz Kleinen unausweichlich das Handeln von Beobachtern einschließt, die im Rahmen der durch die Plancksche Konstante vorgeschriebenen Unschärfe wählen müssen, mit welcher Genauigkeit sie entweder den Ort oder den Impuls eines subatomaren Teilchens messen wollen. Darin spiegelt sich das wider, was Physiker das Heisenbergsche Unbestimmtheitsprinzip nennen.

Selbst angesichts der verblüffenden Enthüllung, daß Beobachter bei Geschwindigkeiten nahe der Lichtgeschwindigkeit oder mikroskopisch kleinen Entfernungen untrennbar mit ihren Messungen verknüpft sind, bleibt das Ziel der Physik weiterhin die Beschreibung der Welt durch invariante Gesetze im Sinne Galileis. Wir haben keinen Grund, dieses Ziel aufzugeben, denn Einsteinsche und Heisenbergsche Beobachter sind selbst dann, wenn sie Teil des Meßapparats sind, immer noch psychologisch faßbar. Wenn man Physik betreiben will, muß man nicht unbedingt ihr Bewußtsein und ihre Motive berücksichtigen, auch wenn sich die Wissenschaftstheoretiker gelegentlich über ihre Bedeutung für Quantenmessungen streiten. Der Geist des Beobachters bleibt in jedem Fall fern von der Natur.

Wie Whitehead jedoch ganz richtig bemerkte, brachte die Entwicklung der Physiologie und der physiologischen Psychologie in der zweiten Hälfte des 19. Jahrhunderts den Geist zurück in die Natur. Wir ringen seither mit der Frage, was wir mit ihm anfangen sollen. Genau wie Relativitätstheorie und Quantentheorie besondere Fragen aufwerfen, haben auch diese physiologischen Entwicklungen ihre eigenen Probleme. Sind Beobachter selbst »Dinge« wie die anderen Gegenstände ihrer Welt? Wie erklären wir uns die merkwürdige Fähigkeit von Beobachtern (die sich sogar als starkes Bedürfnis erweist), die Welt in Kategorien von Dingen zu zerlegen – sich auf die Dinge der Welt zu

beziehen, auch wenn die Dinge selbst das nie können? Wenn wir
Beobachter beobachten, ist diese Eigenschaft der Intentionalität
unausweichlich.

Im Alltagsleben sprechen wir von Bewußtsein, Gedanken,
Glauben und Wünschen. Sollten wir, wie es die Physik tut, über
all diese psychologischen Eigenschaften ein Verbot verhängen?
Sollten wir uns an das umfangreiche Regelwerk der Behavioristen halten, für die nur das Verhalten zählt? Sollten Liebende
zueinander sagen: »Das war gut für dich; war es auch gut für
mich?« Wie lächerlich das ist, zeigt sich, wenn wir die darin enthaltene Verneinung bedenken. Entweder leugnen wir die Existenz dessen, was wir erfahren (zum Beispiel unser eigenes
Bewußtsein), bevor wir »Naturwissenschaftler werden«, oder
wir behaupten, daß die Naturwissenschaft (lies »Physik«) solche
Fragen nicht behandeln kann.

Hier kommt nun Descartes, der zweite große Denker der wissenschaftlichen Revolution des siebzehnten Jahrhunderts, ins
Spiel. Seine Suche nach einer Methode des Denkens führte ihn
dazu, sich für einen »Dualismus der Substanz« auszusprechen.
Wie ich schon erwähnte, besteht die Welt aus dieser Sicht aus *res
extensa* (materieller, ausgedehnter Substanz) und *res cogitans*
(geistig-seelischer, denkender Substanz). Die Manipulationen
Galileis beziehen sich auf die *res extensa*, die ausgedehnte Materie. Die *res cogitans*, die denkende Substanz, jedoch existiert
nicht eigentlich in Zeit und Raum. Da sie keinen Ort hat und
kein materielles Ding ist, kann sie nicht in den Zuständigkeitsbereich eines äußeren Beobachters fallen. Schlimmer noch ist das
Problem der Wechselwirkung: Geist und Körper müssen sich
verständigen können. Mit einem für ihn ganz ungewöhnlichen
Mangel an Klarheit erklärte Descartes, die Zirbeldrüse
(Abb. 2.2) sei der Ort, an dem *res cogitans* und *res extensa* miteinander wechselwirken.

Der Dualismus hat in seinen verschiedenen Formen bis auf
den heutigen Tag überdauert. So ist der scheinbar monistische
Behaviorismus ein Dualismus, der dem Geist einfach die Eigenschaft abspricht, ein wissenschaftliches Objekt zu sein; er steht
deshalb nur auf einem Bein. Behavioristen lösten das Problem,

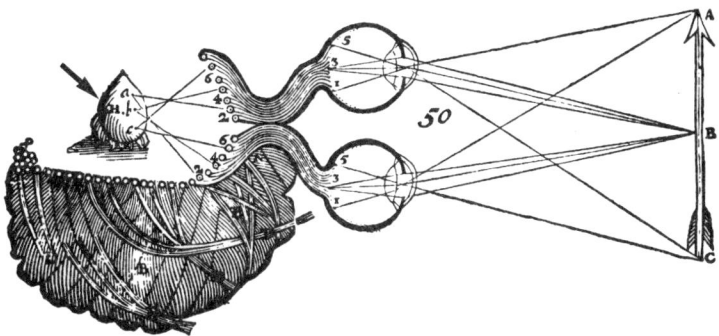

Abbildung 2.2
Eine Darstellung des Sehvorgangs aus Descartes' Traité de l'Homme. Descartes meinte, das Netzhautbild würde in jedem Auge von Nervenfasern auf die Wände der mit Flüssigkeit gefüllten Hohlräume des Gehirns projiziert. Beidäugiges Sehen entsteht dann durch die Projektion auf die Zirbeldrüse (Pfeil). In diesem unpaarigen Gebilde sah Descartes den Ort, an dem res cogitans *und* res extensa, *also Seele und Körper, wechselwirken. Wie wir heute wissen, entsteht das binokulare Bild sowohl rechts wie links auf der Sehrinde hinten im Gehirn.*

indem sie Verhalten untersuchten und die Intentionalität des Verhaltens ignorierten. Sie versuchen nicht, den Geist zurück in die Natur zu bringen; sie leugnen schlicht, daß er Gegenstand der Wissenschaft sein könnte. Viele nichtbehavioristische Psychologen behaupten zwar, sie seien Materialisten und in bezug auf die Substanz keine Dualisten, sind es aber doch in bezug auf Eigenschaften. Sie geben zwar zu, daß sich Geist und Gehirn aus einer einzigen Substanz entwickelt haben; psychologische Sachverhalte jedoch, darauf bestehen sie, dürfe man nur aus psychologischer Sicht sehen, und diese unterscheide sich notwendigerweise von der, aus der jene physikalischen Objekte oder Körper zu sehen sind, die diese Eigenschaften bedingen. Ein gutes Beispiel für einen Eigenschaftsdualisten war in seinen späten Jahren Sigmund Freud.

Ich sollte darauf hinweisen, wie zweifelnd selbst bemerkenswert erfolgreiche Biologen dem Unterfangen begegnen, das die Untersuchung des Geistes zum Ziel hat. Ich diskutierte diese Fragen einmal auf einem Symposium mit dem bedeutenden Immunologen Sir Peter Medawar. Er war eher abweisend: »Wozu ist das gut?« fragte er. Ich parierte, indem ich darauf hinwies, daß wir zumindest einige seltsame Ideen über die Wirkungsweise des Gehirns ausräumen könnten, wenn wir es besser verstünden. Sir Peter mag kein Gewäsch, und meine Antwort beruhigte ihn.

Ich wünschte, ich hätte ihm das sagen können, was, so heißt es, Michael Faraday einem Angehörigen des Oberhauses entgegnete, nachdem er über seine Versuche mit Elektrizität berichtet hatte. Der Lord hatte leichthin gefragt: »Wozu ist das gut?« Faraday antwortete: »Sir, eines Tages können Sie es besteuern.« (Nach einer anderen Fassung soll er die Gegenfrage gestellt haben: »Wozu ist ein Neugeborenes gut?«)

Können wir, wenn wir den Geist in die Natur bringen wollen, Besseres tun, als auf Substanz- oder Eigenschaftsdualismus zu bestehen? Oder geraten wir bei diesem Versuch auf weitere Irrwege? Auf beide Fragen antworte ich nicht ohne Vorbehalt. Wir können Besseres tun, aber nicht, indem wir wie einige moderne Erkenntniswissenschaftler annehmen, Struktur und Biologie des Gehirns seien zufällig und ohne Bedeutung für den Geist. Wir sollten diesen Gedanken im Auge behalten, denn er ist folgenreich.

In den letzten Jahrzehnten haben Praktiker auf dem Gebiet der Erkenntniswissenschaften viele und ernsthafte Versuche unternommen, die Grenzen des Behaviorismus zu überschreiten. Die Erkenntniswissenschaft ist interdisziplinär und beruft sich auf Psychologie, Computerwissenschaften und künstliche Intelligenz, Aspekte der Neurobiologie, Linguistik und Philosophie. Ermutigt durch anscheinend gemeinsame Interessen, haben einige in diesen Bereichen arbeitende Wissenschaftler es vorgezogen, geistige Funktionen nicht so leichthin abzutun wie die Behavioristen. Sie haben sich auf den Begriff der mentalen Repräsentation und auf eine Reihe von Annahmen berufen, die insgesamt die funktionalistische Einstellung genannt wird. So gesehen, verhalten sich Menschen entsprechend einem Wissen, das aus symbolischen geistigen Darstellungen besteht. Erkenntnis besteht in dem Umgang mit diesen Symbolen, ihrer Berechnung. Psychologische Phänomene werden durch funktionale Abläufe beschrieben. Die Wirksamkeit solcher Prozesse beruht auf der Möglichkeit, Dinge in abstrakter und wohldefinierter Weise nach unumstrittenen Regeln als Symbole zu deuten. Ein solcher Satz von Regeln stellt eine Syntax dar.

Die Anwendung dieser syntaktischen Regeln ist eine Form der Computation. (Gestatten Sie mir, in bezug auf das, was ich damit meine, zunächst etwas vage zu bleiben und einfach den Umgang mit Symbolen nach einem bestimmten Verfahren so zu bezeichnen. Ich behandle dies im Nachwort genauer.) Computation wird größtenteils als unabhängig von der Struktur und der Art der Entwicklung des Nervensystems gesehen, genau wie Computersoftware auf Geräten mit unterschiedlicher Bauweise laufen kann und insofern von ihnen »unabhängig« ist. Ein verwandter Gedanke ist die Vorstellung, das Gehirn (oder, richtiger, der Geist) gleiche einem Computer und die Welt dem Magnetband eines Computers, wobei die Welt größtenteils so geordnet sei, daß empfangene Signale in Form logischer Gedanken »abgelesen« werden können.

Solche wohldefinierten funktionalen Prozesse sind, so wurde gesagt, semantische Darstellungen, womit gemeint ist, daß sie eindeutig festlegen, was ihre Symbole in der Welt bedeuten. In ihrer stärksten Form besagt diese Sicht, alle Geistestätigkeit sei eigentlich und im wesentlichen Gedankensprache – man hat diese Sprache »Mentalesisch« genannt (siehe das kritische Nachwort).

Diese Sichtweise – gelegentlich Kognitivismus genannt – war einmal sehr in Mode. Sie führte zu einer Flut hochinteressanter und wertvoller psychologischer Arbeiten; damit einher gingen eine Reihe bemerkenswerter Ideen. Eine davon besagt, Menschen würden mit einem Spracherlernungsmechanismus geboren, der die Regeln für den Satzbau enthält und eine universelle Grammatik darstellt. Eine andere ist der sogenannte Objektivismus, wonach die Naturwissenschaften (auf besonders ideale Weise die Physik) eine eindeutige und unmißverständliche Beschreibung der Wirklichkeit geben können. Diese Beschreibung hilft, Beziehungen zwischen syntaktischen Prozessen oder Regeln und Dingen oder Ereignissen zu rechtfertigen – den Beziehungen, die semantische Darstellungen ausmachen. Ein weiterer Gedanke besagt, das Gehirn ordne die Dinge der »wirklichen« Welt nach klassischen Gesichtspunkten, nach Kategorien also, die durch jeweils einzeln notwendige und insgesamt hinreichende Bedingungen definiert sind.

Ich kann gar nicht genug betonen, wie weitgehend diese Gedanken oder ihre Variationen die moderne Naturwissenschaft durchdringen. Sie sind global und gleichzeitig endemisch, also örtlich begrenzt. Der Kognitivismus beruht, das sei nicht verschwiegen, auf einer Reihe ungeprüfter Voraussetzungen. Er bezieht sich, und das ist einer seiner merkwürdigsten Mängel, nur am Rande auf die biologischen Grundlagen, die den Mechanismen zugrunde liegen, die zu erklären er sich bemüht. Damit wird er ebenso unwissenschaftlich wie der Behaviorismus, den er doch ersetzen sollte. Die meisten Kognitivisten nehmen die entscheidenden Fehler, die dieser Unwissenschaftlichkeit zugrunde liegen, ebenso wenig wahr, wie Forscher vor Einstein nicht die Relativität und vor Kopernikus nicht den Heliozentrismus bemerkten.

Was entgeht diesen Gelehrten, und warum ist das so entscheidend? Ihnen entgeht, daß man den Geist nicht einfach nur »oberflächlich« beschreiben kann – ohne eine genaue biologische Beschreibung des Gehirns kommt man nicht aus. Sie mißachten einen großen Teil der Hinweise darauf, daß das Gehirn kein Computer ist. Sie ignorieren Hinweise, die zeigen, daß die Art, in der Dinge und Ereignisse in Tieren und Menschen kategorisiert werden, überhaupt nicht der Logik oder der Berechenbarkeit entspricht. Sie verwechseln zudem die formale Macht der Physik, wie sie von menschlichen Beobachtern geschaffen wurde, mit der Anmaßung, die Gedankengänge der Physik könnten biologische Systeme erfassen, die im Lauf der Evolution entstanden sind und eine Geschichte haben.

Ich behaupte, daß die Struktur, auf der das Unterfangen der Erkenntnistheoretiker beruht, insgesamt nicht stimmig ist und von den Tatsachen nicht bestätigt wird. Ich möchte diese starke Behauptung nicht im eigentlichen Buchtext zu belegen versuchen; dann müßte ich viele Fachbereiche streifen und viele unausgesprochene Annahmen machen, bevor ich zu meiner Hauptthese komme. Deshalb fasse ich meine Argumente gegen die reine Erkenntniswissenschaft am Ende dieses Buches in einem kritischen Nachwort zusammen. Spezialisten können diesen Aufsatz nach Belieben zu Rate ziehen; interessierte Leser haben wohl mehr Gewinn davon, wenn sie zuvor das Buch lesen.

Dieser Aufsatz beschäftigt sich mit einer Reihe von Fehlern, die ich für grundlegend halte und kategorisch nenne. Der erste ist die Behauptung, die Lösung für die Probleme des Bewußtseins könne sich aus der Lösung einiger physikalischer Dilemmata ergeben. Der zweite ist der Gedanke, Berechenbarkeit und künstliche Intelligenz könnten die Antwort liefern. Der dritte und ungeheuerlichste ist die Meinung, das ganze Unternehmen könne unter der Voraussetzung des Funktionalismus durchgeführt werden; Verhalten, geistige Vorgänge, Kompetenz und Sprache ließen sich also erforschen, ohne daß zunächst die zugrundeliegende Biologie verstanden wird.

Ich führe die kritischen Argumente im Nachwort aus. Im folgenden Kapitel gebe ich einen Überblick über einige Tatsachen und Ideen der Biologie und der Neurowissenschaften. Es kommt entscheidend darauf an, die materiellen Grundlagen des Geistes und insbesondere die Grundlagen seiner Arbeitsweise zu verstehen. Nur mit einem solchen Verständnis wird es möglich, die Schwierigkeiten zu entzerren, vor denen wir stehen, wenn wir den Geist zu erforschen versuchen, und Wege vorzuschlagen, die aus den erwähnten Schwierigkeiten hinausführen könnten.

Ich gehe dabei folgendermaßen vor: Es muß Wege geben, den Geist zur Natur zurückkehren zu lassen, die denen entsprechen, auf denen er in sie hineingekommen ist. Diese Wege müssen berücksichtigen, was wir aus der Theorie der Evolution gelernt haben. Im Lauf der Evolution erhielten Körper einen Geist. Aber es reicht nicht zu sagen, der Geist sei verkörpert worden;

man muß auch angeben, wie das geschehen ist. Dazu müssen wir uns mit dem Gehirn, dem Nervensystem und den zugehörigen strukturellen und funktionalen Problemen beschäftigen.

3

Der Stoff, aus dem der Geist ist

Alle Gesetze für die Materie muß unser Geist aufstellen,
und alle Gesetze für den Geist erstellt ihm die Materie.
JAMES CLERK MAXWELL

Angesichts der Einzigartigkeit des Bewußtseins und der Unfähigkeit des Denkvorgangs, »Einsicht« in sein eigenes Wirken zu erlangen, überrascht es nicht, daß einige Philosophen die Vorstellung vertreten haben, es gebe eine denkende Substanz oder sogar eine Art Panpsychismus, in dem alle Materie Bewußtsein hat. Die Ergebnisse der modernen Forschung lassen jedoch vermuten, daß die dem Geist zugrundeliegende Materie keineswegs etwas besonderes ist. Sie ist ganz gewöhnlich – besteht also aus den chemischen Elementen Kohlenstoff, Wasserstoff, Sauerstoff, Stickstoff, Schwefel, Phosphor und Spuren von Metallen. In der Grobstruktur des Gehirns selbst gibt es keinerlei Hinweis auf das Wesen des Geistes.

Das Besondere am Gehirn ist vielmehr seine Funktionsweise. Die chemischen Elemente sind Bestandteile außerordentlich komplizierter Moleküle, die ihrerseits in den Zellen von Lebewesen höchst komplexe Strukturen bilden. In einem Organismus wie dem menschlichen gibt es etwa 200 Zelltypen. Besonders spezialisiert und ausgefallen ist die Nervenzelle, das Neuron. Das Neuron ist in dreierlei Hinsicht ungewöhnlich: wegen der Vielfalt der Formen, in denen es vorkommt, wegen der elektrischen und chemischen Aufgaben, die es erfüllt, und wegen der Art, wie es mit anderen Neuronen zu einem Netzwerk verflochten ist.

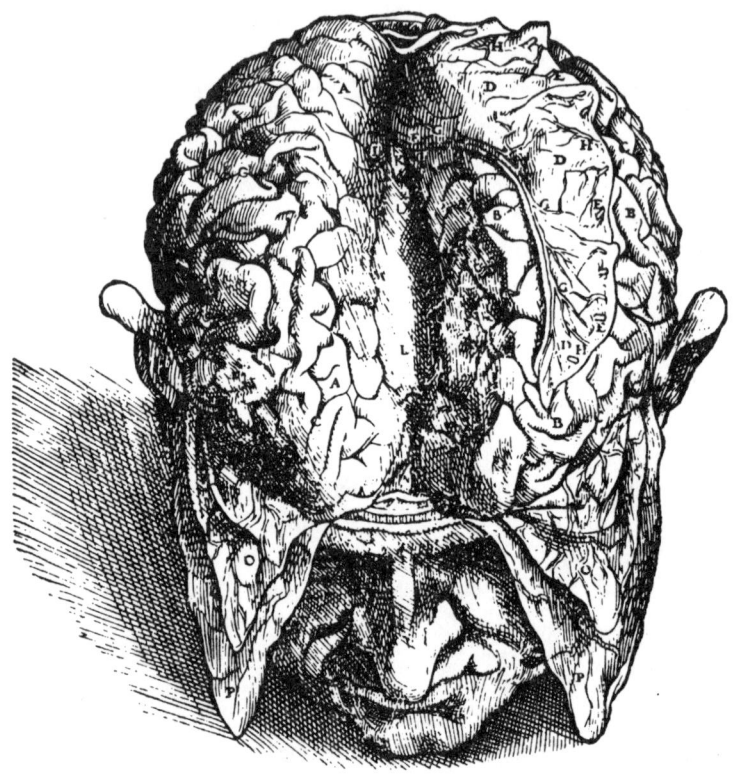

Abbildung 3.1
*Die freigelegte Oberfläche der menschlichen Großhirnrinde, wie sie der
große Anatom Andreas Vesalius (1514–1564) zeichnete. Er gilt allgemein
als Begründer der modernen Anatomie; sein Werk* De Fabrica Humanes
Corpora *setzte der Heilkunst einen neuen Maßstab.*

Ich beschreibe einige dieser Eigenschaften noch genauer, aber
nur soweit, wie nötig ist, um klarzumachen, daß wir es bei der
Nervenzelle mit etwas zu tun haben, das anders ist als alles, was
wir kennen. Damit wir uns nicht von Anfang an mit komplizierten Einzelheiten abgeben müssen, ergänze ich diese Beschreibung später nach Bedarf. Zuvor jedoch möchte ich versuchen,
einen Eindruck davon zu vermitteln, welche erstaunliche Anzahl

von Neuronen es in bestimmten Gehirnbereichen gibt und wie
ihre Verbindungen untereinander sind. Diese Daten sind für den
Anfang beeindruckend; wenn ich später etwa die Morphologie
beschreibe, ist wohl noch eindrucksvoller, was die Evolution
geleistet hat, als sie durch die natürliche Auslese Lebewesen mit
einem sehr differenzierten Gehirn entstehen ließ.

Beginnen wir mit dem Kortex, der Großhirnrinde (Abb. 3.1),
dem Teil des Gehirns, der für das, was wir etwas locker die höheren Gehirnfunktionen nennen – Sprache, Denken, komplizierte
Bewegungsmuster, Musik –, entscheidend ist. Wenn sich dieser
gefurchte »Mantel«, der die Kuppel und die Seiten unseres
Gehirns bedeckt, ausbreiten ließe, hätte er die Fläche einer großen Serviette und wäre auch etwa so dick. Zählungen der Nervenzellen, aus denen die Großhirnrinde besteht, sind nicht sehr
genau; wir schätzen etwa 10 Milliarden. (Diese Rinde enthält
auch andere Zellen, sogenannte Glia; sie haben eine Hilfsfunk-
tion, die ich hier außer acht lasse.)

Jede Nervenzelle steht über Synapsen mit anderen Nervenzellen in Verbindung. In der Großhirnrinde gibt es verblüffend viele
Verbindungen, nämlich etwa 10^{15}, also eine Billiarde. Wollte man
sie zählen und zählte pro Sekunde eine Synapse, wäre man erst
nach 32 Millionen Jahren damit fertig. Ein Eindruck von der
Anzahl der Verbindungen in dieser außerordentlichen Struktur
ergibt sich ebenfalls, wenn wir bedenken, daß ein Streichholz-
kopf Gehirnmasse etwa eine Milliarde Verbindungen enthält.
Bis jetzt habe ich wohlbemerkt nur von der Anzahl der Verbindungen gesprochen. Wenn wir bedenken, wie vielfältig sich die
Verbindungen untereinander kombinieren lassen, wird die
Anzahl hyperastronomisch – in der Größenordnung einer Eins
mit Millionen Nullen. (Die Anzahl der positiv geladenen Teilchen im ganzen bekannten Universum ist etwa eine Eins mit
achtzig Nullen!)

Dies also gibt uns einen ersten Hinweis auf das, was das
Gehirn so auszeichnet, daß wir mit gutem Grund erwarten dür-
fen, es könne geistige Leistungen ermöglichen. Wenn schon die
Anzahl der Nervenzellen und die Dichte ihres Netzwerks im
Gehirn erstaunlich sind – das Hirngewebe hat noch weitere ein-

zigartige Eigenschaften. Besonders bemerkenswert ist zum Beispiel, wie Gehirnzellen zu Funktionseinheiten zusammengefaßt sind. Wenn man diese raffinierte Anordnung von Zellen (ihre Mikroanatomie oder Morphologie) zusammen mit der Anzahl der Zellen in einem Objekt von der Größe unseres Gehirns sieht und die im Innern ablaufenden chemischen Reaktionen bedenkt, kann man mit Recht von dem kompliziertesten stofflichen Gebilde im Universum sprechen, das wir kennen.

Ich möchte noch etwas über einige Eigenschaften anderer Teile des Gehirns sagen. In so komplexen Lebewesen wie dem Menschen besteht das Gehirn aus Schichten oder Laminae und mehr oder weniger kugeligen Strukturen, den Kernen. Jede dieser Strukturen, die manchmal mehr und manchmal weniger Zellen enthalten als die Großhirnrinde, hat im Lauf der Evolution in einem komplizierten Netzwerk Funktionen übernommen. Das Gehirn steht mit der Außenwelt mittels besonderer Nervenzellen, der Sinneszellen, in Verbindung; sie finden sich in den Sinnesorganen, und sie liefern dem Gehirn Nachrichten. Das Gehirn leitet seine Daten über Nervenzellen weiter, die mit Muskeln und Drüsen verbunden sind. Außerdem empfangen große

Abbildung 3.2
Einige Anordnungen der Materie des Geistes am Beispiel vereinfacht dargestellter Nervenzellen. Axone sind gelegentlich sehr lange Fortsätze von Neuronen, die entweder mit dem Körper (Soma) oder den Verzweigungen (Dendriten) einer anderen Nervenzelle Kontakt haben. Axone tragen elektrische Ladungen, die Neurotransmitter abgeben, wenn sie die Synapse eines anderen Neurons erreichen. Nach der Wechselwirkung mit den entsprechenden Rezeptoren veranlaßt der Neurotransmitter seinerseits das (postsynaptische) Empfängerneuron zu einer elektrischen Entladung. Eine vereinfachte Synapse ist unten in der Abbildung eingekreist und im Kreis rechts vergrößert. Die kleinen Kreise stellen die Vesikel oder Bläschen dar, die im präsynaptischen Neuron Neurotransmitter speichern. Die Rezeptoren des postsynaptischen Neurons (die Y-förmigen Gebilde) ragen in den Spalt zwischen präsynaptischer und postsynaptischer Membran hinein. Sie verbinden sich mit dem von den präsynaptischen Vesikeln freigesetzten Transmitter und lösen die Reaktion des postsynaptischen Neurons aus.

Teile des Gehirns ohne jede Einwirkung von außen Nachrichten aus anderen Teilen des Gehirns und liefern auch selbst wieder Daten an andere Gehirnteile. Man kann sogar sagen, das Gehirn habe mehr Kontakt mit sich selbst als mit allem anderen.

Wie sind Nervenzellen untereinander verbunden, und wie sind sie innerhalb der Kerne und Schichten angeordnet? Wie erwähnt, ist die Hauptverbindung die Synapse, eine hochspezialisierte Struktur; an ihr setzt elektrische Aktivität, die entlang des Axons des präsynaptischen Neurons geleitet wird (Abb. 3.2), eine chemische Substanz (einen Neurotransmitter) frei, der seinerseits im postsynaptischen Neuron einen elektri-

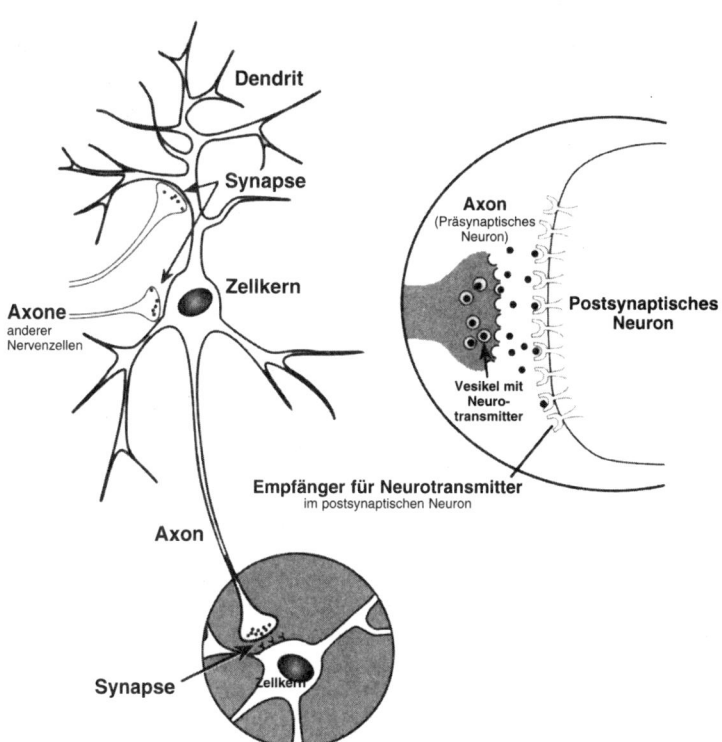

schen Impuls auslöst. Wie die Abbildung nahelegt, läßt sich die
Stärke oder Wirksamkeit einer Synapse verändern – präsynap-
tisch durch Veränderungen der Menge und der Ausschüttung der
Transmitter und postsynaptisch durch die Veränderung des che-
mischen Zustands der Rezeptoren und der Ionenkanäle, also der
Einheiten der postsynaptischen Seite, welche die Transmitter
binden und Ionen (etwa von Kalzium) als Träger elektrischer
Ladung an die Innenseite der Zelle gelangen lassen.

Nervenzellen können viele Formen haben; die Form eines
Neurons bestimmt zum Teil, wie es sich mit anderen zur neuroanatomischen Struktur eines bestimmten Gehirnbereichs verbindet. Neurone können auf viele Weisen angeordnet sein;
manchmal lassen sie sich zu »Karten« (englisch »maps«)
zusammenfassen, in denen die Körperoberfläche oder Sinneseindrücke abgebildet oder »kartiert« werden. Dieses »Kartieren« (»mapping«) ist eine wichtige Eigenschaft komplexer
Gehirne. Solche Karten verbinden Punkte der zweidimensionalen Rezeptorfelder des Körpers (etwa der Haut oder der
Netzhaut des Auges) mit entsprechenden Punkten der Gehirn-
schichten. Rezeptorfelder (zum Beispiel die Sinneszellen der
Fingerkuppen oder Netzhautzellen, die auf Licht ansprechen)
reagieren auf die dreidimensionale Welt und liefern dem
Gehirn räumliche Hinweise über Unterschiede im Druck oder
in der Wellenlänge (sie reagieren auf eine vierdimensionale
Welt, wenn wir die Zeit ebenfalls berücksichtigen). Darüber
hinaus stehen die Bereiche des Gehirns untereinander über
außerordentlich viele Fasern in Verbindung. So enthält zum
Beispiel das *Corpus callosum*, das wichtigste Faserbündel,
das Teile unserer rechten Gehirnhälfte über die Mittellinie hinweg mit Teilen der linken verbindet, etwa 200 Millionen
Fasern.

Von alledem kannte man vor dem 19. Jahrhundert keine Einzelheiten. Bemerkenswerte Menschen – etwa Denis Diderot –
haben jedoch schon vor dieser Zeit erstaunliche Vermutungen
angestellt. Das Folgende ist ein Auszug aus Diderots Roman *Le
Rêve de d'Alembert*, den er in Form eines Schauspiels geschrieben hat. Die Geliebte d'Alemberts, Mademoiselle de l'Espi-

nasse, fragt den Arzt Dr. Bordeu, wie es zu den Träumen kommt, die d'Alembert verstören.

BORDEU: Weil es mit dem Tick des [Nerven-] Zentrums nicht so ist wie bei dem Tick eines [Nerven-] Fäserchens. Der Kopf kann den Füßen befehlen, aber der Fuß nicht dem Kopf, das Zentrum einem Fäserchen, aber nicht das Fäserchen dem Zentrum.

MADEMOISELLE DE L'ESPINASSE: Und der Unterschied, bitte? Wahrhaftig, warum denke ich nicht überall? Diese Frage hätte mir früher kommen müssen.

BORDEU: Weil das Bewußtsein nur an einer Stelle ist.

MADEMOISELLE DE L'ESPINASSE: Das ist leicht gesagt.

BORDEU: Weil es nur an einer Stelle sein kann, im gemeinsamen Zentrum aller Empfindungen, dort, wo das Gedächtnis ist, wo Vergleiche angestellt werden. Jedes Fäserchen ist nur einer bestimmten Zahl von aufeinanderfolgenden, isolierten Eindrücken und Empfindungen ohne Gedächtnis fähig. Das Zentrum dagegen vermag sie alle zu registrieren, es ist gleichsam die Sammelstelle, es behält die Erinnerung oder einen dauernden Eindruck davon, und das Lebewesen ist vom ersten Augenblick seiner Entwicklung gewöhnt, sein Ich darauf zu beziehen, sich ganz und gar darauf zu richten, darin zu existieren.

MADEMOISELLE DE L'ESPINASSE: Und wenn mein Finger Gedächtnis haben könnte? ...

BORDEU: Dann würde Ihr Finger denken.

MADEMOISELLE DE L'ESPINASSE: Was ist eigentlich Gedächtnis?

BORDEU: Die Fähigkeit des Zentrums, der spezifische Sinn der Wurzel, wie das Sehen die Eigenschaft des Auges ist. Und die Tatsache, daß das Gedächtnis nicht im Auge sitzt, ist nicht erstaunlicher als die, daß das Sehen nicht im Ohr seinen Sitz hat.

MADEMOISELLE DE L'ESPINASSE: Doktor, Sie umgehen meine Fragen, statt sie zu beantworten.

BORDEU: Ich umgehe nichts, ich sage Ihnen, was ich weiß, und ich wüßte mehr, wenn mir das Zentrum der Gewebe ebenso bekannt wäre wie die Fäden, wenn es ebenso leicht zu beobachten wäre wie diese. Aber wenn ich auch wenig sagen kann über die besonderen Erscheinungen, so weiß ich doch Bescheid über die allgemeinen.

MADEMOISELLE DE L'ESPINASSE: Und welches sind die allgemeinen Erscheinungen?

BORDEU: Vernunft, Urteilskraft, Phantasie, Wahnsinn, Schwachsinn, Grausamkeit, Instinkt ...
BORDEU: Und die Gewohnheiten spielen eine große Rolle: Ein Greis liebt immer noch die Frauen, Voltaire schreibt noch Tragödien.
(An dieser Stelle beginnt der Doktor zu träumen, Fräulein de l'Espinasse sagt zu ihm:) Doktor, Sie träumen?
BORDEU: Das stimmt.
MADEMOISELLE DE L'ESPINASSE: Und was träumen Sie?
BORDEU: Von Voltaire.
MADEMOISELLE DE L'ESPINASSE: Nun?
BORDEU: Ich denke darüber nach, wie die großen Männer entstehen.

Schon jetzt können wir eine Reihe von Tatsachen in bezug auf die Materie des Geistes festhalten. Nervenzellen sind spezialisiert, zahlreich und untereinander überaus vielfach verknüpft. Ihre Verbindungen haben selbst wieder besondere chemische und morphologische Kennzeichen. Die sich aus diesen Anordnungen ergebende Anatomie ist in ihrer Kompliziertheit und Vielfalt überwältigend. Es gibt jedoch auch allgemeine Ordnungsprinzipen. Das Gehirn besteht aus Schichten mit topographisch faßbaren »Karten« und aus rundlichen Kernen oder »Klecksen«. Nervenfasern verbinden diese Karten mit den Sinnesschichten und den Muskeln des Körpers, und Karten lassen sich aufeinander abbilden.

Wenn Sinneszellen stimuliert werden, kommt es an den Zellwänden der Neuronen zu Nervensignalen in Form elektrischer Entladungen. Sie werden durch den Fluß von Ionen, geladenen Atomen oder Molekülen, verursacht. (Die elektrischen Ladungen bewegen sich also in Zellmembranen langsamer als in Telefon-drähten, in denen der Strom von Elektronen übertragen wird.) Sehr viele Nervenzellen wirken in erstaunlich vielen Kombinationen parallel zueinander. Ihre Empfindlichkeit für Reize läßt sich durch ungeheuer viele chemische Stoffe beeinflussen; zu ihnen gehören die Neurotransmitter an den Synapsen, die Neuromodulatoren genannt werden, und natürlich auch Drogen.

Das Hirngewebe ist ein kompliziertes Netzwerk, das in der Zeit und im dreidimensionalen Raum auf elektrische und chemi-

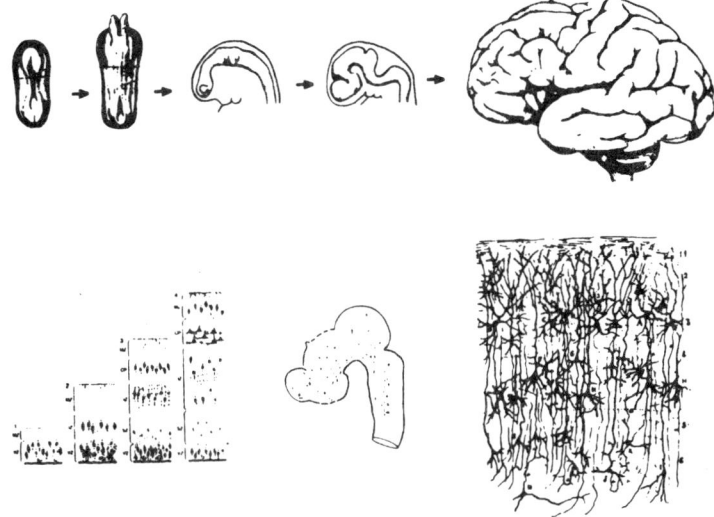

Abbildung 3.3
Die Entwicklung des Gehirns von der neuralen Rinne (oben links) zur Großhirnrinde (oben rechts). Die einzelnen Nervenzellen liegen in Schichten oder wachsen auf Bahnen (unten Mitte), bis sie schließlich in Synapsen wechselwirken und ein enorm komplexes Netzwerk bilden (unten rechts). Irgendwann sind alle Neuronen Streuner – sie finden ihre Endlage auf anderen Zellen. Das Ergebnis ist das komplizierteste stoffliche Gebilde im uns bekannten Weltall.

sche Signale reagiert. Es schickt Impulse aus, empfängt welche und reagiert auf sie. Diese Impulsmuster beeinflussen einander und über andere Nervenverbindungen die Tätigkeit aller Körperorgane – Herz, Nieren, Lungen, Muskeln und Drüsen. Das Gehirn ist das oberste Kontrollorgan; seine rhythmischen Bewegungen beeinflussen Atmung, Blutkreislauf, Verdauung und Bewegung.

In einem späteren Kapitel werde ich die Grundsätze behandeln, nach denen das Nervensystem (sogar der ganze Organismus) im Großen wie im mikroskopisch Kleinen seine Gestalt

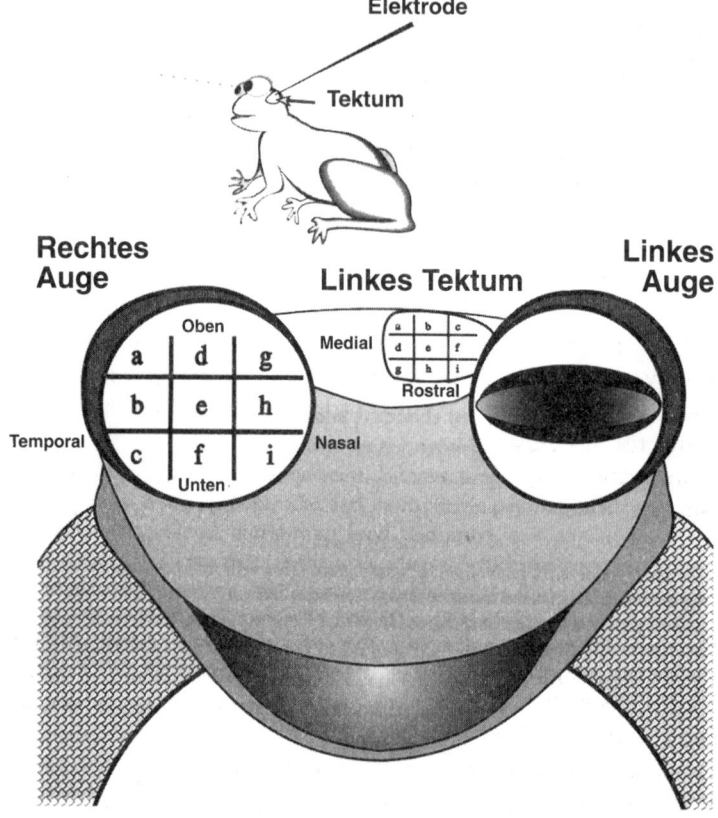

Abbildung 3.4

Das `Bild des Auges und seines Gesichtsfeldes im Gehirn. Oben: Ein Frosch mit einer Elektrode im Sehzentrum seines Gehirns (dem sogenann- ten Tektum). Unten: Frontalsicht. Die mit Buchstaben bezeichneten Teile der Netzhaut des rechten Auges wurden mit Licht angestrahlt, während die Elektrode im Tektum des Frosches die elektrischen Reaktionen registriert. Die mit Buchstaben bezeichneten Bereiche entsprechen den mit den glei- chen Buchstaben bezeichneten Bereichen im linken Tektum; sie bilden eine Karte von Reaktionen, bei der gegenüber der ursprünglichen Karte in der Netzhaut die Bereiche oberhalb und unterhalb der Diagonalen ver- tauscht sind. Benachbarte Felder bleiben also Nachbarn, aber temporale Bereiche des rechten Auges werden auf mediale Bereiche des linken Tek- tums abgebildet, untere auf rostrale und so weiter.

erhält. Aber es scheint angebracht, hier einen Teil dieser Gedanken vorwegzunehmen. Die anatomischen Strukturen des Gehirns und des übrigen Nervensystems bilden sich im Lauf der Entwicklung (Abb. 3.3). Im Embryo teilen sich die Zellen, haften aneinander, senden Signale aus und bilden Kontakte (und lösen sie wieder). Diese Ereignisfolge hängt recht empfindlich vom Ort ab (welche anderen Zellen in der Nähe sind), von der Zeit (wann ein Ereignis relativ zu einem anderen stattfindet) und von dem, was sonst vor sich geht (ob sich mehrere Zellen gemeinsam entladen oder im Lauf der Zeit chemisch verändern).

Die Ortsabhängigkeit der Entwicklung verblüfft. Das wird nirgendwo deutlicher als in der Situation, wenn sich bei der Entwicklung des Embryos Karten ausbilden. Ein Beispiel ist die Karte für das Gesichtsfeld, welche die retinotektale Projektion bildet (Abb. 3.4). Neuriten (Fasern) aus den Ganglienzellen der Netzhaut bilden den Sehnerv, dessen Neuriten dann auf ganz bestimmte Weise auf einen Bereich abbilden, der bei einem Tier wie dem Frosch optisches Tektum heißt. Wird ein bestimmter Punkt der Netzhaut durch einen Lichtpunkt gereizt, stimuliert der Reiz Nervenzellen in einem zugeordneten Bereich des Tektums; die reagierenden Zellen sind in einer ganz bestimmten Karte angeordnet. Der Ort ist für das Funktionieren einer solchen Karte entscheidend.

Diese Anordnung wird im Lauf der Entwicklung auf mindestens zwei Weisen erreicht. Der erste Schritt, bei dem die Neuriten durch optische Nervenfasern in überlappenden Dendritenbäumen fortgesetzt werden, ergibt eine grobe Karte und setzt keine Nerventätigkeit voraus. Der zweite Schritt, in dem die Anordnung überarbeitet und viel genauer wird, setzt Nerventätigkeit in benachbarten Ganglienzellenfasern voraus, die mit der Nerventätigkeit im Tektum in Beziehung steht. Die Ausbildung solcher Karten ist bei der Entwicklung von Tieren wie Goldfischen oder Fröschen dynamisch; die Verbindungen verschieben sich und bilden sich neu, während sowohl die Netzhaut als auch das Tektum unabhängig voneinander weiter wachsen. Diese Veränderungen sind durch epigenetische Grundsätze bestimmt – die entscheidenden Ereignisse treten nur dann ein, wenn ihnen bestimmte Ereignisse vorausgegangen sind. Die Verbindungen zwischen den Zellen sind also, und das ist wichtig, in den Genen des Tieres nicht genau vorherbestimmt.

Diese Karten sind deswegen so interessant, weil die epigenetischen Ereignisse, die früh in der Entwicklung des Embryos vom Ort ausgehend Gestalt erschaffen, in einem gewissen Maße zukünftige Wechselwirkungen der zweidimensionalen Oberflächen der Sinnesrezeptorschichten (zum Beispiel der Netzhaut oder der Haut) mit der dreidimensionalen Welt »vorwegnehmen«, in der sich das Lebewesen bewegt und Reize empfängt. Wir werden später sehen, wie sich diese Erscheinungen durch die Grundsätze von Entwicklung und Evolution erklären lassen.

Was ich bisher beschrieben habe, erinnert vielleicht an den Aufbau eines riesigen Telefonnetzes oder auch eines Digitalcomputers. In mancher Hinsicht verhält sich das Gehirn tatsächlich wie ein solches System. Wenn wir uns die Struktureigenschaften und die Funktionen des Nervensystems jedoch im einzelnen anschauen, hinkt der Vergleich, und wir stehen vor einer Reihe von Problemen. Die Folgerungen aus diesen Problemen laufen auf eine Reihe von Deutungskrisen für die Neurowissenschaften und auch für jene Wissenschaften hinaus, die von ihren Schlüssen abhängen.

Die Strukturkrisen, die ich in meinem Buch *Neural Darwinism* (dt.: *Unser Gehirn – ein dynamisches System*) genauer beschrieben habe, betreffen Anatomie und Entwicklung. Obwohl das Gehirn in gewisser Hinsicht einem ungeheuer großen Elektrizitätsnetz ähnelt, gleicht es im Allerkleinsten keinem anderen natürlichen oder von Menschen geschaffenen Netzwerk. Wie wir gerade sahen, entstand das Netzwerk des Gehirns durch das Wandern von Zellen während der Entwicklung und durch die Fortsetzung und Verbindung einer immer größeren Anzahl von Nervenzellen. Das Gehirn ist ein Beispiel für ein sich selbst organisierendes System. Wie Untersuchungen an diesem System während seiner Entwicklung und an seinen mikroskopisch kleinen Verzweigungen nach der Entwicklung zeigen, kann nicht (wie bei einem elektronischen Gerät) jeder Punkt mit jedem anderen verdrahtet sein. Die Vielfalt ist zu groß.

Obwohl die Art des Zusammenhangs der neuronalen Systeme im zentralen Nervensystem (besonders jener, die kartiert sind) von einem Lebewesen zum anderen mehr oder weniger ähnlich ist, gibt es keine identischen Verbindungen. Es gibt sogar, wie Abb. 3.5 zeigt, beträchtliche Schwankungen sowohl in den Formen der einzelnen Neuronen einer Art wie auch in ihren Verbindungsmustern. Das ist in Anbetracht der stochastischen (oder statistisch schwankenden) Natur der Kräfte, die solche Zellprozesse wie Zellteilung, Bewegung und Tod bewirken, nicht überraschend. In einigen Bereichen sterben während der Entwicklung des Nervensystems bis zu 70% der Nervenzellen ab, bevor der Bereich vollständig strukturiert ist! Im allgemeinen kann es deshalb keine eindeutig festgelegten Verbindungen geben. Könnte man die Verzweigungen eines Neurons und entsprechend die von ihnen berührten Neurone numerieren, würden die Zahlen bei keinen zwei Individuen einer Art übereinstimmen – nicht einmal bei eineiigen Zwillingen oder genetisch identischen Tieren.

Die Sache wird noch komplizierter, denn Neurone senden gewöhnlich Verzweigungen ihrer Axone als Dendritenbäume aus, die sich mit den Bäumen anderer Neurone *überlappen*, und dasselbe gilt auch für die Fortsätze sogenannter Dendriten auf Empfängerneuronen (Abb. 3.2). Ich habe dafür schon ein Beispiel angeführt, als ich die Verzweigung der optischen Nervenfasern im Tektum behandelte. Wenn wir also, bildlich gesprochen, ein Neuron »fragen« würden, welche Daten es von welchem anderen Neuron erhielt, das zu den überlappenden dendritischen Verzweigungen beiträgt, würde es das nicht »wissen«.

Die Existenz von Entwicklungsprinzipien, die zu einer Vielfalt von Verbindungen und überlappenden Dendritenbäumen mit nicht identifizierbaren (und nicht unbedingt wiederholbaren) Anordnungen von Synapsen führen, stellt für alle diejenigen ein Problem dar, die glauben wollen, das Nervensystem sei so genau und unveränderlich geschaltet wie ein Computer. Wir können fragen: »Wie hat man sich dieser Krise gestellt, wann wurde sie überhaupt von all jenen erkannt, die das Gehirn als Computer sehen?«

Zunächst tun diese Erklärungen Schwankungen unterhalb eines bestimmten mikroskopischen Niveaus als »Rauschen« ab, eine notwendige Folge aus dem Dilemma, das sich durch die Entwicklung ergibt. Zweitens lösen sie das Problem des Fehlens eindeutig festgelegter Verknüpfungen, indem sie behaupten, solche höheren Organisationsebenen, wie Karten es sind, brauchten entweder keine solchen Verbindungen oder machten diesen Mangel irgendwie wieder wett. Drittens erklären sie das Fehlen genau festgelegter synaptischer Verbindungen, indem sie annehmen, Nervenzellen verfügten über einen ähnlichen Code wie den, der uns als Besitzer einer Bankkarte oder Benutzer eines Computers ausweist. In Nervenzellen beziehen sich Codes für Ort und Zeit mutmaßlich auf die Frequenz, den Ort oder die Art der neuronalen elektrischen Aktivität oder auf die chemischen Transmitter, mit denen sie verknüpft werden (Abb. 3.2). Eine solche Erklärung setzt jedoch wohlbemerkt voraus, daß einzelne Nervenzellen, genau wie manche elektronische Geräte, *Information* übermitteln. Ich begründe später, warum diese Annahme unhaltbar und die Erklärung unangemessen ist. Im

Abbildung 3.5
Die Variabilität neuraler Muster. Oben links: Die gleiche Nervenzelle bei vier verschiedenen Heuschrecken. Oben Mitte: Optische Neuronen von vier verschiedenen, aber genetisch identischen Wasserflöhen. Selbst einander entsprechende Neuronen an den rechten und linken Seiten eines Tieres sind danach nicht gleich. Oben rechts: Sich wiederholende Nervenstrukturen eines Kaninchengehirns (siehe die rechte Seite) sind alle verschieden. Unten: Veränderlichkeit und Variabilität der Gehirnkarten für den Tastsinn bei einer erwachsenen Meerkatze. Die mittlere Karte ist eine normale Karte (der Pfeil weist auf die Lage im Gehirn hin) der Finger und Handfläche (helle bezifferte Gebiete) und der entsprechenden Bereiche auf der behaarten Rückseite der Hand (dunkle Bereiche). Wenn der Nerv, der einen Teil der vorderen (unbehaarten) Seite der Finger und Handfläche versorgt, durchtrennt wird, erfolgt nicht nur auf der Vorder- und Rückseite, sondern auch bei den anderen Fingern eine Umordnung der Kartenränder (Karte rechts).

menschlichen Nervensystem haben sich keinerlei Hinweise auf die Art von Codes ergeben, wie Menschen sie in der Telegrafie, bei Computern oder bei anderen Formen menschlicher Verständigung verwenden.

Das bringt uns zu noch größeren Rätseln, die jene lösen müssen, die das Gehirn für eine Art Computer halten. Diese Rätsel sind funktionale Krisen, die aus der Physiologie und der Psycho-

Strukturelle Variabilität

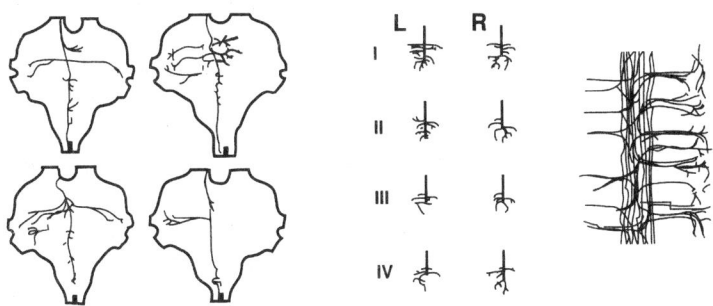

Dynamische Variabilität

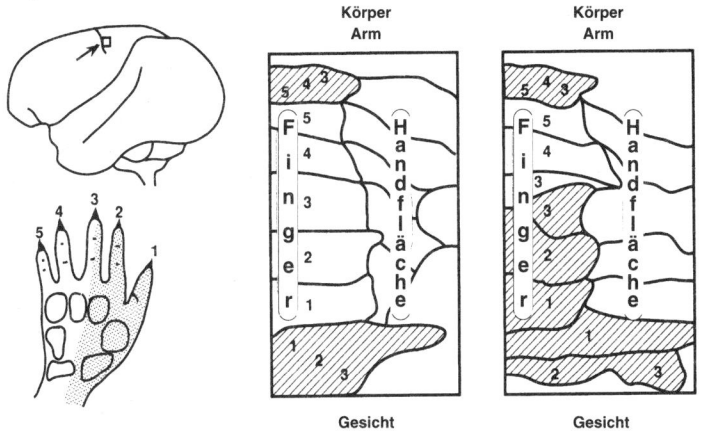

logie folgen. Das erste ist: Wenn man das mikroskopische Netzwerk der Synapsen mit Elektroden erforscht, um die Folgen elektrischer Entladungen aufzudecken, zeigt sich, daß die Mehrzahl der Synapsen keine meßbare Entladung zeigt. Man sagt, sie seien »nicht exprimiert« und »feuerten« nicht spürbar. Sie werden »schweigende Synapsen« genannt. Warum jedoch schweigen sie, und was hat ihr Schweigen mit den Signalen, Codes oder Botschaften zu tun, die sie mutmaßlich übermitteln?

Ein zweites Dilemma betrifft die Funktionen und Wechselwirkungen von Karten der Art, denen wir schon im retinotektalen System begegneten. Trotz des in Anatomiebüchern überlieferten Wissens liegen diese Karten nicht fest; in manchen Bereichen des Gehirns kommt es im Lauf der Zeit an den Rändern der Felder zu größeren Schwankungen. Zudem sind diese Karten anscheinend für jedes Individuum einzigartig. Am meisten verblüfft die Abhängigkeit der Variabilität der Karten bei erwachsenen Lebewesen von den ihnen zugänglichen Signalen (Abb. 3.5). Das scheint auf den ersten Blick kein Problem darzustellen; schließlich verändern auch Computer ihre »Karten«, wenn sie andere Software erhalten. Aber die *Funktions*karten des Nervensystems beruhen auf *anatomischen* Karten – und anatomisch gesehen ändern sie sich nur durch den Tod von Nervenzellen im Gehirn des Erwachsenen. Kann es einen Code geben, der zwei Lebewesen mit unterschiedlichen anatomischen Karten zum selben Ergebnis kommen läßt, wenn sich mit einer Änderung der »Software« die Funktionskarten ändern? Eine übliche Erklärung besagt, es gebe im Gehirn alternative Systeme, die jeweils auf andere Eingaben reagieren; jede Alternative sei dann festgelegt und unveränderlich, werde aber abhängig von der Eingabe jeweils ein- oder ausgeschaltet. Die Tatsachen zeigen jedoch, daß neuronale Karten nicht diskret oder zweiwertig sind, sondern vielmehr stetig feinkörnig und ausgedehnt. Die Zahl der Alternativen müßte also sehr groß sein.

Andere Überlegungen stellen uns vor besonders schwierige psychologische Probleme. Sie wecken Zweifel an der Vorstellung, komplexes Verhalten von Lebewesen mit komplexen Gehirnen lasse sich allein durch »Lernen« erklären. Diese Krise verweist sogar auf das Grundproblem der Neurowissenschaft. Wie kann ein Lebewesen, das zunächst nur wenigen »Ereignissen« oder »Dingen« begegnet, später unendlich viele neuartige Objekte (noch dazu in einer Vielfalt von Zusammenhängen) als ähnlich zu oder identisch mit den wenigen, denen es zuerst begegnete, einordnen oder wiedererkennen? Wie kann es ohne einen Lehrer überhaupt ein Objekt erkennen? Und wie kann es in Abwesenheit oder auch in Gegenwart jenes Objekts verallgemeinern und »einen Oberbegriff schaffen«? Diese Art von Verallgemeinerung findet bei manchen Tieren, etwa bei Tauben, ohne Sprache statt.

Erklärungen für diese faszinierenden Probleme verweisen gewöhnlich entweder auf die Existenz verborgener Fakten, die dem Experimentator nicht zugänglich sind, oder stellen die Welt des reagierenden Lebewesens so dar, als ob die »Dinge« oder »Ereignisse« gleichsam mit Etiketten versehen seien. In Wirklichkeit ist die Welt mit ihren »Dingen« nicht etikettiert: Die Anzahl der Möglichkeiten, wie ein Lebewesen makroskopische Grenzen in seiner Umwelt in Objekte unterteilen kann, ist sehr groß, wenn nicht unendlich. Jede *Zuschreibung* von Grenzen, die es vollzieht, ist nicht absolut, sondern relativ und hängt von seinen Bedürfnissen nach Anpassung oder seinen Zielen ab.

Auffallenderweise hängt die Fähigkeit zur Einteilung von »Dingen« und zu ihrer Anordnung vom Funktionieren der oben erwähnten Karten ab. Aber wie treten diese Karten miteinander in Beziehung, um Dinge und Tätigkeiten oder Verhalten definieren zu können? Beim Menschen führt das Nachdenken über diese Frage zu etwas, das ich die Homunkulus-Krise nennen möchte: Wahrnehmungsprozesse, die, wie wir wissen, auf vielfältigen und komplexen parallelen Unterprozessen und auf *vielen* Karten beruhen, erscheinen dem, der sie wahrnimmt, als einzig und einzigartig. (Im visuellen System gibt es womöglich über zwanzig zusammenhängende Gehirnzentren, die jedes eine eigene Karte haben.) Wer oder was organisiert ein einheitliches Bild? »Berechnungen« oder »Algorithmen« im Gehirn – oder der Homunkulus, ein kleines Wesen, das in seinem Kopf wieder einen Homunkulus hat, und so weiter (siehe Abb. 8.2)? Was steckt dahinter? Wie könnte der Homunkulus, wenn er es denn ist, während der Verdrahtung des Gehirns bei seiner Entstehung von seinem Verwandten, den wir als Elektriker bezeichnen könnten, konstruiert werden? Wir sahen schon, daß dieser Elektriker, falls es ihn während der Entwicklung gab, das Ganze recht merkwürdig verdrahtet hat.

Wohin führt uns das nun? Die kurze Antwort lautet: »Zu einer sehr großen Herausforderung.« Wenn wir die Gehirnwissenschaft nicht rein empirisch betreiben wollen, ohne uns um stimmige Erklärungen zu kümmern, müssen wir uns den hier erörterten Krisen stellen. Eine offensichtliche Alternative wäre eine wissenschaftliche Theorie, die alle Widersprüche und Dilemmata auflöste und die Krisen beseitigte. Offensichtlich muß jede befriedigende Theorie der Entwicklung höherer Gehirnfunktionen auf allen Ebenen das Bedürfnis nach Homunkuli und Elektrikern überflüssig machen. Gleichzeitig muß die Theorie Objektdefinitionen und Verallgemeinerungen geben können, die in einer Welt passieren, deren Ereignisse und »Objekte« nicht *a priori* durch ein Schema oder eine Anordnung vorgegeben sind. Das läßt weniger an Aufgaben denken, vor die Computer gestellt werden, als an etwas höchst Ungewöhnliches und ganz anderes als Computer.

Das Besondere am Gehirn, das Computern, Materieteilchen, Atomen, der *res cogitans* und Geistern fehlt, ist die evolutionäre Morphologie. Wie wir sahen, wirkt sich diese Morphologie auf vielen Ebenen aus, vom Atom bis zum Muskel. Die Kompliziertheit und Anzahl der Gehirnverbindungen ist ganz außerordentlich. Die Karten, die hin und her »führen«, sind überwiegend parallel und haben sowohl statistische als auch festgelegte Eigenschaften. Darüber hinaus steht die Materie des Geistes ständig mit sich selbst in Wechselwirkung. Ich habe noch nicht erwähnt, daß die dynamischen Anordnungen des Gehirns die Systemeigenschaft Gedächtnis aufweisen: Frühere Veränderungen beeinflussen auf bestimmte und besondere Weise spätere Veränderungen. Das Verhalten des Nervensystems erzeugt sich zu einem gewissen Grade in Spiralen selbst; Gehirntätigkeit führt zu Bewegung, die zu weiterer Empfindung und Wahrnehmung und wiederum weiterer Bewegung führt. Die Schichten und die Schleifen zwischen ihnen sind die verzwicktesten uns bekannten Objekte; sie sind dynamisch, denn sie verändern sich fortwährend.

In der Tat ähneln die chemischen und elektrischen Vorgänge im Gehirn mehr dem Miteinander von Geräuschen, Licht, Bewegung und Wachstum in einem Dschungel als den Abläufen in einem Elektrizitätswerk. Diese Dynamik ergibt sich aus der chemischen Zusammensetzung des Gehirns. Eine Veränderung der chemischen Zusammensetzung oder die Zerstörung der Anatomie können zu zeitweisen oder dauernden geistigen Veränderungen von Hochstimmung bis zu Bewußtlosigkeit und Tod führen.

Die wunderbare Materie, die Grundlage unseres Geistes ist, ähnelt sicher keiner anderen; wir sollten uns jedoch vor einem schalen Chauvinismus hüten und nicht denken, *nur* solche biochemischen Stoffe wie die, aus denen das Gehirn besteht, könnten zu einer solchen Struktur führen. Denn selbst wenn das bis zu einem gewissen Grade der Fall wäre, kommt es doch auf die Anordnung dieser Stoffe an, durch die sie geistige Vorgänge schaffen, und nicht auf ihre tatsächliche Zusammensetzung. Diese Morphologie ist bis ins letzte dynamisch, aber wir brauchen dennoch keine besonderen physikalischen Ereignisse oder Kräfte zwischen Fundamentalteilchen zu beschwören. Einige Naturwissenschaftler, die nichts von der Morphologie des Gehirns und vom Gedächtnis wissen, waren versucht, Eigenschaften des Geistes auf dieser Ebene, der Quantenebene, zu erklären (siehe das Nachwort).

Strenger biochemischer Chauvinismus ist also ebenso wenig geboten wie der Liberalismus des Computerwissenschaftlers, der eine Software für das Gehirn annimmt, die *a priori* nicht existiert, und dann behauptet, es komme nicht darauf an, auf welcher Struktur diese Software ablaufe. Er macht zwei Grundfehler, denn zum einen gibt es nicht so etwas wie eine Software für die Abläufe im Gehirn, und zum anderen weisen die Tatsachen überwältigend stark darauf hin, daß es ganz entscheidend auf die Morphologie des Gehirns ankommt.

Vor diesem Hintergrund und unter Berufung auf einige neurowissenschaftliche Tatsachen können wir uns jetzt allgemeineren biologischen Themen zuwenden. Es ist wichtig, sie zu behandeln, wenn wir auf unserem Weg zu einem besseren Verständnis der Materie des Geistes Fallgruben vermeiden wollen.

ZWEITER TEIL
URSPRÜNGE

Eine der Versuchungen, in die wir geraten, weil wir Geist besitzen, besteht darin, das Geheimnis seines Wesens ausschließlich mit Hilfe des Verstandes lösen zu wollen. Philosophen bemühen sich seit undenklichen Zeiten darum. Psychologen – und wir alle – verfallen ihr von Zeit zu Zeit. Aber dieses Vorgehen ist als allgemeines Verfahren zur Erforschung des Stoffes, aus dem der Geist besteht, ungeeignet.

Wir haben enorm viel Einsicht in die mögliche Wirkungsweise des Geistes gewonnen, seit Darwin behauptete, Geist und Verstand hätten sich im Lauf der Evolution entwickelt. Geist und Verstand, so folgt daraus, hat es nicht immer gegeben; sie sind anscheinend früher einmal aufgetaucht und haben sich schrittweise entwickelt. Wir müssen also auch darauf achten, wie Tiere beschaffen sind, denn die Evolution lehrt uns, wie entscheidend die Selektion ist, damit sich Tiere im Lebenskampf besser behaupten können als ihre Artgenossen.

Das Gehirn ist das komplizierteste Gebilde im uns bekannten Weltall. Wenn wir es verstehen wollen, müssen wir einen seltsamen, aber notwendigen Sprung von der Philosophie zur Embryologie machen. Danach kehren wir in den folgenden zwei Abschnitten über die Biologie zur Philosophie zurück.

4

Biologische Grundlagen der Psychologie

Die Psychologie war für ihn ein neues Gebiet und ein dunkler Punkt in seiner Erziehung ... Er sperrte die Psychologie hinter Schloß und Riegel; er bestand darauf, seinen absoluten Standard zu halten; darauf, endgültige Einheit anzustreben. Der Wahn, bei jeder Frage alle Seiten zu erörtern, durch jedes Fenster zu schauen und jede Tür zu öffnen, war, wie Blaubart seinen Frauen klug und abgewogen erklärte, ihrer praktischen Nützlichkeit für die Gesellschaft äußerst abträglich.

HENRY ADAMS

Es ist immer riskant, nicht den Ursprung der Dinge zu bedenken. Das Risiko ist besonders groß bei dem Bemühen, geistige Prozesse zu erklären. Genau das aber ist in der Geschichte der Psychologie und Philosophie des Geistes oft geschehen, vermutlich weil das Denken ein reflexiver und rekursiver Vorgang ist. Deshalb ist die Annahme verführerisch, das Wesen des Denkens ließe sich allein durch Denken entdecken. Wenn wir uns jedoch an das frühere Kapitel über den Geist erinnern, merken wir, daß der Hauptunterschied zwischen intentionalen Objekten und nichtintentionalen Objekten darin besteht, daß erstere biologische Größen sind. Es kommt hier nicht darauf an, daß Lebendes intentional ist, sondern nur darauf, daß Lebloses es nicht ist. Wie ich im letzten Kapitel erwähnte, müssen wir dem Rechnung tragen, wie sich die Verkörperung in jedem Einzelwesen abspielt.

Deshalb, aber nicht nur wegen der Verkörperung, müssen wir uns der Biologie zuwenden. Ebenso wichtig sind die Tatsachen der Evolution, die eine ziemlich späte Entstehung der Intentionalität vermuten lassen. Was ist die Grundlage geistiger Prozesse, und wann entstanden sie im Lauf der Evolution? Die Antwort, der Geist sei entstanden, als die Tiere ein Nervensystem entwickelten, ist vorschnell, denn der Besitz von Nervenzellen reicht dafür offensichtlich nicht aus. In diesem Teil des Buches möchte ich diese Frage nach dem Ursprung verfolgen. Mein Ziel ist der Beweis, daß die Minimalbedingungen für geistige Vorgänge eine bestimmte Morphologie des Nervensystems voraussetzen.

Bevor ich dazu komme, möchte ich jedoch allgemeiner für eine Verbindung zwischen Psychologie und Biologie plädieren. Ich tue das zum einen, indem ich betrachte, wie jene Philosophen auf Irrwege gerieten, die darauf verzichteten, die Biologie zu berücksichtigen. Darüber hinaus möchte ich zeigen, wie auch eine zu enge Sicht der Psychologie auf Abwege führen kann. Ich möchte nicht behaupten, es habe keinen Wert, sich mit Philosophie und Psychologie zu beschäftigen, ohne die Biologie zu berücksichtigen. Oft *mußte* man sich ohne Kenntnis der grundlegenden biologischen Fakten mit ihnen beschäftigen. Auch eine falsche Meinung oder eine falsche Theorie können einer Wissenschaft Auftrieb geben und sie fördern, bis die entsprechenden Tatsachen oder Methoden zur Verfügung stehen. Deshalb läßt sich dieses Kapitel als ein historisches Zwischenspiel sehen, das hoffentlich trotz seiner Oberflächlichkeit und Kürze die reichen Gedankengänge enthüllt, die durch die Frage nach der Materie des Geistes angeregt wurden.

Die Gewohnheit, über Geist und Wissenserwerb nachzudenken, ohne sich auf die Biologie zu beziehen, hat eine ehrwürdige Geschichte. Die Philosophie des Geistes hat ihre Erkundungen zum großen Teil durchgeführt, ohne sich (außer am Rande) mit dem Körper oder dem Gehirn zu befassen. Wir sahen schon, daß der erste moderne Philosoph, Descartes, seine Form des kritischen Nachdenkens mit Hilfe seiner wohlbekannten »Methode des Zweifelns«, die er in dem *Discours de la Méthode* beschreibt, auf das Denken selbst gründete:

[Ich glaubte,] ich müsse ... all das als völlig falsch verwerfen, wofür ich mir nur den geringsten Zweifel ausdenken könnte, um zu sehen, ob danach nicht irgendeine Überzeugung zurückbliebe, die gänzlich unbezweifelbar wäre. Daher wollte ich, da unsere Sinne uns manchmal täuschen, voraussetzen, daß es nichts derartiges gäbe, wie sie uns glauben machen. Und da es Menschen gibt, die sich beim logischen Schließen selbst bei den einfachsten geometrischen Fragen täuschen und sich Fehlschlüsse zuschulden kommen lassen, so verwarf ich in dem Gedanken, daß ich ebenso wie jeder andere der Täuschung unterworfen wäre, alle Begründungen als völlig falsch, die ich zuvor für Beweise gehalten hatte ... [Ich] entschloß mich daher zu der Fiktion, daß nichts, was mir jeweils in den Kopf gekommen, wahrer wäre als das Trugbild meiner Träume.

Descartes' Schluß, es gebe eine denkende Substanz, läßt die Biologie und andere stofflich begründete Ordnungssysteme radikal außer acht. In Anbetracht seiner bemerkenswerten Streifzüge im Bereich der Biologie ist das überraschend. Eine Angelegenheit, die Descartes nicht ausdrücklich untersuchte, war jedoch, daß er über Sprache verfügen muß, wenn er bewußt sein und sein philosophisches Denken lenken können wollte. Damit nun ein Mensch über Sprache verfügen kann, muß mindestens ein Mitmensch im Spiel sein, selbst wenn es diesen nur als Erinnerung an jemanden aus der Vergangenheit gibt, als verinnerlichten Gesprächspartner. Diese Forderung erschüttert Descartes' Auffassung, seine Schlüsse hingen nur von ihm selbst und nicht von anderen Menschen ab. Außerdem führt Descartes nicht aus, wann ein Mensch in seiner Entwicklung zuerst Zugang zu einer denkenden Substanz hat. Vielleicht hätte er auch erwägen sollen, mit welcher Wahrscheinlichkeit ein französisches Baby beschließt:»Je pense, donc je suis.«

Philosophischen Antworten auf Fragen der kartesischen Vernunft, wie sie die britischen Empiriker John Locke, George Berkeley und David Hume gaben, ergeht es nicht viel besser. Lockes Sicht des Geistes als ein unbeschriebenes Blatt oder *tabula rasa* wurde ohne Kenntnis von Entwicklung oder Evolution gewonnen; diese dagegen deuten darauf hin, daß Verhaltensweisen weitgehend genetisch kontrolliert sind. Auch Berkeleys monisti-

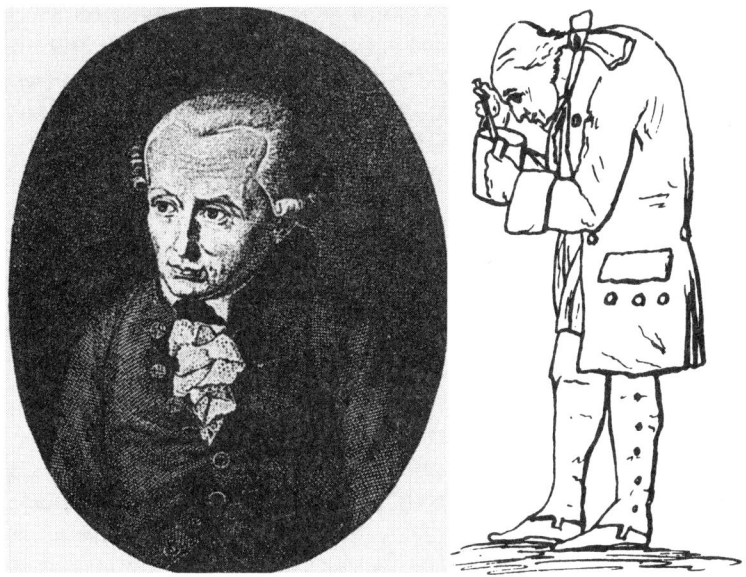

Abbildung 4.1
Immanuel Kant (1724–1804) war der große Philosoph der Aufklärung. Seine tiefschürfende Kritik an der reinen und praktischen Vernunft führte zu neuen, auf Erfahrung beruhenden Vorstellungen vom Geist. Die Zeichnung rechts stellt den großen Mann bei der Herstellung von Senf dar.

scher Idealismus – wonach die ganze Welt Geist ist, da alles Wissen durch die Sinne erworben wird, versagt vor den Tatsachen der Evolution. Es wäre sehr merkwürdig, wenn wir uns im Geist eine Umgebung schaffen würden, die uns dann (geistig) der natürlichen Auslese unterwerfen würde.

Der unbarmherzigste und kritischste der Empiristen, Hume, schloß, kein Wissen könne sicher sein, wenn alles auf Sinneseindrücken beruhe. Selbst die Erkenntnisse der Wissenschaft scheinen durch seine Analyse von Ursache und Wirkung als rein geistiger Beziehung, die auf der Wiederholung dieser Sinneseindrücke beruht, in Frage gestellt zu sein. Wie wir später sehen werden, sind nicht Sinneseindrücke entscheidend; die Biologie des Geistes umfaßt sehr viel mehr.

Immanuel Kant (Abb. 4.1), der mehr von Physik und Astronomie verstand als von Biologie, sah die Sache in einem größerem Zusammenhang. Er antwortete Hume mit dem Hinweis auf die Existenz geistiger Kategorien *a priori*, die er damit neben die Sinneserfahrung stellte. Während jedoch die Existenz von Kategorien *a priori* besser zu modernen Ergebnissen der Verhaltensforschung paßt, die festgelegte Handlungsmuster und die neurophysiologischen Eigenschaften von Gehirnzellen kennt, stimmt sie nicht gut mit Untersuchungen der Entwicklungspsychologen über die Entstehung des Raumgefühls beim Kleinkind überein und auch nicht mit der Relativitätstheorie. Da Kant die modernen Entwicklungen der Biologie und Physik gar nicht kennen konnte, verzeihen wir ihm seine Unkenntnis der Zwänge, die für das *a priori* gelten können.

Ich könnte noch weitere Beispiele anführen; schon aus diesen läßt sich jedoch vermutlich ablesen, daß in der Philosophie eine Kenntnis der experimentellen Psychologie und ein Verständnis für Neurologie und Evolution hilfreich sind, wenn man sich gegen schlimme Fehler wappnen will. Aber all dieses Wissen ist noch neu; wir müssen den Mut und die Ausdauer dieser großen Denker bewundern, die wichtige Fragen lebendig hielten.

Der Psychologie selbst erging es nicht sehr gut, solange sie wenig über Gehirn und Nervensystem wußte. Trotzdem wurde natürlich eine enorme Menge nützlicher und wichtiger Informationen gewonnen, seit William James 1878 in Harvard und Wilhelm Wundt 1879 in Leipzig die ersten Laboratorien für experimentelle physiologische Psychologie gründeten. Das führte jedoch nicht zu einer einheitlichen Theorie des Geistes oder, wie Wundt sagte, der Seele, sondern rief eine Reihe von Schulen ins Leben, deren jede andere Ansichten in bezug auf Verhalten, Bewußtsein und die Beziehung zwischen Wahrnehmung, Gedächtnis, Sprache und Denken vertrat.

Dies ist nicht der Ort, eine dieser Schulen genauer zu beschreiben. Es könnte jedoch nützlich sein, einige Hauptgedanken zu erwähnen, um die Notwendigkeit eines gemeinsamen biologischen Nenners zu verdeutlichen. James selbst war einer der großen Wegbereiter der modernen Psychologie. In seinen *Principles of Psychology* behauptete er, die Psychologie könne, indem sie die Wirkungsweise des Gehirns beachte, durch die jeweils geeignete Kombination von Selbstbeobachtung, Versuch und Psychophysik geistige Funktionen eigenständig erforschen. Auch Wilhelm Wundt, Ewald Hering und der große Physiker Hermann von Helmholtz setzten sich zu dieser Zeit für die Psychophysik ein. Ihre Arbeit bestand in der sorgfältigen Messung von Reaktionszeiten und Bewertungen als Reaktion auf genau gemessene physikalische Reize.

James' größte Leistung war vielleicht die bei der Charakterisierung dieses schwer faßbaren Vorgangs in seinem Aufsatz »Gibt es Bewußtsein?« geäußerte Erkenntnis, daß Bewußtsein ein Vorgang ist und keine Substanz. Das Problem hatte James schon in den *Principles* beschäftigt. Whitehead hat behauptet, James sei für das 20. Jahrhundert, was Descartes für das 17. Jahrhundert war. Zur Zeit von James jedoch wurden noch außerordentliche Anstrengungen unternommen, mit Hilfe von Selbstbeobachtung zu Schlüssen über den Geist zu gelangen; oft waren die Ergebnisse zweifelhaft (wie im Fall Edward Titcheners, der die experimentelle Introspektion als »das einzige Tor zur Psychologie« betrachtete und auf dieses Verfahren großartige und umfassende Theorien über Empfindung und Gefühl gründete). Ähnlich versuchte beispielsweise Hermann Ebbinghaus das Gedächtnis mit abstrakten oder sinnlosen Wort- oder Silbenfolgen zu erforschen, während er der Bedeutung des Gedächtnisinhalts wenig oder keine Aufmerksamkeit schenkte.

Iwan Pawlows Versuche zum konditionierten Reflex Anfang des 20. Jahrhunderts stellten eine starke Reaktion auf diese Forschungen dar. Bei Tieren, die einen unkonditionierten Reiz (Nahrung) erhielten, der wiederholt mit einem konditionierten Reiz (Klingel) gepaart wurde, bildete sich später schon dann Speichel, wenn sie nur die Klingel hörten. Edward Thorndike und Clark Leonard Hull in den USA erweiterten und vertieften die Untersuchung am Beispiel von Reiz und Reaktion. Schließlich bildete sich die extreme Einstellung heraus, die nur den Behaviorismus als wissenschaftliche Psychologie gelten ließ. Nach Meinung von John Watson lagen für den Behaviorimus

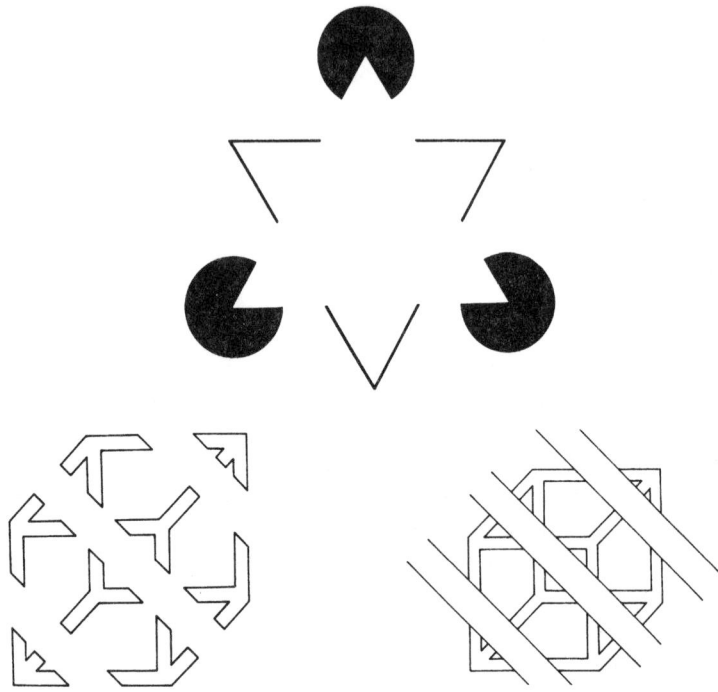

Abbildung 4.2
Gestaltphänomene. Diese Abbildungen stammen aus einem Buch von Gaetano Kanizsa und zeigen, wie stark die Wahrnehmung vom Zusammenhang bestimmt ist. (Decken Sie die dunklen Kreise ab und beobachten Sie, wie die Umrisse, die vorher da zu sein schienen, verschwinden. Kanizsa sagt dazu: »Sehen und Denken sind sicherlich unterscheidbare Tätigkeiten. In diesen ›Teilen‹ können wir Teile eines Würfels (Abbildung unten links) sehen, aber er ist sehr schwer zu erkennen.« Hinter den drei undurchsichtigen Streifen (Abbildung unten rechts) jedoch ist der Würfel deutlich wahrnehmbar.

Wahrnehmung, Bewußtsein, Introspektion und ähnliches jenseits der Grenzen des Erlaubten. Der entschiedenste spätere Vertreter dieser Haltung war B.F. Skinner, der das Phänomen der operanten Konditionierung besonders gründlich erforschte.

(Ein Tier reagiert dabei nicht auf einen klassischen konditionierten Reiz, sondern wird für ein bestimmtes Verhalten belohnt. Dieses Verhalten wird dann durch wiederholte Belohnung verstärkt.)

Mit behavioristischen Methoden wurden viele komplexe Verhaltensketten analysiert. Offensichtlich jedoch drohte dabei das Kind mit dem Bade ausgeschüttet zu werden, denn im Behaviorismus hatten zum Beispiel die von Max Wertheimer, Wolfgang Köhler und Kurt Koffka entdeckten Gestaltphänomene (Abb. 4.2) keinen Platz. Denkende Wesen erkennen eine Gestalt in einer Weise, die der Behaviorismus nur schwer erklären kann. Das Bewußtsein läßt sich nicht einfach ausschalten. Die Beobachtungen Sigmund Freuds, der bemerkte, wie sich Verdrängung auf die Erinnerung und Unbewußtes auf bewußtes Verhalten auswirken, zeigten dann Mängel der behavioristischen Darstellung auf. Die Experimente von Sir Frederic Bartlett zum menschlichen Gedächtnis zeigten, daß zum Gedächtnis mehr gehört als die routinemäßige Wiederholung sinnloser Zeichenreihen, wie es die früheren Arbeiten von Ebbinghaus nahegelegt hatten. Biologie und menschliche Natur stellten eigene Ansprüche, und die hatte der Behaviorismus nicht beachtet.

Einem wichtigen und erklärungsbedürftigen Aspekt des menschlichen Wesens und Verhaltens begegnete man in der Nervenklinik. Die Entdeckung von Gehirnkarten durch Gustav Fritsch und Julius Hitzig, die im 19. Jahrhundert bei Patienten typische Körperbewegungen beobachteten, wenn sie Teile des Gehirns elektrisch reizten, und die Entdeckung Paul Brocas, daß die Verletzung eines bestimmten Teils der linken Gehirnhälfte zu einer motorischen Aphasie führt (der Unfähigkeit, sich sprachlich sinnvoll zu äußern), ließen sich nicht übersehen. Bald darauf wurde die Neurophysiologie ein Lehrfach, und schon um die Jahrhundertwende begann man, die Nerventätigkeit zu messen. Zwischen den Weltkriegen entwickelte Sir Charles Sherrington eine Reihe technischer Neuerungen, mit denen sich die Tätigkeit sowohl einzelner als auch von Gruppen von Nervenzellen aufspüren läßt.

Die Psychologie war zu einer Wissenschaft mit sehr unterschiedlichen Bereichen geworden: Zu ihr gehören Behaviorismus, Gestaltpsychologie, Psychophysik und Gedächtnisforschung als Teile der allgemeinen Psychologie, die Erforschung der Neurosen mittels der Freudschen Psychoanalyse, klinische Untersuchungen von Gehirnverletzungen und Ausfällen der Motorik und Sinneswahrnehmung, die Klassifizierung der Psychosen und ihrer verblüffenden Symptome mit medizinischen Mitteln und die immer bessere Kenntnis sowohl der Neuroanatomie als auch des elektrischen Verhaltens von Nervenzellen in der Physiologie. Die Neuroanatomie wurde durch die Arbeiten von Santiago Rámon y Cajal und die Physiologie durch das zukunftweisende psychologische Werk Sherringtons angeregt. Nur gelegentlich haben Forscher wie Karl Lashley und Donald Hebb ernsthaft eine allgemeine Verbindung zwischen diesen getrennten Bereichen herzustellen versucht. Größtenteils wurde jeder Bereich unabhängig von den anderen verfolgt; gelegentlich wurde die Forschung von heftigen Auseinandersetzungen über die Anwendbarkeit konkurrierender Ideen von Praktikern in »abseitigen« Bereichen begleitet.

Besonders verwunderlich ist an diesen Entwicklungen ihr relativ großer Abstand von der Evolutionstheorie, die für das Verständnis der Materie des Geistes absolut notwendig ist. Darwin veröffentlichte seine Theorie der natürlichen Auslese 1859. Ihm war klar, daß die Evolution das Verhalten beeinflussen muß und umgekehrt. Aber nur Darwins Zeitgenossen George Romanes und C. Lloyd Morgan vertraten die Auffassung, es könne eine Verbindung zwischen der Evolution und dem Verhalten geben. C.W. Mills und J.M. Baldwin sahen die Auswirkung der Entwicklung auf das Verhalten, aber ihre Einsicht, eine der Grundlagen unserer modernen Sichtweise, hatte auf die Hauptströmung der Forschung keinen Einfluß. Später legten die entwicklungspsychologischen Untersuchungen Jean Piagets über das kognitive Verhalten von Kindern die Grundlagen für die moderne Erforschung der Entwicklung der Erkenntnis.

Natürlich wurden auch im anderen Extrem viele Anstrengungen unternommen: Seit Herbert Spencer, ebenfalls ein Zeitgenosse

Darwins, hat es immer auch Versuche gegeben, das Verhalten mit den Mitteln der Sozialpsychologie zu erklären. Sie blieben gewöhnlich auf der beschreibenden Ebene und beriefen sich auf kulturelle Unterschiede und die »Populärpsychologie« – die Bewertung des Verhaltens durch den gesunden Menschenverstand; es gibt überreichlich Kontroversen und Spekulationen über Veranlagung und Umwelt, Vererbung und Erziehung. Diese umfangreichen und vielfältigen Untersuchungen lassen sich nicht leicht zusammenfassen. Immerhin jedoch wurde mit der Entwicklung moderner Methoden zur Messung von Gehirnfunktionen und einem besseren Verständnis für die Biochemie des Gehirns klar, daß sich die Psychologie nicht ohne eine immer solidere biologische Grundlage betreiben läßt. Bestenfalls ließ sie sich vorläufig betreiben (wie es schon immer der Fall war), während sie auf ihre biologische Deutung wartete.

Wenn man einmal zu diesem Schluß gekommen ist, wird ein noch grundsätzlicherer unvermeidlich. Psychologische Phänomene hängen von der Spezies ab, bei der sie beobachtet werden, und die Eigenschaften der Spezies hängen wiederum von der natürlichen Auslese ab. Diese Ansicht, die Verhaltensforscher wie Nikolaas Tinbergen und Konrad Lorenz vertraten und zu der sich die meisten heutigen Psychologen bekennen, verbindet die Psychologie unauflösbar mit der Biologie. Diese Verknüpfung beweist die Wichtigkeit des evolutionären Ursprungs für das Verhalten einer Spezies.

Wenn wir über unseren Geist nachdenken, müssen wir auch über die Ähnlichkeiten und Unterschiede zwischen unserer Art und anderen nachdenken. Wie ich in Kapitel 16 ausführe, besteht einer der Unterschiede darin, daß jeder von uns eine eigene, an Sprache gebundene »Seele« hat. Unabhängig davon, was wir über die Eigenschaften der Sprache herausfinden, bleibt es eine traurige Tatsache, daß weder Psychologie noch Biologie die Seelenwanderung zulassen. Da gibt es die Geschichte von einem sterbenden Mann, der seine schon trauernde Frau mit dem Versprechen tröstet, er werde genau sechs Wochen nach seinem Dahinscheiden wiederkehren. Sie solle dann zu einem Medium gehen. Dieses Versprechen tröstet sie, und so wartet sie geduldig auf das Stelldichein. Beim Medium hört sie zur verabredeten Zeit eine Stimme aus einer dunklen Ecke des Raums: »Guten Tag, Liebling!« – »Harry, bist du's?« Die Stimme: »Natürlich bin ich es!« Etwas befangen fragt sie: »Was tust du denn den ganzen Tag?« Die Stimme antwortet: »Ich stehe auf, liebe, gehe spazieren, liebe, esse, liebe, halte meinen Mittagsschlaf, liebe. Und dieselbe Leier am nächsten Tag.« Sie versucht, das in sich aufzunehmen, und sagt dann vorsichtig: »Ach Liebling, ich wußte gar nicht, daß die Engel im Himmel so irdisch lieben können.« Die Stimme antwortete: »Ich bin kein Engel im Himmel. Ich bin ein Kaninchen in Saskatchewan.«

Während bei allen Überlegungen zur Materie des Geistes die Gedanken der Philosophen und psychologischen Schulen berücksichtigt werden müssen, haben diese selbst erst vor kurzem damit begonnen, sich mit den entscheidenden Themen der Biologie zu beschäftigen. Das Ergebnis ist im wesentlichen: Die Grundlage für alles Verhalten und für das Entstehen des Geistes ist die Morphologie (Anatomie) des Einzellebewesens und der Spezies und wie sie wirken. Die natürliche Auslese wirkt auf Einzelwesen, die innerhalb einer Art und zwischen den Arten in Wettbewerb stehen. Aus der Untersuchung der paläontologischen Forschungen folgt, daß das, was wir Geist nennen, erst zu einer bestimmten (noch dazu ziemlich späten) Zeit im Verlauf der Evolution auftauchte.

Diese knappen Bemerkungen lassen sich als Grundlage eines Forschungsprogramms verstehen, das die Psychologie mit der Biologie verknüpft – eines Programms, das die Verkörperung des Geistes erklärt. Angesichts der Geschichte der Philosophie des Geistes und der Psychologie wird unser Verständnis für Entstehen und Wirken des menschlichen Geistes vermutlich nicht besser, solange wir die biologischen Grundlagen eines solchen Programms außer acht lassen. Wenn die Psychologie nicht in enger Beziehung zur Biologie betrieben wird, stellen sich immer wieder Fehler ein; im Nachwort beschäftige ich mich mit einigen von ihnen.

Im Mittelpunkt jeder Verknüpfung der beiden stehen natürlich die Tatsachen der Evolution. Darwin erkannte als erster, daß die natürliche Auslese auch das Entstehen des menschlichen Bewußtseins erklären muß. Wenden wir uns jetzt einigen seiner Einsichten und ihren Folgen zu.

Morphologie und Geist:
Die Vollendung des Darwinschen Programms

Aber dann kommen Zweifel auf: Kann man dem menschlichen Geist trauen, der sich, davon bin ich fest überzeugt, aus einem Geist entwickelt hat, der so gering ist wie der des niedrigsten Tieres, wenn er solche großartigen Folgerungen zieht?

CHARLES DARWIN

Alfred Wallace, der Mitentdecker der Theorie der natürlichen Auslese, schrieb Charles Darwin eine Reihe von Briefen, in denen er eine seinem Gefühl nach ketzerische Ansicht vertrat. Wallace meinte, die natürliche Auslese könne die Entwicklung von Menschen nicht erklären, weil sich die Fähigkeiten des menschlichen Geistes nicht allein durch natürliche Auslese erklären ließen.

Darwin (Abb. 5.1) vertrat die entgegengesetzte Meinung. Er sah keinen Grund, warum nicht eine natürliche Auslese zu den Eigenschaften geführt haben sollte, auf denen menschliches Denken beruht. Seine Bücher *The Descent of Man (Die Abstammung des Menschen)* und *The Expression of the Emotions in Man and Animals (Der Ausdruck der Gemüthsbewegungen bei dem Menschen und den Thieren)* waren diesem Gedanken gewidmet.

Es ist wichtig, Darwins Gedanken zur Evolution und zur natürlichen Auslese gut zu verstehen. Vereinfacht gesagt, behauptet er, die Evolution sei ein Ergebnis von Wettbewerb und Umweltveränderungen, die beide auf der Variabilität der Abweichungen innerhalb der Population beruhen (Abb. 5.2). Solche Variabilität tritt in allen lebenden Populationen auf und führt

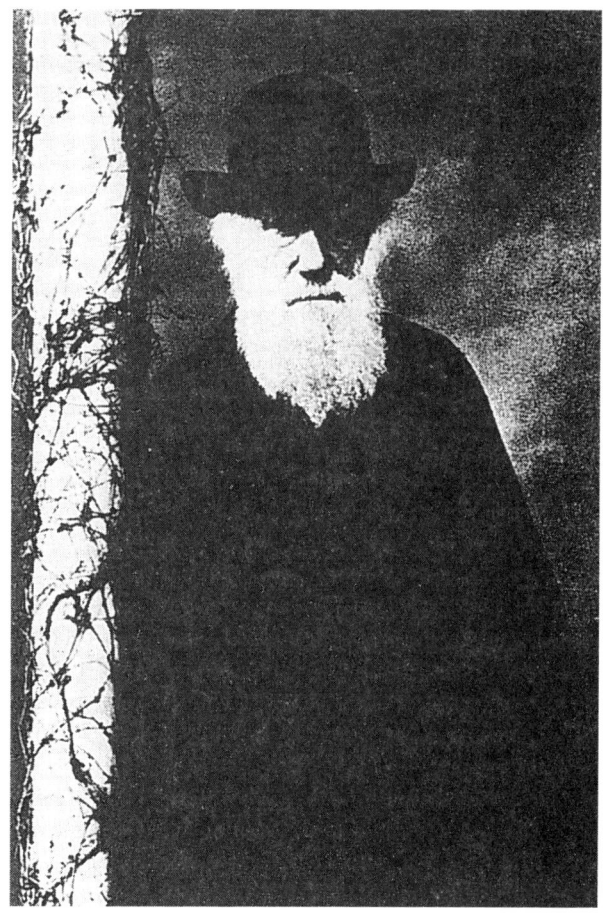

Abbildung 5.1
Charles Darwin (1809–1882), der Begründer der modernen Evolutions-theorie, der theoretischen Grundlage aller Biologie. Darwin behauptete, die Evolution des Menschen als Spezies unterliege denselben Kräften wie die Evolution anderer Arten. Er war im Alter sehr zurückhaltend, wie dieses würde- und etwas sorgenvolle Bildnis zeigt.

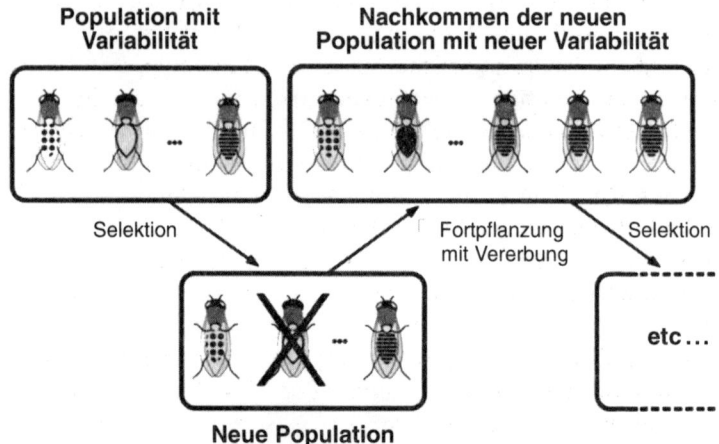

Abbildung 5.2
*Populationsdenken. Vielfalt ist eine Folge von Mutationen in einer Popula-
tion. Die natürliche Auslese bevorzugt die Reproduktion jener Angehörigen der Population, die im Mittel überlebensfähiger, also »tauglicher«
sind. Die Gene, die diese »Fitness« übertragen, kommen deshalb in dieser
Population relativ häufig vor. In diesem Beispiel wirkt die Auslese gegen
dunkle Augen und für gestreifte Körper.*

zu unterschiedlich guter Anpassung oder »Fitness«. Die natürliche Auslese fördert besonders die Fortpflanzung jener Individuen, deren Variationen (lies »strukturelle und funktionale
Fähigkeiten« – ihr Phänotyp) sie und ihre Nachkommen so aus-
gestattet haben, daß sie statistisch gesehen bei der Anpassung an
Umweltveränderungen oder im Wettbewerb mit Individuen derselben oder einer anderen Art Vorteile haben. Unterschiedlich
starke Fortpflanzung und Vererbung vergrößern die Wahrscheinlichkeit, daß Eigenschaften, die eine Anpassung verbessern,
erhalten bleiben.

In der neuen Population ist die Häufigkeit der Gene, die zu
diesen Anlagen führen, gegenüber der alten entscheidend verändert. (Ich behandle Gene und Genetik im nächsten Kapitel

genauer.) Die *Tatsache*, daß die Evolution am Werk war, zeigt sich in der Änderung der Genhäufigkeit. Das *Mittel*, dessen sie sich bedient, ist die natürliche Auslese des Phänotyps (alle strukturellen und funktionalen Fähigkeiten) der Individuen. Die Auslese findet vor allem auf der *Ebene* der Anatomie und des Verhaltens von Einzelwesen statt. Wir müssen verstehen lernen, nach welchen Regeln Anordnung und Ausprägung der Gene damit verknüpft sind, wie Gene den Phänotyp verändern (Abb. 5.3). Diese große Aufgabe wurde bisher nur zum Teil bewältigt.

Darwin kannte zwar noch nicht den richtigen Genmechanismus, hatte aber das Prinzip begriffen. Er verstand zum Beispiel, daß es wahrscheinlich phänotypische Ähnlichkeiten zwischen dem Gefühlsausdruck gewisser Tiere und dem des Menschen gibt. Er verstand auch, daß die natürliche Auslese nicht alle Möglichkeiten des Gefühlsausdrucks *direkt* ausgelesen haben muß. Dieselben Überlegungen treffen auf Denken und Verhalten zu. Seiner Meinung nach sollten allmähliche Veränderungen der Population selbst Werden und Vergehen des Menschen erklären können.

Zu Darwins Zeit ließen sich viele dieser Gedanken nicht belegen. Vieles mußte Darwin noch unbekannt sein, so auch die wahre Natur der genetischen Vererbung, wesentliche Fakten zu fossilen menschlichen Überresten und ein Großteil wichtiger Informationen über die Entwicklung von Tieren. Im Grunde jedoch erwies sich seine Denkweise, wie sich seither herausgestellt hat, als zutreffend. Sie bestand in dem Bemühen zu begreifen, was wir wissen müssen, um den evolutionären Ursprung des menschlichen Geistes zu verstehen, also in dem, was ich das Darwinsche Programm nenne. Was wir (außer dem Vorgang der Vererbung) verstehen müssen, ist der Prozeß, wie die dem Verhalten zugrundeliegende Morphologie sich im Verlauf der Evolution herausbildete und wie das Verhalten selbst die natürliche Auslese beeinflußt. Ich nenne dieses nicht deshalb Darwins Programm, weil es all das darstellt, was er gerne hätte wissen wollen, sondern weil er sich in seinen späteren Jahren vor allem damit beschäftigte. Natürlich hat Darwin sein Programm nicht vollendet. Wenn wir ihm darin zustimmen, daß es keinen Aspekt menschlichen Verhaltens gibt, der sich nicht schließlich aufgrund der

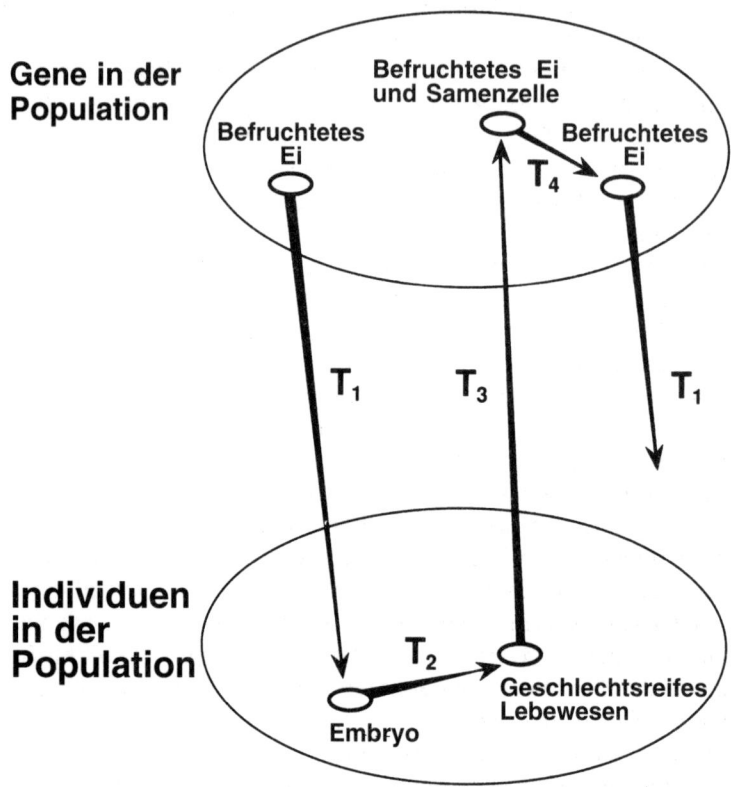

Gene in der Population

Befruchtetes Ei und Samenzelle

Befruchtetes Ei

Befruchtetes Ei

T_4

T_1 T_3 T_1

Individuen in der Population

T_2

Embryo

Geschlechtsreifes Lebewesen

Abbildung 5.3
*Änderungen der Genhäufigkeit können mit der natürlichen Auslese ver-
knüpft sein.* Ergebnis und Merkmal *der Evolution ist eine relative
Zunahme jener Gene in einer Population, die besser angepaßt sind. Die
Selektion geschieht am Einzelwesen, in der Samenzelle oder im Ei, im
Embryo oder an dem in seiner Umwelt lebenden Lebewesen. Wir müssen
deshalb verstehen, nach welchen Regeln Entwicklung und Verhalten mit
der Wirkung der Gene [den senkrechten Linien für die Transformationen
$(T_1–T_4)$] verknüpft sind. T_1 stellt die Entwicklung des Embryos dar, T_2 die
Entwicklung zum geschlechtsreifen Lebewesen, T_3 die Bildung von
Samen und Eiern und T_4 das befruchtete Ei, das jetzt erneut den Entwick-
lungszyklus durchlaufen kann.*

Evolution erklären läßt, ist es unsere Aufgabe, zu versuchen, sein Programm zu vervollständigen.

Was wäre zur Vollendung dieses Programms nötig? Zunächst eine Analyse der Auswirkung der Erbanlagen auf das Verhalten und umgekehrt, zweitens eine Beschreibung dessen, wie das Verhalten durch die natürliche Auslese beeinflußt wird und wie sie es umgekehrt beeinflußt, drittens eine Darstellung der Zwänge und Chancen, die Körperform oder Morphologie dem Verhalten auferlegen, und viertens (und am grundsätzlichsten) ein Verständnis dafür, wie die Gestalt entsteht und sich im Lauf der Entwicklung verändert. (Mit Gestalt meine ich nicht nur das Äußere – Gliedmaßen, Symmetrie und so weiter –, sondern auch die mikroskopischen Einzelheiten des Gewebes und der Organe wie etwa des Gehirns, welche die Funktionen ausführen.) Diese letzte Forderung setzt voraus, daß wir die Beziehung zwischen der Evolution und der Morphogenese im Lauf der Entwicklung kennen. Die Art dieser Beziehung stellt das wichtigste und wesentlichste Rätsel der modernen Biologie dar – das der Evolution der Morphologie.

Hier könnte es nützlich sein, festzuhalten, was wir schon über andere Teile des Darwinschen Programms wissen. Ein Teil ist ziemlich vollständig: Wir wissen, daß die Erbanlagen in den Genen liegen, und wir verstehen ziemlich gut, wie Gene übermittelt, verändert und ausgeprägt werden (Abb. 5.4). Die Zusammenarbeit der Genetiker und Evolutionstheoriker konnte in den vierziger Jahren dieses Jahrhunderts in höchst fruchtbarer Weise die Entdeckungen Gregor Mendels mit der Evolutionstheorie verknüpfen. Diese »moderne Synthese« konnte (was zu Darwins Zeit noch nicht möglich war) sowohl die genetischen Veränderungen als Mutationen der Desoxyribonukleinsäure (DNA) erklären als auch die Umordnung genetischer Strukturen in der sogenannten Rekombination. Kurz, es gelang ihr, die Ergebnisse der natürlichen Auslese durch die Veränderungen der Genhäufigkeit in Populationen zu beschreiben.

Die weitere Erforschung der Struktur der DNA und die Tatsache, daß wir dieses Molekül gut genug kennen, um fremde Gene in Tiere einpflanzen und so ihre Gestalt oder ihr Verhalten verän-

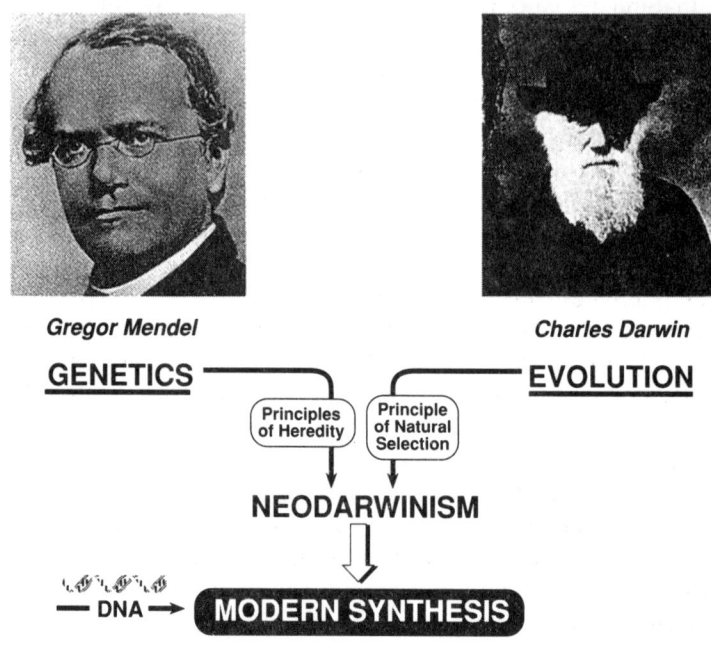

Abbildung 5.4
Die moderne Synthese. In den Jahren nach 1940 gelang es Evolutionstheo-
retikern und Genetikern gemeinsam, die völlig neuartigen Entdeckungen
Gregor Mendels (1822–1884) zur Vererbung mit der von Darwin (1809–
1882) beschriebenen Evolutionsthorie in Verbindung zu bringen. Darwins
neuartige Theorie vertrat eine falsche Auffassung von Vererbung. Mendel,
ein Augustinermönch aus Mähren, legte die Grundlagen der modernen
Vererbungslehre. Seine Arbeit fand zunächst keine Anerkennung und
mußte 1901 wiederentdeckt werden.

dern zu können, bestätigen überzeugend die in der modernen
Synthese eingenommene Haltung. Große Fortschritte wurden
auch bei der Verallgemeinerung von Darwins Gedanken darüber
erzielt, wie die verschiedenen Arten durch sexuelle oder geographische Isolation aus Zuchtgruppen von Individuen entstanden.

Im Sinn der modernen Synthese begannen viele Wissenschaftler, das von Vererbung, Evolution und Wechselwirkung zwischen den Arten bestimmte Verhalten zu untersuchen. Das führte zur Verhaltensforschung; ihre Daten bestätigen die Auffassung, daß einige Verhaltensmuster artspezifisch sind und deshalb Erbeinflüssen unterliegen. Die Befunde der Verhaltensforscher sind jedoch subtiler. Sie lassen bei komplexem Verhalten wie etwa dem Vogelgesang sowohl genetische *als auch* epigenetische Komponenten vermuten. Manche Aspekte des Bewegungsmusters, das dem Gesang einer Art wie etwa der Singammer zugrunde liegt, sind von Geburt an als Teil des Phänotyps gegeben. Ebenso ist es mit einigen Variationen und Modifikationen von Vokalisationsmustern bestellt. Damit eine Singammer das für die Art charakteristische Lied in einem bestimmten Gebiet singen kann, muß der Vogel die Lieder von Artgenossen – geschlechtsreifen Vögeln derselben Spezies – hören. In solchen Singvogelarten können von Geburt an taube Vögel niemals das ganze artspezifische Lied singen. Dazu sind epigenetische Erlebnisse nötig, zu denen die Wechselwirkung mit anderen Vögeln derselben Art gehört.

Es ist nicht allzu schwierig zu erkennen, wie Verhaltensmuster genetische Variation und natürliche Auslese bestimmen und wie sie von ihnen bestimmt werden. Untersuchungen dieser Art, welche die Funktionen von Bereichen des Gehirns mit dem Phänotyp koppeln, können große Teile von Darwins Programm ausfüllen. Aber man darf es nicht bis zum Exzeß treiben, wie Entwicklungen im Bereich der Soziobiologie warnend zeigen. Soziobiologen fragen danach, wie sich das Verhalten durch natürliche Auslese erklären läßt. Ein fraglicher Punkt ist der Altruismus. Wenn natürliche Auslese *Einzelwesen* für das Überleben möglichst geeignet macht, ist kaum einzusehen, wie die Gene jener Individuen weitergegeben werden, die sich selbst aufopfern, bevor sie sich fortpflanzen können, oder die im Dienste anderer auf ihre Brutfähigkeit verzichten. Die genetische Analyse von Bienen, die der sogenannten Verwandtenselektion unterliegen, läßt vermuten, daß Weibchen, die ihrer königlichen Schwester dienen, die Häufigkeit ihrer Gene in einer Population

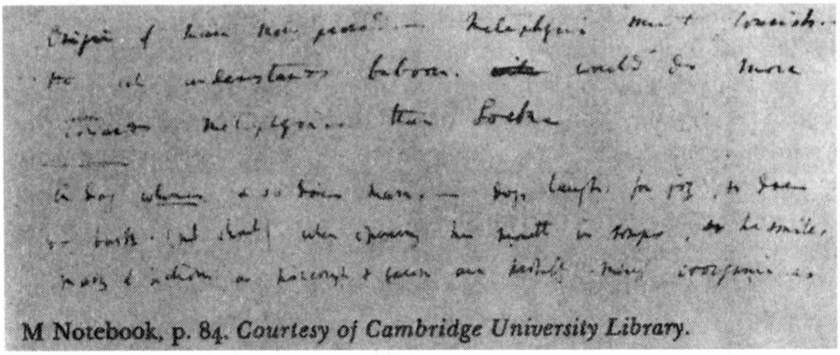

M Notebook, p. 84. *Courtesy of Cambridge University Library.*

Abbildung 5.5
Ein Auszug aus Darwins Tagebüchern.

vergrößern können, indem sie auf ihre eigene Fortpflanzung verzichten. Dieser Befund, der auf ungewöhnlichen Eigenschaften
der Erbanlagen von Bienen beruht, ist ein großer Triumph der
experimentellen Biologie. Versuche jedoch, den menschlichen
Altruismus als eine direkte Folge von »Genen für den Altruismus« zu erklären, sind etwas anderes – und noch dazu etwas
recht dubioses.

Gene bewirken die Veränderung der Gestalt nicht direkt, sondern in komplexen Kombinationen. Die Gestalt beeinflußt wiederum in subtiler Weise das Verhalten. Noch verräterischer ist,
wie subtile Veränderungen der Form manchmal zu recht außergewöhnlichen Veränderungen des Verhaltens führen. Wir wüßten
gern, wie sich Veränderungen der Gestalt entweder des ganzen
Lebewesens oder, auf der mikroskopischen Ebene des Gehirns,
der Muskeln oder Knochen auf das Verhalten auswirken und wie
Verhalten die Gestalt verändert. Dieser Teil des Darwinschen
Programms bleibt bis heute zum großen Teil unvollständig.

Welch außerordentlicher Mensch Darwin war, ist bei der
Durchsicht seiner Tagebücher zu spüren (Abb. 5.5). In einem
von ihnen, dem Tagebuch M, sagt er: »Ursprung des Menschen
jetzt bewiesen. – Metaphysik muß blühen. – Wer den Pavian ver-
steht, tut mehr für die Metaphysik als Locke.« Trotz seiner Nie-

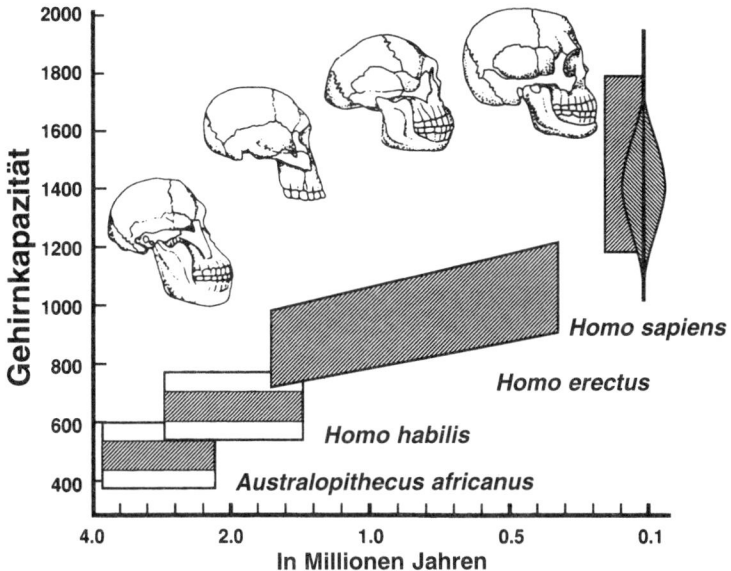

Abbildung 5.6
Die bemerkenswerte Zunahme der Gehirnkapazität in über zwei Millionen Jahren menschlicher Evolution. Wir sind Homo sapiens sapiens, *die anderen unsere mutmaßlichen Vorfahren. Der schraffierte Bereich stellt jeweils den Zeitraum dar, in der eine Art lebte, und gibt die Größe des Gehirns an. Das Rechteck mit der Beschriftung* Homo sapiens *gilt für Neandertaler und* Homo sapiens sapiens. *Die Spindel stellt den Bereich und die Gehirnkapazität des modernen* Homo sapiens sapiens *dar. Ursprünglich waren diese Schädel nicht leer! Eine angemessene Theorie des Gehirns muß diese starke Zunahme der Hirngröße in einer so kurzen Periode der Evolution erklären.*

dergeschlagenheit in den letzten Jahrzehnten seines Lebens, in denen er recht zurückgezogen lebte, setzte er seine Forschungsarbeit unermüdlich fort. Erst jetzt wird uns klar, wieviel er wirklich wußte. Er dachte genauso gründlich über das Verhalten nach wie über die Gestalt. Er erweist sich als ein profunder Denker, dem es nicht eingefallen wäre, »gescheit« wirken zu wollen.

Die Schwierigkeit, zu der die Überlegung führt, Gene könnten komplexes Verhalten direkt festlegen, läßt sich übrigens nicht beheben, indem man Zuflucht bei einer »Gruppenselektion« sucht. Das entspräche beispielsweise der Auffassung, die natürliche Auslese neige dazu, eher schnelle Tierherden zu begünstigen als schnelle Einzeltiere, die eine Herde bilden. Darwin erwog diese Möglichkeit und stellte sie zur Debatte. Mit wenigen Ausnahmen scheint sich die natürliche Auslese jedoch nicht auf der Ebene von Genen oder Gruppen von Individuen abzuspielen, sondern auf der Ebene der Einzelwesen.

Diese Überlegungen zeigen wieder, welcher Teil des Darwinschen Programms die meisten Lücken aufweist. Es geht dabei um die Frage, wie sich Gestalt, Gewebestruktur und Gewebefunktion aus den Vorfahren ergeben haben könnte. Um sich die Wichtigkeit dieses Problems der morphologischen Evolution zu verdeutlichen, braucht man nur an die außerordentlichen Hinweise zu denken, die sich aus Fossildaten bei Hominiden ergeben; sie weisen auf eine starke Zunahme der Schädelkapazität und der Gehirngröße von Hominiden hin, die sich in weniger als einer Million Jahre abspielte (Abb. 5.6).

Wie konnte das so rasch geschehen? In welcher Beziehung steht das zu anderen Eigenschaften, die wir aufgrund fossiler Aufzeichnungen und archäologischer Überreste bei Hominiden vermuten können? Welche Verbindung besteht zwischen der Gesamtmorphologie und dem Verhalten und der mikroskopischen Morphologie des Gehirns? In welcher Verbindung stehen diese Entwicklungen zum Gruppenverhalten von Hominiden und zur Sprachentwicklung?

Dieses sind schwerwiegende und zum größten Teil unbeantwortete Fragen der Paläontologie, Anthropologie und Archäologie. Sie sind schwierig, weil die Aufzeichnungen bruchstückhaft sind; das weiche Gewebe ist zerfallen, es sind hauptsächlich Knochen erhalten geblieben, und deshalb lassen sich Struktur und Funktion nur indirekt verknüpfen. Eines jedoch ist sicher. Selbst wenn die Befunde besser wären, bräuchten wir eine Theorie dafür, wie die Morphologie entstand und wie sie sich im Lauf der Evolution veränderte.

Warum? Die Morphologie – die Gestalt der Zellen, des Gewebes, der Organe und schließlich des ganzen Körpers – ist die wichtigste Grundlage des Verhaltens. Es gibt vieles, was diese Überlegung in einer groben und sogar trivialen Weise bestätigt. Zum Fliegen braucht man Flügel, zum Denken ein Gehirn. Andererseits ist die Morphologie ein außerordentlich subtiler Bereich. Eine winzige Veränderung im Ansatzpunkt des Hebemuskels im Kiefer eines Buntbarschs ermöglichte es dem Tier, unabhängig vom Beutefangen zu schlucken. Dadurch konnte die Besetzung von Ökonischen durch Varianten der Nachkommen von Barschen zunehmen; diese besser angepaßte Form breitete sich explosionsartig aus und schlug viele Mitbewerber aus dem Felde. Die Morphologie ist auch für uns Menschen wichtig. So erweisen sich die Gene von Menschen und Schimpansen als zu 99% identisch. Morphologische Veränderungen, die einen ausdauernden Zweifüßlergang ermöglichten und zu einem anderen Ansatz der Kiefermuskeln am Schädel, einer größeren Schädeldecke, einem supralaryngealen Raum mit Sprechorganen und zum *Planum temporale* in der Großhirnrinde führten, haben anscheinend wesentlich zur Ausbildung des charakteristisch menschlichen Verhaltens beigetragen.

Es gibt Hinweise auf eine (jedoch nicht lineare) Beziehung zwischen der Größe und Komplexität des Gehirns und der Komplexität des Verhaltens. Es gibt viele Hinweise auf eine Kopplung der Funktionen bestimmter Teile des Gehirns mit bestimmten Fähigkeiten. Klinische Erfahrungen mit verletzten Gehirnen zeigen, daß ein genau umrissener und erkennbarer Verlust geistiger Funktionen dann eintritt, wenn bestimmte Bereiche des Gehirns beschädigt werden. Diese Befunde legen nahe, daß wir zuerst die Grundlagen der morphologischen Evolution verstehen müssen, wenn wir die Entwicklung von Geist und Verhalten verstehen wollen.

Ergebnisse wie diese untermauern Darwins Vermutung, wonach sich die geistigen Fähigkeiten des Menschen durch natürliche Auslese entwickelten. In fossilen und archäologischen Funden finden sich gelegentlich Hinweise auf geistige Prozesse. Hinweise auf eine Bestattung der Toten zum Beispiel lassen sich

als Hinweise auf menschliches Bewußtsein und möglicherweise
sogar ein Selbst-Bewußtsein deuten. Ein eindrucksvollerer Hinweis läßt sich vielleicht konstruieren, wenn man bedenkt, wie
das menschliche Gehirn gebaut ist, wie es arbeitet, wie sich seine
Zellen entwickelt haben, was sie mit denen anderer Arten
gemein haben – und was daran anders und besonders ist.

Das erfordert zunächst eine Theorie der Evolution und Ent-
wicklung der Tiergestalt und des Gewebes, und danach eine
Theorie der Gehirnfunktionen, die auf der ersten aufbaut. Diese
Reihenfolge ist zur Vollendung von Darwins Programm nötig.
Das Unterfangen wird im wesentlichen dadurch so interessant,
daß es nicht nur für das Gehirn gilt. Wir müssen zeigen, welche
Beziehung zwischen der Entwicklung (Embryologie) und der
Evolution besteht. Wir müssen lernen, wie sich die Gene durch
die Entwicklung auf die Gestalt auswirken. Wir müssen fragen,
wie dieser Entwicklungsprozeß die Evolution einschränkt –
wieso die Regeln, die für die Entwicklung gelten und die sich ja
selbst im Lauf der Evolution herausbildeten, nur auf bestimmte
Weise verwirklicht werden können.

Dieses Wissen ist nötig, weil die Evolution ein geschichtlicher
Prozeß ist, weil nur bestimmte Kombinationen von Ereignissen
während der Entwicklung zu einer lebensfähigen Gestalt führen
und weil die Gestalt eines Lebewesens für die Funktionsweise
und die Evolution seines Gehirns genauso wichtig ist wie die
Gestalt und die Funktion des Gehirns für das Verhalten dieses
Körpers.

Im nächsten Kapitel werden wir betrachten, wie Embryologie
und Evolution bei der Bildung von Gehirn und Körper miteinander wechselwirken. Eine Warnung ist angebracht: Erwarten Sie
keine wunderbar einfachen Erklärungen. In Anbetracht dessen,
was wir über die Evolution wissen, ist die Suche nach einem Gen
für den Altruismus genauso aussichtslos wie die Suche nach einer
einzigen biochemischen Substanz, die einen Affen von einem
Menschen unterscheidet. Die Verbindungen zwischen Morphologie und Geist, die das Darwinsche Programm vervollständigen, sind indirekt und umständlich. Ihre Kompliziertheit macht
sie jedoch nur faszinierender. Besonders faszinierend ist die

Frage, wie aus einem befruchteten Ei ein lebensfähiges Lebewesen mit Gehirn und allem übrigen wird. Das rechtfertigt, so hoffe
ich, eine Unterbrechung durch eine Kurzvorlesung über
moderne Molekularbiologie und -entwicklung. Wir brauchen
einige ihrer Lektionen für den nächsten Teil dieses Buches, in
dem wir vor dem Problem stehen, eine Theorie des Gehirns zu
konstruieren, die mit Evolution und Entwicklung verträglich ist.

───────────────── 6 ─────────────────

Topobiologie: Wir lernen vom Embryo

»Endlich kommen Henne und Ei zusammen.«
Überschrift einer Rezension des Buches *Topobiologie*
in *The New York Times Book Review* vom 22. Januar 1989

Es mutet vielleicht seltsam an, daß wir uns in diesem Buch mit der Embryologie beschäftigen, wenn es doch vom Geist handeln soll. Eier und Samenfäden zeigen ebensowenig Anzeichen von Geist wie Embryos in ihren Frühstadien. Da wir jedoch wissen, daß neugeborene Kinder, wenn auch nur schwach ausgeprägt, Anzeichen von Geist zeigen, scheint die Frage angebracht, welche Wechselwirkungen die Grundlagen für geistiges Leben legen.

Aber warum diese Abschweifung zu Fragen nach Form und Gestalt? Warum beschäftigen wir uns mit Zellen, Molekülen und DNA? Weil die Regeln, nach denen ein Embryo gebaut ist, ganz unmittelbar bestimmen, wie Gehirne gebaut sind. Die Anatomie des Gehirns bildet sich unter dem Einfluß von Muskeln heraus, die auf Knochen wirken, von Nerven, die in ganz bestimmter Reihenfolge die Haut beeinflussen, und so weiter – vom restlichen Phänotyp also. Wie ich im letzten Kapitel ausführte, müssen wir den Zusammenhang von Entwicklung und Evolution erfassen, wenn wir verstehen wollen, wann sich im Lauf der Evolution geistige Aspekte herausbildeten.

Um auf die Entwicklungsbiologie eingehen zu können, muß ich notgedrungen einige Fachausdrücke verwenden und mich auf Einzelheiten beziehen. Ich schlage dem Leser vor, sie zunächst zu überfliegen, die Abbildungen zu betrachten und sich erst dann den Text genauer anzusehen. Zunächst einige Vorbemerkungen (Abb. 6.1). Die Zellen höherer Organismen (sogenannte Eukaryonten) haben Kerne, die das Erbmaterial DNA enthalten. Die DNA besteht aus langen Strängen von vier kleineren Molekülen, sogenannten Nukleotidbasen, die Ketten bilden. Es gibt nur vier solcher Basen (Guanin, Cytosin, Adenin und Thymin, abgekürzt G, C, A und T). Auf einem DNA-Strang könnten sie zum Beispiel so angeordnet sein: ... GTCGACCTGGCAGGTCAACGGATC.... Zu jedem DNA-Strang mit einer solchen Anordnung gibt es, wie wir jetzt wissen, einen ihm komplementären mit ...CAGCTGGACCGTC-CAGTTGCCTAG.... Komplementäre Basen paaren sich – in der »Doppelhelix« ist das G des eines Strangs mit dem C des anderen gepaart, und das A mit dem T. *Innerhalb* eines Strangs sind die G, T, A und C durch starke chemische Kräfte wie Perlen einer Perlenkette miteinander verbunden. Im Gegensatz dazu sind G und C oder A und T in der Doppelhelix durch schwache chemische Kräfte verbunden. Eine Zunahme der Temperatur etwa kann zu einer Trennung der beiden Stränge führen.

Die entscheidenden Punkte sind dabei die folgenden:

1. Ein einziger Strang genügt als Schablone, um mit Hilfe spezieller Eiweißenzyme, die als Katalysatoren wirken oder die im neuen Strang die chemische Bindung einer Base an die andere beschleunigen, aus einzelnen Basen einen zweiten Strang zu bilden. Die Anordnung im neuen Strang wird durch die Paarung der richtigen Basen jeweils mit ihrem entsprechenden Partner auf dem gegenüberliegenden Strang bestimmt.

2. Eine Folge von drei Basen (jede Kombination von G, C, A und T) auf einem DNA-Strang stellt ein Codewort (oder Codon) dar, das die Zelle anweist, einen Eiweißbaustein, eine sogenannte Aminosäure, in einen langen Strang von Aminosäuren, ein sogenanntes Polypeptid, einzubauen. Diese Polypeptidkette faltet sich dann zu einem Protein zusammen. Da jedes Codewort aus drei Nukleotiden besteht, lassen sich aus vier Arten von Nukleotiden 64 Paßwörter konstruieren; in Proteinen jedoch kommen nur 20 Aminosäuren vor. Einige dieser Paßwörter kodieren also offensichtlich keine Aminosäuren, und andere sind einfach

überflüssig. Ein Stück DNA, das durch seine Länge und Basen-
folge zur Festlegung eines Proteins ausreicht, wird als Gen
bezeichnet.

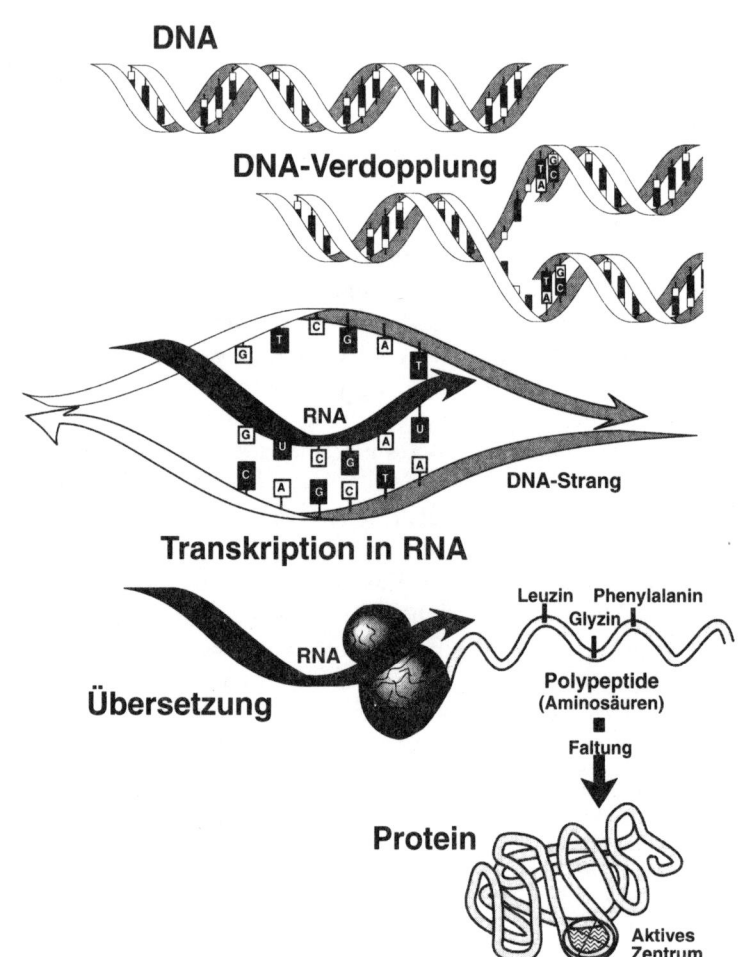

3. Bei der Zellteilung kopiert die DNA einen der Stränge; so liefert sie ihren zwei Tochterzellen neue DNA. Gewöhnlich haben alle Kopien genau die gleiche Folge von Codewörtern. Wenn jedoch ein Fehler unterläuft oder ein DNA-Strang zum Beispiel durch kosmische Strahlung zerschnitten wird, stellen die replizierenden oder reparierenden Enzyme vielleicht kein getreues Abbild der Schablone her. Dies ist eine Möglichkeit, wie eine Mutation als eine Veränderung des Codes in ein Gen eingebaut werden kann.

Daß die DNA das genetische Material ist, wurde von Oswald Avery und seinen Kollegen am Rockefeller-Institut entdeckt und 1944 in einer außerordentlich wichtigen Arbeit im *Journal of*

Abbildung 6.1

Vom genetischen Codes zum Protein (eine Minivorlesung in Molekularbiologie). Die DNA besteht aus zwei Strängen, die von schwachen Kräften zwischen komplementären Nukleotidbasen zusammengehalten werden. Guanin (G) paart sich mit Cytosin (C), Adenin (A) mit Thymin (T). Innerhalb eines einzelnen Strangs lassen sich die Basen als eine Folge von dreibasigen Codewörtern lesen, von denen jedes eine bestimmte Aminosäure (den Baustein des Proteins) festlegt. Während die DNA im Kern der Zelle bleibt, gelangt ihr Code in Form der einzelsträngigen RNA an andere Orte. Die RNA wird durch spezielle Enzyme aufgebaut, welche die DNA-Folge »umschreiben« (Transkription). [Der RNA-Code benutzt anstelle von Thymin Uracil (U) als Base, ist aber sonst der gleiche wie bei DNA; einige typische Codewörter, sogenannte Codons, sind UUU = Phenylalanin, CUU = Leuzin, GGC = Glyzin.] Diese RNA-Codefolge wird dann mit Hilfe einer speziellen Struktur, dem Ribosom, übersetzt (Translation); dort verknüpfen andere Enzyme jede Aminosäure der Reihe entsprechend dem Code, der von der RNA abgelesen wird. (Die Aminosäuren gelangen durch eine andere Art RNA dorthin.) Die Polypeptide der so entstehenden verbundenen Aminosäuren falten sich zu einem dreidimensionalen Gebilde, das von der kodierten Folge abhängt. Eine einzige Veränderung oder Mutation in dem DNA-Code kann die Folge der Aminosäuren verändern, was wiederum das Protein beeinflußt. Dies kann sich auf deren Funktion auswirken, die von einem aktiven Zentrum auf der gefalteten Struktur gesteuert wird. Bei der Zellteilung trennen sich die beiden DNA-Stränge; ein Enzym kopiert die Stränge und gibt jeder der beiden Tochterzellen identische DNA mit; dieser Vorgang heißt Verdopplung oder Replikation.

Experimental Medicine veröffentlicht. Merkwürdigerweise stieß die Arbeit nicht sofort auf Interesse und Zustimmung. Ich musizierte Anfang der sechziger Jahre gern mit Stuart Elliot, einem Mikrobiologen, der in den USA eng mit Avery und zuvor in England mit Fred Griffith, einem anderen Wegbereiter der Molekularbiologie, zusammengearbeitet hatte. Stuart regte 1964 eines Tages an, ich möge Peyton Rous, dem Herausgeber des *Journal of Experimental Medicine*, vorschlagen, die Zeitung solle eine der Originalarbeiten von Griffith zusammen mit der großen Arbeit von Avery und seinen Kollegen nachdrucken. Das wäre eine passende Würdigung zum 25. Todestag von Griffith und zum 20. Jahrestag der Arbeit von Avery gewesen.

Rous (der als über Achtzigjähriger für seine Arbeit über einen Virus, der Krebs verursachen kann, den Nobelpreis erhielt) versprach, »den Herausgebern der Zeitung den Vorschlag zu unterbreiten«. Ich hatte sechs Wochen lang nichts von ihm gehört, als ich ihn an einer Bushaltestelle traf und danach fragte. Er blieb stehen, blickte mich ernst an und sagte: »Ach ja. Ich habe den Antrag vorgelegt. Die Herausgeber hielten den Vorschlag für außerordentlich vulgär.« Verblüfft ging ich bis zur nächsten Straßenecke schweigend neben ihm her; dann hörte ich ihn leise sagen: »Ich konnte Avery niemals richtig leiden.« Als ich ihn nach dem Grund fragte, entgegnete er: »Was würden Sie von einem Mann halten, dem die Royal Society eine Medaille verleiht und der sie sich nie abholt?«

Avery erhielt keinen Nobelpreis. Die Bedeutung seines Werkes wurde erst einige Jahre nach seinem Tod voll anerkannt. Selbst wir, die wir soviel über die Molekularbiologie wissen und uns gut mit der DNA auskennen, können uns nicht leicht vorstellen, wie bahnbrechend seine Entdeckung war. Anerkennung ist in der Wissenschaft wie sonstwo nicht immer gerecht verteilt.

Schon dieser kleine Überblick über die Molekularbiologie ermöglicht uns, etwas über die Beziehung zwischen dem Genotyp (den Genen eines Lebewesens) und seinem Phänotyp zu sagen. Die Gene bestehen aus langen Strängen von Codewörtern mit Start- und Stopsignalen (die Teil des Codes sind). Durch Vorgänge in der Zelle wird die DNA auf einen weiteren langen

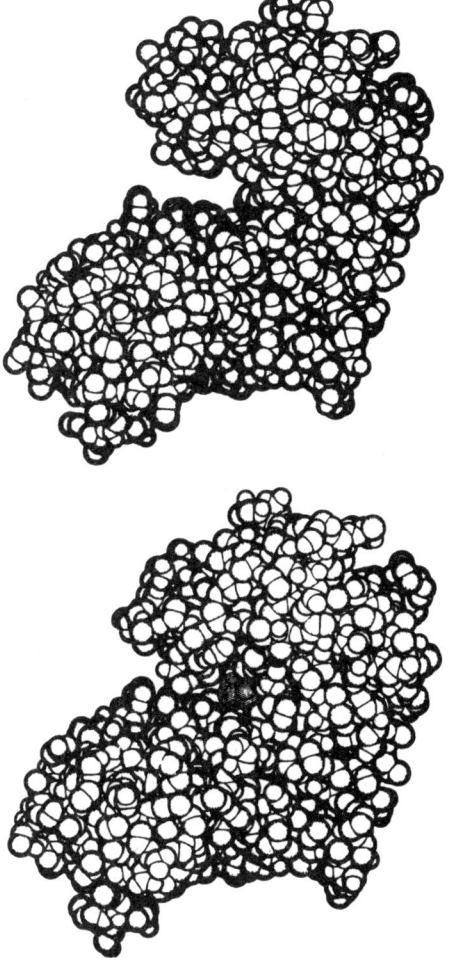

Abbildung 6.2

Die Proteinfaltung und ihre Funktion: ein Beispiel. Ein gefaltetes Protein, die sogenannte Hexokinase, kann die Glukose in dem Spalt, der das aktive Zentrum seiner Enzymfunktion ist, binden und eine chemische Reaktion katalysieren. Durch diesen Stoffwechsel verbinden sich Phosphor-Derivate mit Glukose. Oben: Das Protein, wenn keine Glukose vorhanden ist. Unten: Wenn Glukose in den Spalt gelangt, schließt sich dieser und bindet die Glukose fest ein.

Strang etwas anderer Nukleotide kopiert, der RNA heißt. Die
RNA wird dann aus dem Zellkern heraustransportiert und von
einer zellulären Vorrichtung (nicht unähnlich dem Tonkopf eines
Tonbandgeräts) abgelesen, welche die den Codefolgen entsprechenden Aminosäuren in die richtige Reihenfolge bringt und zu
einem Polypeptid ordnet, das bis zu mehrere hundert Aminosäuren lang sein kann (Abb. 6.1).

Wenn dieser Prozeß abgeschlossen ist, faltet sich das Polypeptid in komplizierter Weise zusammen und bildet ein mehr oder
weniger kompaktes Protein (Abb. 6.2); die Form des Proteins ist
durch die Anordnung der Aminosäuren in der Kette bestimmt.
Die *Form* überträgt phänotypische Eigenschaften und Wirkungen auf ein Protein. So können manche Formen es einem Protein
ermöglichen, sich (wie Blöcke) mit anderen Proteinen zu Zell-
strukturen zusammenzufügen, andere können es an Chemikalien binden helfen oder die Reaktionsgeschwindigkeit verändern. Wie bereits erwähnt, ist dies die entscheidende Eigenschaft eines Enzyms. Wir fassen zusammen:

1. DNA »macht« RNA, die ihrerseits Proteine »macht« (wobei
die Anführungszeichen »festlegen« bedeuten – die Zelle stellt
die Chemikalien her).

2. Die Form des Proteins hängt von der Anordnung der Aminosäuren ab, die ihrerseits von der ursprünglichen Anordnung der
Codewörter in der entsprechenden DNA abhängt.

3. Die Funktion des Proteins hängt von seiner Form ab.

Da ein großer Teil des Phänotyps eines Organismus anscheinend von den Eigenschaften seiner Proteine abhängt, könnten
diese Regeln nicht nur die Form der Proteine, sondern schließlich auch die Gestalt der Lebewesen bestimmen.

Aber so einfach liegen die Dinge leider nicht, denn ein
Embryo entsteht nicht durch den Aufbau von *Proteinen*, sondern
durch den Aufbau von *Zellen*. Form und Gewebe, auch des
Gehirns, ergeben sich aus den Formen von Ansammlungen vieler verschiedener Zellarten, wobei jede Art unterschiedliche
Proteine hat (die Unterschiede rühren daher, daß unterschiedliche Kombinationen von Genen sich unterschiedlich ausprägen).

Wir müssen jetzt also fragen, wie Zellen das tun. Dabei dürfen wir jedoch einen entscheidenden Punkt nicht vergessen – die Gestalt eines Lebewesens hängt letztlich *doch* von der Anordnung der Codewörter in der DNA ab. Darüber hinaus müssen sich im Lauf der Evolution Veränderungen der Gestalt aufgrund von Mutationen ergeben haben, welche die Ordnung der Codewörter in der DNA eines Vorfahren veränderten. Wir möchten also auf die folgenden Fragen eine Antwort finden:

1. Wie legt der eindimensionale genetische Code die Gestalt eines dreidimensionalen Lebewesens fest (nicht nur die eines dreidimensionalen Eiweißmoleküls)?

2. Wie kommt es zu Veränderungen in den Entwicklungsprozessen, die zu Formen führen, aus denen sich eine neue Gestalt ergeben kann?

Ich habe als vorläufige Antwort auf diese Fragen ein Buch mit dem Titel *Topobiology* geschrieben, das unter anderem erklärt, wie sich Gehirne entwickelt haben könnten. *Topos* bedeutet Ort, und der Titel bezieht sich auf die Ortsabhängigkeit vieler Vorgänge zwischen Zellen, welche die Form beeinflussen: Die Vorgänge laufen nur dann ab, wenn eine Zelle an einem bestimmten Ort von anderen Zellen umgeben ist. Betrachten wir einige der ortsabhängigen Ereignisse, die zur Bildung eines Embryos und seiner Organe, insbesondere seines Gehirns, führen.

Ein Embryo entsteht, wenn eine Samenzelle mit der DNA eines männlichen Individuums ein Ei mit der DNA eines weiblichen befruchtet. (Die Keimzellen – Samenzelle und Ei – sind übrigens sehr verschieden, weil jede von ihnen Gene mit verschiedenen Mutationen enthalten kann.) Es gibt sehr viele Gene, und jedes hat einen langen Strang von Codewörtern. Die Verschmelzung von Samen und Ei, die sogenannte Zygote, enthält dann Gene beider Eltern; sie beginnt mit einer Reihe von Teilungen, bei denen $2, 4, 8, \ldots, 2^n$ Zellen entstehen.

Die vielen dabei entstehenden Tochterzellen ähneln gewöhnlich einer Kugel (bei Vögeln manchmal auch einer Platte). Bevor ich mit dieser Beschreibung fortfahre, möchte ich zunächst einige Eigenschaften von Zellen festhalten:

1. Zellen *teilen* sich, wobei sie ihren Tochterzellen gleichviel und gleichartige DNA mitgeben.

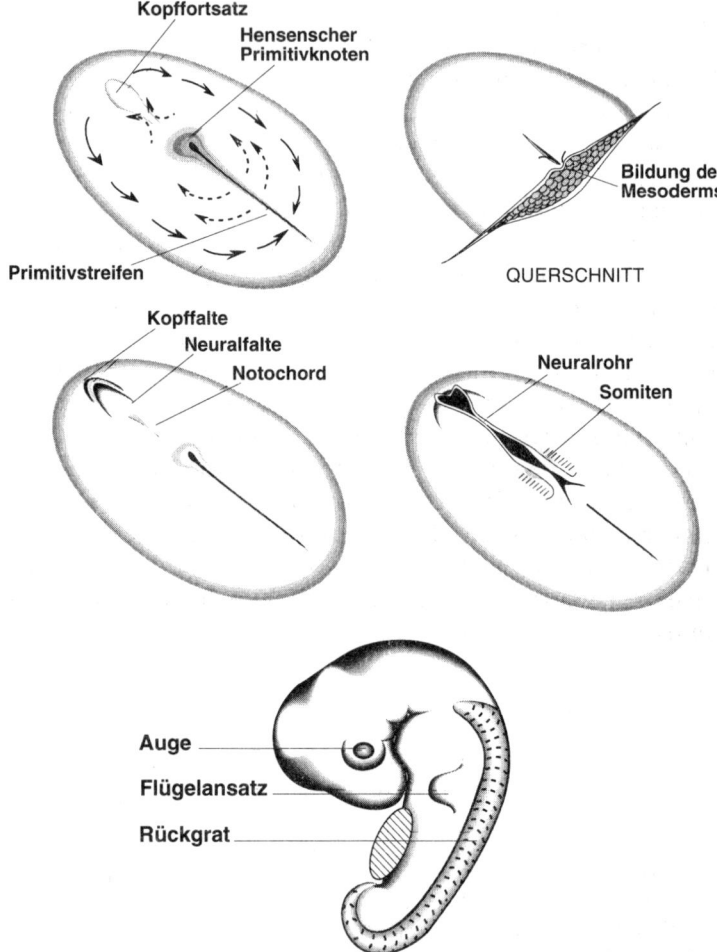

2. Zellen *wandern*, indem sie sich aus ihren Bindungen in den Platten, den sogenannten Epithelen, lösen und lockere, bewegte Ansammlungen bilden, sogenannte Mesenchyme. (Die Epithele bewegen sich auch, indem sie sich zu Röhren zusammenrollen, ohne die Berührung zwischen ihren Zellen aufzugeben.)

3. Zellen *sterben* an bestimmten Stellen.

4. Zellen *haften aneinander*, wie wir schon weiter oben sahen, oder sie lösen sich voneinander und wandern an einen anderen Ort. Diese Wanderung geschieht entweder auf der Oberfläche anderer Zellen, wodurch sich Schichten bilden, oder entlang von Stützmolekülen, die von den Zellen freigesetzt wurden. Die Zellen finden sich dann wieder anders zusammen.

5. Zellen *unterscheiden* sich; sie prägen die in ihren Kernen vorhandenen Gene auf verschiedene Weise aus und können das jederzeit und überall tun, wenn sie nur das richtige Stichwort erhalten. Dieser Vorgang der unterschiedlichen Genausprägung heißt Differenzierung. Sie unterscheidet Leberzellen von Hautzellen, Hautzellen von Gehirnzellen und so weiter. Durch die Differenzierung kommt es zu unterschiedlichen Arten der Proteinherstellung; einige Gene, die Proteine festlegen, werden erregt und andere gehemmt. Jede Zelle einer Art hat viele Proteine; sie hat nur einige von denen mit Zellen einer anderen Art gemein.

Abbildung 6.3
Die Entwicklung eines Hühnerembryos aus einer Zellplatte, die im Vorgang der Gastrulation mehrere Schichten bildet. Die Zellen durchlaufen den Primitivknoten (oben links) und bilden Keimblätter (oben rechts). Die Zentralachse der Platte faltet sich zum Neuralrohr, das später zum Nervensystem wird. Bald darauf lösen sich Zellen von den unteren Schichten ab; sie bilden die sogenannten Somiten, segmentierte, also geschichtete, Strukturen (Mitte rechts). Das Nervensystem entwickelt sich weiter, wenn Zellen im Neuralrohr Fortsätze aussenden (wie sie Abb. 3.3 zeigt). Das Ergebnis ist ein Embryo, der einem Lebewesen ähnlich sieht (unten).

Wir können jetzt zu unserer Beschreibung der Entstehung eines Embryos zurückkehren. Betrachten wir ein Hühnerembryo (Abb. 6.3). Durch fortwährende Zellteilung bildet sich schließlich die Keimhaut, das Blastoderm, eine Zellplatte mit über 100000 Zellen. Dann lösen sich die Zellen neben der Mittellinie im hinteren Teil des Blastoderms und wandern durch den Mittelteil, den sogenannten Urmundspalt. Diese Zellen enden unterhalb des Blastoderms, wo sie sich zu der Mesoderm genannten Schicht zusammenfinden. Schließlich haben sich durch diesen Gastrulation genannten Vorgang drei Schichten – Ektoderm, Mesoderm und Endoderm – gebildet.

In diesem Stadium tritt ein verblüffendes Ereignis ein, bei dem Lage und Signale der Zellen zusammenwirken. Diese sogenannte *embryonische Induktion* ist das Ergebnis von Signalen, die von den Zellen einer Schicht an Zellen einer anderen geschickt werden. Zellen im Mesoderm schicken Signale an Zellen im Ektoderm, was zu einer ortsabhängigen (topobiologischen) Differenzierung eines Zentralbereichs von Zellen führt, aus der sich die Neuralplatte bildet. Zellen außerhalb der Neuralplatte bilden die Haut, jene der Platte selbst zunächst das Neuralrohr (Abb. 6.3) und später das Nervensystem. Dabei rollt sich die ganze Schicht zu einem Rohr zusammen und legt nicht nur die Achse des Embryos fest, sondern auch das Kopfende des Tieres; sie gibt auch die ortsabhängigen Anhaltspunkte für spätere Induktionsereignisse.

Man beachte, wie diese primären Zellprozesse von Teilung, Wanderung, Tod, Haftung und Induktion sich nach Zeit und Ort unterscheiden. Kritisch für den Ablauf dieser Ereignisse ist ihre *Koordination*, damit sie neue induktive Signale geben können, die an einem bestimmten Ort zu weiteren Veränderungen führen, die wiederum Ergebnis früherer Veränderungen sind. Diese sekundäre Induktion führt zum Beispiel dazu, daß die Nervenzellen im Neuralrohr Fasern aussenden, die sich zu Netzen verflechten, von denen jedes für einen Bereich im Gehirn oder im Rückenmark charakteristisch ist (siehe Abb. 3.3). Andere Zellen bilden Augen, Darm oder Nieren. All das geschieht in einer solchen Weise, daß sich die für die Spezies – in diesem Fall ein Küken – charakteristische Gestalt herausbildet.

Diese Frage der Gestalt ist entscheidend, denn dadurch können *Kombinationen* von Genen die Entstehung einer erblichen, die Art kennzeichnenden Gestalt bewirken. Deshalb müssen die mechanischen Vorgänge, die zur Umordnung und Spezialisierung von Zellen führen, mit den Abläufen der Genexpression koordiniert werden. *Das ist die entscheidende Forderung der Topobiologie.* Sie erklärt, warum es nicht ausreicht, wenn Gene nur die Form der Proteine festlegen; einzelne, sich in unvorhersagbarer Weise bewegende und sterbende *Zellen* sind die wirklich treibenden Kräfte. Zur Festlegung der Gestalt genügt es nicht, wenn die Gene Proteine oder Zelloberflächen herstellen, die zueinander passen und die jede wie ein Legobaustein für eine bestimmte Zelle gemacht sind. Während die Zellen der Embryos einer Spezies einander *im Mittel* ähneln, sind Bewegung und Tod einer *bestimmten* Zelle an jedem *bestimmten Ort* eine Sache der Statistik; wo die Zelle tatsächlich ist, läßt sich nicht durch einen im Gen verankerten Code vorschreiben.

Was aber *kann* dann erklären, wie sich durch diese bewundernswerte Folge zellulärer Tänze und Signale eine Gestalt herausbildet? Einen Hinweis geben die sogenannten morphoregulatorischen Moleküle, die Haftung und Bewegung regeln (Abb. 6.4). Diese Proteine werden an bestimmten Orten durch Genfolgen im Embryo festgelegt. Ihre Hauptaufgabe besteht darin, Zellen dazu zu bringen, in Schichten, den sogenannten Epithelen, aneinander zu haften oder sich zu verbinden. Wir unterscheiden drei Arten: Zelladhäsionsmoleküle (CAM), die Zellen direkt verbinden, Substratadhäsionsmoleküle (SAM), die Zellen nur mittelbar verbinden, aber eine Stütze oder Basis darstellen, auf der sie sich bewegen können, und die Zellen verbindenden Moleküle (CVM), die durch CAM verbundene Zellen in Epithelen halten.

Der springende Punkt ist dabei: Die Aktivierung der Gene für einige morphoregulatorische Moleküle *beeinflußt* die Abläufe in den Zellen und Epithelen. Dieser Vorgang ist durch die Chemie der Zelle bestimmt, die sich auf die inneren Strukturen auswirkt, die mit Zellform und -bewegung zu tun haben; sie heißt deshalb Mechanochemie. Gewisse Kombinationen der CAM und SAM ermöglichen zum Beispiel die Bewegung bestimmter Zellen, sie regeln die mechanochemischen Ereignisse, welche die durch Verbindung von Zellen entstandenen Schichten falten, und sie hemmen an manchen Orten die Bewegung bestimmter Zellen. Weil diese Moleküle Bewegung hemmen und ermöglichen können, kann die Ausprägung der mit der Zelloberfläche verbundenen CAM und der von Zellen deponierten SAM, die an bestimmten Orten mit der Oberfläche anderer Zellen wechselwirken, die Kombination von Zellen an einem bestimmen Ort

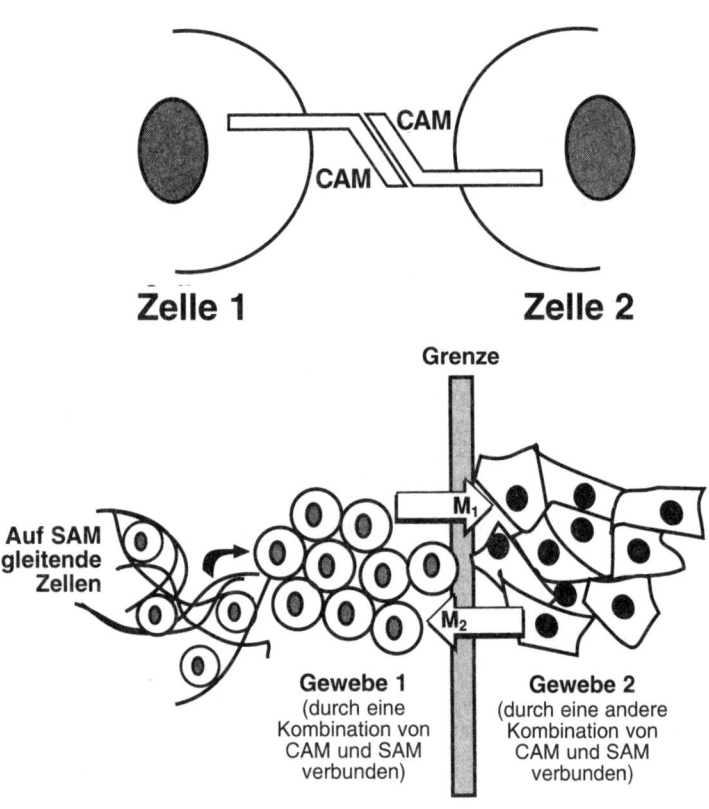

verändern, und das führt zur Gestalt. Die Bildung besonderer CAM und SAM wird durch spezielle Gene bestimmt, deshalb kann diese Rolle von einer Art vererbt werden und so den Mechanismus der Gestaltbildung innerhalb dieser Spezies bestimmen.

Selbst das reicht jedoch noch nicht. Neben den CAM, SAM und CVM, die sich an bestimmten Orten in bestimmten Mengen und Arten ausprägen, muß noch anderes ablaufen. Wenn induktive Signale einen Ort bestimmt haben, müssen neue Signalkombinationen den dort befindlichen Zellen mitteilen, welche neuen CAM sie erregen und welche alten sie hemmen sollen. Diese Signale bestehen aus kleinen Molekülen oder Wachstumsfaktoren, die entweder direkt oder indirekt mit den entsprechenden Genen wechselwirken, um diese Ausprägung herbeizuführen (Abb. 6.4).

Ähnliches muß ablaufen, damit Zellen sich am richtigen Ort unterschiedlich oder nicht unterschiedlich entwickeln. Molekularbiologen haben ein Gen identifiziert, das sie homöotisch nen-

Abbildung 6.4

Zelladhäsion. Oben: *Zellen, sogenannte CAM* (Cell adhesion molecules) *haften mittels spezieller Proteine in ihrer Außenhaut aneinander.* Unten: *Andere sogenannte SAM* (Substrat adhesion molecules) *bilden außerhalb der Zelle ein Gerüst, an dem Zellen entlangwandern und auf dem sie bleiben können. Die CAM und SAM regulieren, wie sich Zellen zusammenfinden oder trennen und Bewegung zulassen oder verhindern. Die Vorgänge, die der Gestaltbildung zugrunde liegen, werden, wie die Abbildung zeigt, durch spezielle Gene bestimmt, die sich dort ausprägen, wo zwischen benachbarten Ansammlungen von Zellen molekulare Botenstoffe (Morphogene) ausgetauscht werden. Der topobiologische Prozeß ist verwickelt, aber der Grundgedanke ist einfach: Zellen bewegen sich oder bleiben an einem Ort haften; wird eine Gruppe von Genen erregt oder gehemmt, werden die Zellen entweder freigesetzt oder festgehalten; sie geben dann neue Signale für neue Kombinationen. Dieses führt zu weiteren Veränderungen in der Ausprägung der CAM und SAM als Eiweißbausteine und zur Veränderung der Zellen und des Gewebes durch Morphogene. Diese Vorgänge ergeben die Form und das Gewebe, aus dem der Embryo besteht.*

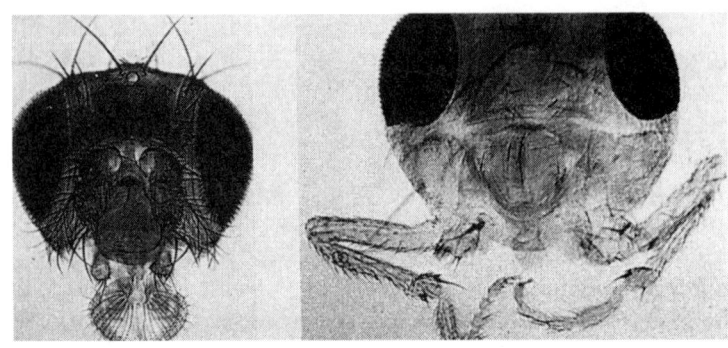

Abbildung 6.5
Ein Beispiel einer anormalen Topobiologie. Homöotische Gene, die andere Gene regulieren, werden während der Entwicklung des Embryos an bestimmten Orten ausgeprägt. Eine Mutation eines homöotischen Gens kann dazu führen, daß in der Fruchtfliege Drosophila *ein Körperteil, etwa eine Antenne, durch ein Bein ersetzt wird. Das linke Bild zeigt einen normalen Fliegenkopf; das rechte eine Mutante, der dort, wo Antennen sein sollten, Beine gewachsen sind.*

nen. Es legt die Proteine fest, die sich mit Teilen anderer Gene verbinden, und reguliert folglich die Herstellung der Proteine, die von diesen Genen festgelegt werden. Auf diese Weise kontrollieren homöotische Gene die Differenzierungsvorgänge, die einen Körperbereich, etwa einen Flügel oder ein Auge oder einen Teil der Wirbelsäule, erzeugen. In einer Fruchtfliege zum Beispiel kann eine Mutation in einem homöotischen Gen dort ein Bein wachsen lassen, wo eine Antenne sein sollte (Abb. 6.5). Die Häufigkeit der homöotischen Gene nimmt in einem Tier gewöhnlich von der Vorder- zur Rückseite ab und ist in manchen Bereichen niedriger als in anderen.

Wir fassen zusammen: Zellen prägen an bestimmten Orten und zu bestimmten Zeiten Gene aus, die morphoregulatorische Moleküle festlegen, welche ihrerseits die Bewegungen und Haftung von Zellen regeln. Dieses Geschehen bringt Gruppen von Zellen einander räumlich nahe und ermöglicht den Austausch weiterer induktiver Signale. Diese verändern die Ausprägung homöotischer Gene, die wiederum die Ausprägung anderer Gene beeinflussen. Die Hauptakteure in dieser topobiologischen Kaskade sind die Zellen, die sich bewegen und teilen, sterben, induktive Signale senden oder Morphogene freisetzen, sich zu neuen Schichten verbinden und Varianten dieser Vorgänge wiederholen. Gene kontrollieren das Ganze indirekt, indem sie bestimmen, welches morphoregulatorische oder homöotische Ergebnis ausgeprägt wird. Das mikroskopische Schicksal einer Zelle wird jedoch durch epigenetische Ereignisse bestimmt, solchen also, die von der Entwicklungsgeschichte jeder Einzelzelle in jedem einzelnen Embryo abhängen.

Das Endergebnis ist Morphologie. Weil jede Spezies eine bestimmte Genkombination hat, deren Häufigkeit gewöhnlich im Verlauf der Evolution durch natürliche Auslese bestimmt wird, entsteht so eine Form oder Gewebestruktur, die diese Spezies mehr oder weniger gut kennzeichnet.

Diese Darstellung gibt eine vorläufige Antwort auf die Frage, wie ein eindimensionaler genetischer Code die dreidimensionale Gestalt eines Lebewesens bestimmen kann. Sie deutet auch an, wie die Evolution zu relativ großen und raschen Veränderungen der Morphologie führen kann. Nehmen wir beispielsweise an, im Verlauf der Evolution hätte eine Mutation den zeitlichen Ablauf oder die Bindung eines morphoregulatorischen Moleküls beeinflußt und seine (genügend starke) Ausprägung verzögert, bis sich Zellen im embryonischen Bereich häufiger als üblich geteilt hätten. So können größere Strukturen mit einer anderen Gestalt entstehen. Wenn Lebewesen mit der neuen Größe und Gestalt sich in der gegebenen Umgebung als besser angepaßt erweisen, führt die natürliche Auslese zu einer stärkeren Reproduktion dieser Lebewesen. Das wiederum bewirkt eine Zunahme der Häufigkeit des mutanten Gens in dieser Population, und es werden mehr Lebewesen mit dieser anderen Größe und Gestalt geboren.

Warum bin ich auf diese Einzelheiten eingegangen? Aus zwei Gründen: Nervensystem und Gehirn bilden sich durch Vorgänge, wie sie hier beschrieben wurden, und die Signalgebung im Nervensystem ist topobiologisch (siehe Kapitel 3). Die Karten des Nervensystems, die von Nervenzellen stammen, die ihre Fortsätze im Lauf der Entwicklung in andere Zellbereiche schikken, gehören zu den bemerkenswertesten topobiologischen Strukturen. Ihre Bildung hängt, wie gezeigt, von morphoregulatorischen Molekülen ab. Darüber hinaus werden Karten oft vom selektiven Tod solcher Zellen beeinflußt, die sie im Wettstreit miteinander hergestellt haben. Sie setzen auch Signalprozesse voraus, welche die Äste aktiver benachbarter Nervenzellen so anordnen, daß sie sich in der fernen Karte, die ihr Ziel ist, als Nachbarn wiederfinden. Die beobachteten Tatsachen deuten darauf hin, daß ihre Verästelungen sich nicht in der Ferne zu ordentlichen Karten zusammenfinden, wenn die chemische und elektrische Aktivität dieser Zellen blockiert ist (siehe Abb. 3.4).

Stellen wir uns nun dieses epigenetische Drama vor, bei dem Schichten von Nervenzellen im sich entwickelnden Gehirn benachbart sind. Die Nachbarn tauschen untereinander Signale aus, da sie durch CAM und CVM verbunden sind. Sie schicken ungeordnet und manchmal bündelweise Fortsätze aus. Wenn sie andere Bereiche und Schichten erreichen, stimulieren sie die Zellen dort. Diese wiederum setzen Substanzen oder Signale frei, die sich ausbreiten und es ihnen, falls die einwachsenden Fortsätze korrelierte Signale haben, ermöglichen, sich zu verzweigen und zu verknüpfen. Jene, die das nicht tun, wachsen entweder weiter oder ziehen sich zurück. Wenn sie ihr Ziel nicht erreichen, können ihre Elternzellen sogar sterben. Schließlich kann sich durch diesen Wachstums- und Selektionsprozeß eine in Bereiche unterteilte neurale Struktur bilden, die eine bestimmte Funktion hat. Die Anzahl der gebildeten, sterbenden und inkorporierten Zellen ist gewaltig. Die Situation verändert sich fortwährend und hängt von Signalen, Genen, Proteinen, Zellwanderung, Teilung und Tod ab, die auf vielen Ebenen miteinander wechselwirken.

Die Hauptmerkmale des hier beschriebenen Ablaufs sind die folgenden: Er ist topobiologisch, also ortsabhängig. Damit sich an einem Ort Ereignisse abspielen, müssen vorher an anderen Orten andere Ereignisse eingetreten sein. Aber die Vorgänge sind auf der Ebene der Grundeinheiten, der Zellen, auch zutiefst dynamisch, formbar oder veränderlich. Selbst in eineiigen Zwillingen findet sich nicht zur selben Zeit am gleichen Ort das genau gleiche Muster von Nervenzellen. Aber das Gesamtbild ist doch artspezifisch, weil die auf die Gene *insgesamt* wirkenden Zwänge für eine Art charakteristisch sind.

Die Ereignisse, die ich beschrieben habe, sind der Auslese unterworfen. Gewisse Zellmuster werden topobiologisch aus einer Vielfalt von Zellen ausgewählt. Das ist ganz besonders im Fall des Nervensystems von Bedeutung. Die Selektion garantiert nicht nur einer Art ein gemeinsames Muster, sondern führt auch auf der Ebene der feinsten neuralen Netzwerke zu *individuellen* Unterschieden. Ich habe schon erwähnt, daß die Vielfalt und die Variabilität der Verbindungen an einem bestimmten Ort im Nervensystem gegen die Vorstellung sprechen, daß das Gehirn ein Computer ist. Die Vielfalt muß sich unausweichlich aus der *dynamischen* Natur topobiologischer Ereignisse ergeben. Die Existenz so vieler verschiedener Individuen einer Art ist von größter Wichtigkeit. Sie ist wahrscheinlich eines der wichtigsten Kennzeichen der Morphologie, die den Geist entstehen läßt.

Aber so weit sind wir noch nicht! Zunächst müssen wir danach fragen, wie biologische Systeme die Rekognition bewerkstelligen – wie ein biologisches System ein Ding von einem anderen unterscheiden kann, ohne präexistierende, auf besondere Weise kodierte Botschaften auszutauschen.

Die Probleme – neu bedacht

Der über sich selbst nachdenkende Mensch ist das große Wunder der Natur. Denn er kann nicht wahrnehmen, was sein Körper, noch weniger, was sein Geist ist, und am wenigsten, wie sich Körper und Geist vereinigen können. Das ist der Gipfel seiner Schwierigkeit und macht doch sein ganzes Wesen aus.

BLAISE PASCAL

Das Bemühen, den Geist zur Natur zurückzubringen, hat eine Reihe wissenschaftlicher Krisen ausgelöst, denn die Fakten, die wir über Gehirn, Geist und Verhalten kennen, entsprechen nicht den Bildern, mit denen wir sie zu erklären versuchten. Viele Menschen denken, dies sei ein gewagter Schluß – ungesichert, voreilig (mehr Tatsachen werden schon eine Klärung bringen!) oder einfach schlecht. Ich denke im Gegenteil, man sollte eine Wissenschaft gerade dann betreiben, wenn sie in einer Krise steckt, denn dann hat man Anlaß, die Gegebenheiten neu zu betrachten oder sich eine neue Theorie oder ein neues Verfahren auszudenken, um ein scheinbares Paradoxon zu lösen. Eine der verblüffendsten Krisen der modernen Naturwissenschaft ergab sich zum Beispiel, als man begriff, daß die Anwendung der Gesetze der klassischen Physik auf einen Hohlkörper konstanter Temperatur (einen »schwarzen Körper«) bei kurzen Wellenlängen und hohen Energien zu einem Widerspruch mit der Erfahrung führte. Bei dieser sogenannten Ultraviolett-Katastrophe wächst die Energie ins Unendliche. Die Lösung für diese Situation wurde von Max Planck gefunden; er behauptete, Energie würde von einem heißen Körper nicht stetig, sondern vielmehr portionsweise oder in Quanten ausgestrahlt.

Die Krisen in bezug auf die Materie des Geistes sind jedoch keineswegs so klar und deutlich umrissen. Das sollte nicht überraschen, wenn man bedenkt, wie subtil und vielschichtig Gehirnentwicklung, Gehirntätigkeit und geistige Aktivität sind. Es fängt bei den Molekülen an und geht weiter zu den Genen. Dazu gehören große Mengen von Zellen, die elektrisch aktiv und chemisch vielfältig sind und eine ungeheuer verwickelte Anatomie mit in vielfacher Weise verknüpften Knoten und Schichten haben, sowie Karten, die von den Sinnesorganen Daten erhalten und ihrerseits Signale an die Motorik senden. Diese Strukturen unterliegen ständigen elektrischen und chemischen Veränderungen, die das Lebewesen in Bewegung versetzen und ihrerseits durch Bewegung angeregt werden. Diese Bewegung wird wiederum durch die Körperform und den Körperbau bestimmt und führt zu Verhalten. Dieses Verhalten hat zum Teil mit dem Gedächtnis des Lebewesens zu tun, das seinerseits von dem beeinflußt wird, was es selbst erzeugt.

All das ist ein Ergebnis der Evolution – also ein Ergebnis der natürlichen Auslese, die über Hunderte von Millionen Jahren wirkte. Es ist kein Wunder, wenn die Krisen der Wissenschaft vom Gehirn und der Psychologie nicht so deutlich oder scharf umrissen sind wie die der Physik. Schon die Komplexität ist viel größer als bei der Physik. Wie ich erläutert habe (siehe Kapitel 3), zeigen sich die Krisen jedoch in aller Deutlichkeit, wenn man bereit ist, über die verschiedenen Ebenen hinweg zu versuchen, Struktur und Funktion miteinander in Beziehung zu setzen.

Was können wir tun, um die Wechselwirkungen der verschiedenen Ebenen aufeinander abzustimmen und die Struktur- und Funktionskrisen zu lösen, die sie gemeinsam erzeugen? Um antworten zu können, muß man die kritischen Probleme erkennen, kategorische Fehler vermeiden und eine Theorie erstellen. Natürlich muß es eine wissenschaftliche Theorie sein – sie muß also experimentell überprüfbar oder widerlegbar sein. Sie muß jedoch weder *immer* und auf allen Ebenen zu Vorhersagen führen, noch muß jeder ihrer Teile unmittelbar oder offensichtlich widerlegbar sein. (Wären die strengen Kriterien der Falsifizierbarkeit auf Darwins Evolutionstheorie angewandt worden, als sie aufgestellt wurde, wäre sie vorzeitig abgelehnt worden.)

Der nächste Abschnitt dieses Buches bietet einen Überblick über eine solche Theorie, die ich bereits viel ausführlicher in meinen drei Büchern über Morphologie und Geist beschrieben habe (siehe die Literaturliste am Ende dieses Buches). Hier möchte ich das, was in jener Trilogie steht, kurz zusammenfassen. Ich vereinfache mir die Aufgabe, indem ich zunächst einige bekannte biologische Systeme beschreibe, deren Eigenschaften jenen des Gehirns analog sind. Dabei warne ich den Leser vorweg vor der Heuristik dieser Analogien; sie sollen helfen, bestimmte Mechanismen zu verstehen, sind aber keine ausdrücklichen Beispiele für kognitive Funktionen.

Bevor wir uns diesen Analogien zuwenden, könnte es nützlich sein, die Probleme, von denen wir ausgingen, und die bisherigen Überlegungen zusammenzufassen. So lange Naturwissenschaft und wissenschaftliche Beobachter sich mit physikalischen Objekten und Naturkräften beschäftigten, ohne über Geist und Verstand der Beobachter nachzudenken, konnte ein großes Theoriegebäude innerhalb einer Gruppe miteinander verträglicher Wissenschaften es sich leisten, die psychologische Problematik wissenschaftlicher Beobachter zu ignorieren. Während die Experimentatoren ihre Empfindungen und Wahrnehmungen auf die Durchführung ihrer Experimente und den Austausch sachlicher Information mit ihren Kollegen gerichtet hatten, blieben diese Empfindungen und Wahrnehmungen von allen theoretischen und formalen Erklärungen völlig ausgeschlossen. Abgesehen von einigen Schwierigkeiten an den Grenzen zum ganz Kleinen (bei Quantenmessungen) oder zum sehr Schnellen oder Großen (in der Relativitätstheorie) *schien* der Beobachter gleichsam mit dem Auge Gottes zu schauen. So entwickelte sich ein »objektivistisches« Bild der Natur, in dem sich die Dinge untereinander nach »klassischen Kategorien« unterschieden, Kategorien also, die durch je einzeln notwendige und insgesamt hinreichende Bedingungen gegeben waren. Diese wurden dann auf unzweideutige Weise auf die physikalische Welt abgebildet, indem die Versuchsdaten in weitreichende physikalische Theorien eingebaut wurden.

Auf manchen Gebieten bewährte (und bewährt) sich dieses Verfahren beneidenswert gut; als aber der Geist durch die physiologischen und psychologischen Untersuchungen des neunzehnten Jahrhunderts zur Natur zurückkehrte, ergaben sich mehrere Schwierigkeiten. Beobachter konnten – und das war eine der ersten Schwierigkeiten – geistige Erfahrungen und Ereignisse ebensowenig länger ignorieren wie die Tatsache, daß die bewußte Erfahrung intentional ist – sie ist immer auf ein Objekt gerichtet. Die Mechanismen dieses Bewußtseins waren weder unmittelbar einsichtig, noch war das Bewußtsein unmittelbarer Beobachtung von außen zugänglich – bestenfalls ließ es sich durch Introspektion untersuchen oder mittelbar aus dem Verhalten anderer ableiten.

Eine Reaktion darauf war die Behauptung, das Subjekt sei gleichsam tabu und die Naturwissenschaft solle sich nur mit Verhalten beschäftigen, das in einer Weise beobachtbar ist, die sich an der erfolgreichen wissenschaftlichen Erforschung nichtintentionaler Objekte orientiert. In einem Versuch, die »Wissenschaftlichkeit« der Einstellung zu retten, ohne die Intentionalität zu leugnen – und damit im Gegensatz zu diesem Behaviorismus –, vertraten die Erkenntniswissenschaften später eine andere Auffassung. Nach Meinung dieser Richtung macht man sich Begriffe zu eigen, die sich aus logischen und formalen Analysen ergeben, und legt besonderen Wert auf die Syntax. So gesehen gelten für den Geist, genau wie für Computer, Regeln, und er arbeitet mit geistigen Repräsentationen. Bedeutung oder Semantik sollten sich danach durch die Abbildung dieser Regeln auf klassisch kategorisierbare Ereignisse und Objekte ergeben. Anders als der Behaviorismus gewährte diese Sicht Einblick in den Geist, beschrieb ihn aber doch als ein formales System. Diese Beschreibung war mehr oder weniger unabhängig von der Struktur des Gehirns im einzelnen. Die semantische Abbildung jener Beschreibung auf die Welt ist objektivistisch; Dinge und Ereignisse werden eindeutig in klassischen Kategorien beschrieben.

Wie ich im Nachwort erörtere, hält jedoch die Behauptung, das Gehirn und der Geist glichen Digitalrechnern, einer genaueren Nachprüfung nicht stand. Der Vorstellung einer geistigen Repräsentation, die ohne Bezug auf die Mechanismen und Strukturen des Gehirns auskommt, ergeht es nicht viel besser. Eine Überprüfung dessen, wie Tiere und Menschen die Welt ordnen oder wie sich Kleinkinder geistig entwickeln, untergräbt die Vorstellung, Sprache könne sich angemessen durch syntaktische Analysen erklären lassen, ohne daß eine angemessene Sinnklärung erfolgt. Die objektivistische Weltsicht ist bestenfalls unvollständig und schlimmstenfalls schlicht falsch. Das Gehirn ist kein Computer und die Welt kein Teil eines Computer-Magnetbandes.

Als junger Wissenschaftler glaubte ich, die Physik *könne* schließlich einmal alles erschöpfend erklären. Ich wußte es damals nicht, aber ich war ein Objektivist. Jetzt ist meine Achtung vor der Physik noch genauso groß, aber ich sehe, daß einige Ergänzungen nötig sind, wenn die Intentionalität berücksichtigt werden soll. Meine heutige Sicht der Struktur der Dinge wird durch die Geschichte des Mannes veranschaulicht, der die Wahnidee hatte, seine Freundin treffe sich mit einem anderen Verehrer. In einer heißen Sommernacht kam er früher als üblich nach Hause und begann in einem Anflug von Eifersucht überall nach dem hypothetischen Verehrer zu suchen, konnte ihn jedoch nicht finden. Immer noch wütend, stand er schließlich am Fenster der nach hinten gelegenen Küche. Er schaute die Feuerleiter hinunter und sah dort einen Mann, der seinen Kragen löste und sich den Schweiß von der Stirn wischte. Das brachte ihn in noch größere Wut, er hob den sehr großen Kühlschrank hoch, zwängte ihn durch das Fenster, zielte sorgfältig und ließ ihn auf den Kopf des Mannes fallen – worauf er vor Erschöpfung tot umfiel.

Die nächste Szene spielt im Himmel. Drei Menschen werden eingelassen. Petrus erzählt ihnen, daß sie bis auf eine Aufgabe alle erfüllt haben; diese letzte besteht darin, ihren Tod zu beschreiben. Der erste Mann sagt: »Na ja, ich glaubte, meine Freundin hätte ein Techtelmechtel, deshalb ging ich früher als üblich nach Hause. Ich suchte überall und fand schließlich diesen

Mann, und ich muß einen Adrenalinstoß bekommen haben. Ich hob einen Kühlschrank hoch, den ich gewöhnlich gar nicht hätte heben können, ließ ihn auf seinen Kopf fallen und hatte dann wohl einen Herzschlag.« Der zweite Mann sagt: »Ich weiß nicht. Es war ein heißer Sommerabend. Ich ging nach draußen auf die Feuerleiter, lockerte den Kragen und wischte mir den Schweiß von der Stirn, da fiel mir ein Kühlschrank auf den Kopf.« Der dritte Mann sagte: »Ich weiß es nicht. Ich saß einfach nur in diesem Kühlschrank und hab keinem etwas getan.«

Sicherlich läßt sich die Physik fallender Körper und auch die Intentionalität, der eine recht komplexe Morphologie des Gehirns zugrunde liegt, ohne schwerwiegende Folgen *weder* von unbestätigten Phantasien *noch* von schweren Körpern stören.

Die Vorstellung, wir könnten darüber nachdenken, wie geistige Vorgänge ablaufen, ohne uns über Struktur, Funktion, Entwicklung und Evolution des Gehirns Gedanken zu machen, ist intellektuell gefährlich. Die Wahrscheinlichkeit, die Wirkungsweise des Gehirns zu erraten, ohne seine Struktur zu betrachten, scheint gering zu sein. Sicherlich müssen wir, falls wir den Verhaltensforschern zugestehen, daß die Zustände des Geistes ein Ergebnis der Evolution sind, zumindest untersuchen, wie sich das Gehirn entwickelte. Wir sind dazu verpflichtet, Darwins Programm zu vollenden.

Schon bei unseren ersten zögernden Versuchen stoßen wir auf eine Reihe faszinierender und verblüffender Forschungsergebnisse. Wir sehen, daß die Entwicklung des Gehirns ungeheuer dynamisch verläuft und Statistik dabei eine große Rolle spielt. Genauere Untersuchungen dieser Entwicklung zeigen, daß Gene die verwickelte Anatomie des Gehirns durch epigenetische Wechselwirkungen steuern – bestimmte Stufen der Entwicklung müssen erreicht sein, bevor andere ablaufen können. Adhäsionsmoleküle regulieren Zellgruppen und ihr Wandern, jedoch nicht Zelle für Zelle in einem vorgeschriebenen oder von vornherein festgelegten Muster. In gewisser Weise sind Wandern und Tod von Zellen Zufallsergebnisse – sie haben auf der Ebene der Einzelzelle unvorhersagbare Folgen. Wegen dieser statistischen Vorgänge muß das einzelne Gehirn, anders als ein Computer, individuell sein. Die somatische Vielfalt, die dadurch notwendigerweise entsteht, ist so groß, daß wir sie nicht als »Störgeräusch« abtun können, wie das »Rauschen« in einem Stromkreis bei normaler Betriebstemperatur. (Das *Pfeifen* des Tonverstärkers ist dafür ein Beispiel.)

Die Schaltkreise des Gehirns sehen in der Tat völlig anders aus als alles, was wir je zuvor gesehen haben. Die baumähnlichen Verzweigungen der Neuronen überlappen und verästeln sich auf unzählbar viele Weisen. Ihre Signale werden anders übermittelt als bei einem Computer oder in einem Telephonsystem; sie ähneln eher der ungeheuren Menge von Ereignissen in einem Dschungel, die alle miteinander in Beziehung stehen. Trotzdem haben Gehirne Karten und Stromkreise ausgebildet, die ihre Grenzen automatisch an sich verändernde Signale anpassen. Gehirne enthalten Mehrfach-Karten, die ohne jede übergeordnete Instanz miteinander wechselwirken und doch Einheit und Zusammenhalt in das wahrgenommene Bild bringen. Und sie lassen ihre Inhaber (zum Beispiel Tauben) eine große, wenn nicht sogar endlose Menge verschiedener Objekte, so zum Beispiel Bilder verschiedener Fische, als ähnlich erkennen, nachdem sie nur wenige solcher Bilder gesehen haben. Wenn man diese außerordentlichen Eigenschaften des Gehirns in Verbindung mit den Dilemmata bringt, die durch die Sichtweise entstehen, der Geist sei eine Maschine oder ein Computer, können wir mit einiger Berechtigung von einer wissenschaftlichen Krise sprechen. Dann stellt sich die Frage, wie sie gelöst werden kann. Einen Ausweg suchen wir besser in der Biologie als in der Physik, der Mathematik oder den Computerwissenschaften.

DRITTER TEIL
VORSCHLÄGE

Wir können jetzt mit unserer Kenntnis der Biologie, Psychologie und Philosophie eine Theorie des Bewußtseins aufstellen, die einen wesentlichen Teil einer Theorie des Gehirns ausmacht. Die meisten Naturwissenschaftler halten ein solches Vorhaben für verfrüht, wenn nicht gar für verrückt. Die Geschichte der Naturwissenschaften zeigt jedoch, daß wir nicht durch eine einfache Anhäufung von Tatsachen, sondern durch Zusammenfassung und Überprüfung von Gedanken Fortschritte machen. Sie lehrt uns auch, daß neuen Ideen und Versuchen nichts so gut tut wie eine Theorie, die sich ausbauen oder auch widerlegen läßt.

Die Theorie muß wissenschaftlich, also in all ihren Teilen überprüfbar sein, und sie muß die meisten, wenn nicht alle bekannten Tatsachen über Gehirn und Geist ordnen helfen. Damit wir dies für die Materie tun können, aus welcher der Geist besteht, müssen wir mehrere Schichten des Nervensystems durchleuchten.

Dazu müssen wir auch erneut über das nachdenken, was wir mit »Gedächtnis«, »Begriff«, »Bedeutung«, »Bewußtsein eines Tieres« und »Bewußtsein eines Menschen« meinen. In jedem Fall gibt das den Lesern Gelegenheit, einige faszinierende biologische Tatsachen und Befunde kennenzulernen. Im besten Fall gewährt es einen Einblick in die stofflichen Grundlagen des Geistes. Ich bitte Sie, die Leser, um Geduld – wir stehen vor neuen Grenzen, an einem Ort, an dem sich die Grenzen verschieben, wo es womöglich an Bequemlichkeiten mangelt, nicht jedoch an Anregung und Aufregung.

Die Wissenschaft vom Wiedererkennen

Selektion ist besser als Instruktion
ANONYM

Wir sind jetzt darauf vorbereitet, uns der Materie des Geistes aus biologischer Sicht zu nähern. Das hat weniger mit Biochemie, Zellbiologie oder Neurophysiologie zu tun als mit der Art zu denken – der Art und Weise, wie wir aus biologischer Sicht nach dem Geist fragen.

Es ist nicht allgemein bekannt, daß es typisch biologische Denkweisen gibt, die andere Naturwissenschaften weder kennen noch fordern. Eine der grundlegenden ist das vor allem von Darwin entwickelte Populationsdenken. Die Variation ist danach kein Fehler oder Irrtum, sondern, wie der große Evolutionstheoretiker Ernst Mayr sagte, real. Die Unterschiede zwischen den Einzelwesen einer Population sind die Quelle der Vielfalt, aus der die natürliche Auslese schöpft, wenn sie zu unterschiedlichen Lebewesen führt. Das steht in starkem Kontrast zum Essentialismus Platons, der eine von oben gegebene Typologie voraussetzt. Statistisch gesehen erfolgte die Evolution im Lauf von Äonen von Jahren von unten her durch allmähliche Selektionsprozesse in Klassen von Lebewesen (siehe Abb. 5.2). In der Physik haben solche Gedanken keinen Raum – selbst die »Evolution« von Sternen läßt sich ohne eine solche Vorstellung erklären.

Um einen Zusammenhang zwischen dem Denken in Populationen und dem Nachdenken über den Geist herstellen zu können, muß ich etwas genauer darauf eingehen, welche Folgen die-

ses Denken und der Entwicklungsprozeß selbst haben. Dazu
berufe ich mich auf einige Begriffe, die dem Leser zumindest in
ihrer Spezialbedeutung neu sein könnten. Zu ihnen gehören
»Instruktion« oder »Unterrichtung«, »Selektion« oder »Auslese«, »Rekognition« oder »Wiedererkennen« und »Gedächtnis« oder »Erblichkeit«. Diese Worte sind uns aus der Alltags-
sprache mehr oder weniger vertraut; für unsere Zwecke werde
ich sie etwas anders definieren. Ich beginne mit der Bedeutung
von Rekognition oder Wiedererkennen. Ich mache zunächst
eine abstrakte Aussage und übersetze sie dann in ein Beispiel aus
der Evolution. Mit »Rekognition« meine ich die fortwährende
Anpassung von Elementen des einen – ersten –Bereichs an
Neues, das sich in einem anderen, von diesem mehr oder weniger unabhängigen zweiten Bereich ohne vorherige Unterrichtung abspielt. Damit nehme ich den Mund sehr voll; ich versuche
jetzt, den Bissen in leichtverdauliche Happen aufzuteilen,
indem ich die Evolution als Beispiel verwende.

Im Lauf der Evolution passen sich die Organismen (Elemente
des ersten Bereichs) mehr oder weniger an Vorgänge in ihrer
Umgebung (Elemente des zweiten Bereichs) an. Diese Anpassung geschieht auch, wenn sich die Veränderungen der Umwelt
nicht vorhersagen lassen (also selbst dann, wenn die Veränderungen etwas Neues darstellen). Dieser Vorgang der Anpassung
erfolgt durch Selektion jener Varianten der Organismen, die im
Mittel am besten angepaßt sind; was sie gut angepaßt (»fittest«)
macht, setzt keine ausdrückliche *vorherige* Information
(»Instruktion«) über das voraus, was in ihrem Umfeld neu ist.
Selektive Umweltveränderungen sind im allgemeinen unabhängig von Schwankungen in der Population der Lebewesen,
obwohl die sich daraus ergebenden Veränderungen zu solchen
Schwankungen beitragen können. Es gibt also keine ausdrückliche Informationsübermittlung zwischen Umwelt und Organismen, welche die Population veranlaßt, sich anders oder besser
anzupassen. Die Evolution geschieht durch Selektion, nicht
durch Instruktion. Es gibt weder einen letzten Grund noch einen
Zweck oder ein Ziel als Leitfaden für den Gesamtprozeß, deren
Reaktionen in jedem Fall erst *ex post facto* eintreten.

Dies ist ein erstaunlicher Gedanke. Er erinnert mich an eine Romanfigur bei E.M. Forster, die einmal sagt:»Wie kann ich wissen, was ich denke, ehe ich weiß, was ich sage?« Noch erstaunlicher ist, daß die Evolution, die über lange Zeiträume hinweg auf sehr viele Einzelwesen wirkt, zu selektiven Systemen *innerhalb* von Lebewesen führt. Solche zu Lebzeiten eines Organismus auf den Körper wirkenden Systeme heißen somatisch selektive Systeme. Ein evolutionär selektives System selektiert also für ein somatisch selektives System!

Ich möchte das jetzt am Beispiel des Immunsystems, das es nur bei Wirbeltieren gibt, erläutern. Eine Vertrautheit mit den Grundlagen des Immunsystems wird sich für das Verständnis der Selektion im Nervensystem als nützlich erweisen. Diese Beschreibung wird, hoffe ich, meinen recht speziellen und abstrakten Gebrauch des Wortes »Rekognition« rechtfertigen, denn das Immunsystem ist das am besten verstandene Beispiel eines auf den Grundsätzen der Selektion basierenden somatischen Rekognitionssystems. Ich möchte sogar schon vorweg behaupten, daß es eine Rekognitionswissenschaft gibt, eine Wissenschaft also, die Rekognitionssysteme erforscht. Die Tatsachen sprechen überdeutlich dafür, daß Evolution und angepaßte Immunität zwei solche Systeme sind, die zu unterschiedlichen Zeiten auf verschiedene Populationen wirken. Das führt uns zu der Behauptung, daß auch das Gehirn ein somatisch selektives System und also auch die Neurobiologie eine Wissenschaft vom Wiedererkennen ist.

Aber ich greife vor, denn ich will ja zunächst kurz das Immunsystem beschreiben, diesen Zweig der Wissenschaft, dem ich meine Arbeit etwa 15 Jahre lang gewidmet habe, weil es ebenso faszinierend wie erhellend ist. Das Immunsystem ist ein somatisch selektives System aus Molekülen, Zellen und spezialisierten Organen. Als System kann es auf molekularer Ebene den Unterschied zwischen Selbst und Nicht-Selbst erfassen. So kann es zum Beispiel die chemischen Kennzeichen eindringender Viren und Bakterien (Nicht-Selbst) erkennen und auf sie reagieren; diese Eindringlinge könnten sonst die Zellsysteme in einem Lebewesen (Selbst) überwältigen. Diese Reaktion setzt in einem ganz außerordentlich hochspezialisierten Grad ein Wiedererkennen von Molekülen voraus. Ein geeignet angeregtes Immunsystem kann zwei große fremde Proteinmoleküle unterscheiden, die aus Tausenden von Kohlenstoffatomen bestehen und bis auf eine gegenüber einer anderen um wenige Grade gedrehten Kohlenstoffkette völlig gleich sind. Das System kann diese Moleküle unter allen anderen Molekülen herausfinden, und es behält diese Fähigkeit, wenn es sie einmal erworben hat. Es hat ein »Gedächtnis«.

Antikörpermoleküle
Konstante Bereiche

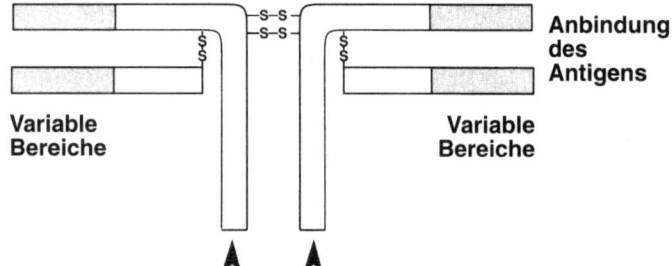

Variable Bereiche   Variable Bereiche

Anbindung des Antigens

Klonale Selektion
Lymphozytenvorrat

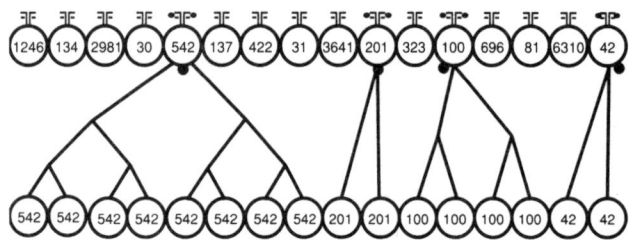

Klonale Zellteilung

Wenn in den Körper eines Individuums ein Protein gelangt, das sich vom körpereigenen Protein unterscheidet, reagieren spezialisierte Zellen, sogenannte Lymphozyten, darauf, indem sie Moleküle erzeugen, die wir Antikörper nennen (Abb. 8.1). Diese Moleküle binden sich an die Teile des fremden Moleküls oder Antigens, die seiner variablen Region entsprechen. Wenn Antikörper und Antigen sich später noch einmal begegnen, können sie sich noch besser verbinden. Besonders erstaunlich ist wohl die Tatsache, daß es selbst für neue Moleküle, die von organischen Chemikern synthetisch hergestellt wurden, eine solche Rekognition gibt, also für Moleküle, die es zuvor weder in dieser Spezies noch überhaupt auf der Erde gab.

Wie kann der Körper eines Lebewesens auf diese Weise neuartige Moleküle erkennen und von anderen unterscheiden? Früher versuchte man eine Erklärung mit Hilfe der sogenannten Instruktionstheorie. Sie nahm im wesentlichen an, ein fremdes

Abbildung 8.1

Das Immunsystem als selektives Erkennungssystem. Jedes Immunsystem erkennt fremde Moleküle (Nicht-Selbst) an ihrer Form und unterscheidet sie dadurch von den Molekülen des eigenen Körpers (Selbst). Es erzeugt dazu Proteine, sogenannte Antikörper. Jede Immunzelle stellt einen Antikörper mit einer anderen variablen Region her (Abbildung oben). Wenn ein fremdes Molekül oder Antigen (Abbildung unten, schwarze Punkte) in den Körper eindringt, wird es durch diese Antikörper an die Zellen des Immunsystems gebunden, die zur Form seiner variablen Region passen (Zellen 542, 201, 100 und 42). Diese Zellen teilen sich und bilden ein »Klon« – mehrere Zellen derselben Art mit Antikörpern derselben Art. Wenn das Antigen erneut eindringt, begegnet es viel mehr Kopien seiner Antikörper, die helfen können, es zu zerstören. Im Beispiel gibt es dann viel mehr Zellen mit den Nummern 542, 201, 100 und 42, welche die fremden Moleküle beim nächsten Eindringen viel schneller erkennen können. Die Eindringlinge können Moleküle an einem Virus oder Bakterium sein. Das System ist selektiv, weil es ungeheuer viele verschiedene Antikörper bindende Formen gibt (jedes auf einer anderen Zelle), bevor die Antigene eindringen. Antigene reagieren nur auf wenige Formen, und die Antikörperproduktion wird durch die klonale Teilung der Zellen (2, 4, 8, 16 ...) stark vermehrt. Die Population verändert sich also aufgrund von Erfahrung.

Molekül vermittle im Immunsystem dem variablen Bereich des Antikörpermoleküls Informationen über seine Form und Struktur, dann entferne es sich wieder (etwa so, wie eine Plätzchenform nach dem Ausstechen aus dem Teig herausgenommen wird) und hinterlasse einen seiner Form genau entsprechenden Hohlraum, an den sich dann alle fremden Moleküle binden können, bei denen Teile mit der Form des ursprünglichen Eindrucks übereinstimmen. Es ist klar, warum dies ein Lernprozeß ist: Es muß *notwendig* Information über eine dreidimensionale Struktur vorhanden sein, damit das Immunsystem weiß, wie es ein Antikörperprotein bilden soll, dessen Polypeptidkette sich um jene Struktur windet (siehe Abb. 6.1 unten), um die richtige komplementäre Form zu geben.

Diese elegante und einfache Theorie stellte sich als falsch heraus. Die Theorie, die sie ersetzt hat, ist komplizierter und widerspricht dem gesunden Menschenverstand, kann jedoch anscheinend sehr viele Tatsachen erklären. Kaum einer der heutigen Immunologen würde bestreiten, daß sie im wesentlichen richtig ist. Diese Theorie der klonalen Selektion wurde zuerst von Sir Frank MacFarlane Burnet aufgestellt.

Burnet behauptete, der Körper eines Individuums habe vor jeder Begegnung mit einem fremden Molekül die Fähigkeit, einen riesigen Vorrat an Antikörpermolekülen herzustellen, deren variable Bereiche alle verschieden sind. Wenn ein fremdes Molekül (etwa ein Virus oder ein Bakterium) in den Körper gelangt, begegnet es einer Zell*population*, in der jede Zelle an ihrer Oberfläche einen *anderen* Antikörper trägt. Der Fremdkörper bindet sich an jene Zellen, bei denen die variablen Regionen der Antikörper ihm mehr oder weniger entsprechen. Wenn ein Antigen sich an einen Antikörper bindet, zu dem es hinreichend gut paßt, stimuliert es die Zelle (eine sogenannte Lymphozyte), die diesen Antikörper trägt, zu wiederholter Teilung (Abb. 8.1). Das führt zu vielen »Tochter«zellen mit Antikörpern derselben Form und Bindungseigenschaften.

Eine Gruppe von Tochterzellen heißt (wie alle ungeschlechtlichen Nachkommen einer Einzelzelle) Klon; der ganze Vorgang ist eine differentielle Fortpflanzung durch klonale Selektion.

Diese Selektion von Zellen mit geeignet spezialisierten Antikörpern aus einem großen Vorrat verschiedener Zellen läuft mit anderen Worten auf die zahlenmäßige Zunahme der zu einem Fremdkörper passenden Antikörper hinaus, weil die Selektion des variablen Bereichs diese Zellen nachträglich zur Vermehrung veranlaßt. Die Zusammensetzung der Population der Lymphozyten wird also durch Selektion verändert.

Vor einigen Jahrzehnten wurde in meinem Labor die komplexe Struktur eines Antikörpers untersucht. Dabei zeigte sich, daß die Polypeptidketten eines Antikörpers (Abb. 8.1, oben) aus konstanten (die von Molekül zu Molekül gleich oder verschieden sein können) und aus variablen Bereichen bestehen (die bei allen Molekülarten unterschiedlich sind und die Anbindung umfassen). Wir wissen jetzt, daß diese Vielfalt in den Lymphozyten im Körper eines jeden Individuums erzeugt wird (also zu Lebzeiten eines Individuums). Zu dem Prozeß gehört also innerhalb jeder Lymphozyte ein gewisses Durcheinander des genetischen Codes, der die variablen Antikörperbereiche festlegt, die *möglicherweise* eines Tages ein Antigen binden können.

Ich hoffe, damit gezeigt zu haben, daß das Immunsystem meiner Definition eines Rekognitionssystems entspricht. Es existiert in einem Bereich (dem Körper eines Individuums) und reagiert mittels einer bestimmten Anbindung und einer Anpassungsreaktion der Zelle auf Neues, das unabhängig davon in einem anderen Bereich entstanden ist (ein fremdes Molekül unter den Abermillionen möglicher chemisch verschiedener Moleküle). Es tut dies, *ohne* zu fordern, daß Information über die zu erkennende Form *zu der Zeit, wenn die das Wiedererkennen bewerkstelligenden Moleküle oder Antikörper hergestellt* werden, an das Rekognitionssystem übermittelt wird. Vielmehr erzeugt das Rekognitionssystem zuerst eine Population unterschiedlicher Antikörpermoleküle und wählt nachträglich die passenden aus. Dies geschieht immerzu und zum größten Teil adaptiv.

Das Immunsystem hat, als Selektionssystem gesehen, einige faszinierende Eigenschaften. Zunächst gibt es mehr als eine Möglichkeit, eine Form erfolgreich zu erkennen. Zweitens läuft dieser Vorgang bei keinen zwei Individuen auf genau die gleiche Weise ab, das heißt, keine zwei Individuen haben genau gleiche Antikörper. Drittens hat das System eine Art Zell-Gedächtnis. Nachdem ein Antigen einer Gruppe von Lymphozyten begegnet ist, die es binden konnten, teilen sich einige von ihnen nur wenige Male, während die anderen weiterhin bis zu ihrem Tod für dieses Antigen bestimmte Antikörper erzeugen. Weil einige Zellen sich zwar teilten, aber nicht so lange, bis Antikörper entstanden, machen sie in der Gesamtheit der Zellen eine größere Gruppe aus als ursprünglich. Diese größere Menge kann auf dasselbe Antigen zu einer späteren Zeit schneller reagieren. Das System hat also, wie schon erwähnt, auf der Ebene der Zellen eine Art Gedächtnis.

Dieses molekulare Rekognitionssystem ist somit nichtkognitiv und hochspezifiziert; es stellt ein großartiges Beispiel für Populationsdenken dar – für das Wesen des Darwinismus. Wie die Evolution kann es Vielfalt erzeugen (der »Würfelbecher« DNA in den Lymphozyten ist ihr Generator), Veränderungen durch eine Art Erblichkeit (klonale Teilung) Dauer verleihen und selektive Ereignisse differentiell verstärken. Anders als die Evolution spielt es sich in *kleinen Zeiträumen* und in *Zellen* ab und erzeugt nicht viele Formen – nur verschiedene Antikörpermoleküle. Es ist ein somatisch selektives System.

In der Evolution selbst wird die Vielfalt wohlbemerkt innerhalb einer Population von *Lebewesen* durch Mutationen der DNA erzeugt. Sie werden durch Keimzellen (Samen- und Eizellen) weitergegeben. Die Selektion geschieht im *Lauf der Evolution* in Einzelwesen und hängt von vielen Umweltfaktoren ab. Beide, Evolutionsbiologie und Immunologie, haben für den Umgang mit Neuem ähnliche Ausleseprinzipien, ihre Verfahren jedoch sind sehr verschieden. Es ist begrifflich wichtig, ein Ausleseprinzip von den Mechanismen zu unterscheiden, die in einem bestimmten physikalischen System zu seiner Beschreibung benutzt werden.

Was diesen beiden Rekognitionswissenschaften, Evolutionstheorie und Immunologie, gemeinsam ist, findet sich in keinem nichtbiologischen System wie etwa der »Evolution« von Sternen. Solche physikalischen Systeme lassen sich durch Energietransport, Dynamik, Ursachen und sogar durch »Informationsübertragung« erklären. Aber bei ihnen gibt es keinen Vorrat an Varianten, auf welche die Selektion wirken kann und aus denen sich dann mittels eines Prinzips der Vererbung eine Population entwickelt. Wenn es in einem System mit Wiedererkennung ein Ausleseprinzip gibt, bedeutet das übrigens nicht *notwendig*, daß Gene beteiligt sein müssen – es muß nur jeder Zustand, der sich nach der Selektion einstellt, weitgehend mit dem zusammenhängen, der zu ihm führte, und diese Korrelation muß sich weiter ausbreiten. Es ist auch nicht der Fall, daß Selektion nicht selbst zur Variation führen kann. Nötig ist jedoch eine Konstanz oder ein »Gedächtnis« für selektive Vorgänge. Wenn Veränderungen so schnell eintreten, daß das, was ausgelesen wird, keine Zeit hat, sich in der Population auszubilden, oder wenn es rasch zerstört wird, kann ein Rekognitionssystem nicht überleben. Die Physik beschäftigt sich nicht mit Rekognitionssystemen, die ihrem Wesen nach biologisch sind und eine Geschichte haben. Trotzdem gelten alle physikalischen Gesetze auch für Rekognitionssysteme.

Leo Szilard, ein großer Physiker, dessen Experimente mit Enrico Fermi zur kontrollierten Kernspaltung führten, war begeistert vom Gehirn und von der Immunologie. Er kam oft in mein Labor, um zu erfahren, was es Neues über Antikörper gebe. Gewöhnlich sagte er zu Beginn: »Also, was ist das Problem? Ich habe eine Viertelstunde Zeit.« Einmal nahm er an einem Seminar teil, in dem ein glückloser Forscher eine neue Theorie über das Gedächtnis vortrug. Das Denken, so erklärte dieser, führe dazu, daß in unserem Gehirn neue Proteine hergestellt werden. Nach einer gewissen Zeit würden sie aufgrund ihrer Neuartigkeit Proteine stimulieren, die Antikörpern ähneln und das Gedächtnis darstellten. Leo stand auf und sagte mit fröhlichem und erbarmungslosem Lachen: »Vielleicht funktioniert *Ihr* Gehirn so.«

Sind Gehirne selektive Rekognitionssysteme? Ist es nützlich und aufschlußreich, wenn wir die grundlegenden Gehirnfunktio-

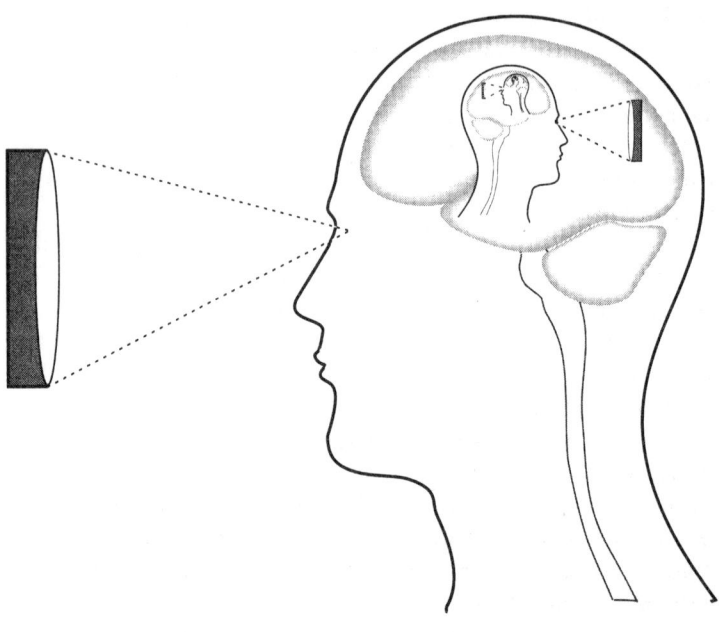

Abbildung 8.2
*Die endlose Folge von Homunkuli. Der Prozeß des Lernens oder der
Informationsverarbeitung erfordert eine Instanz, welche die Information
aufnimmt. Dann jedoch ist eine ähnliche Größe nötig, um die entstehenden Botschaften abzulesen, und so geht es immer weiter.*

nen so beschreiben? Wie Sie zweifellos vermuten, halte ich es
nicht nur für nützlich, sondern meine auch, es sei die Lösung vieler Widersprüche und könne das krisenhafte Gefühl beseitigen,
das einen bei einem Vergleich der Daten zu Gehirnstruktur und
-funktion beschleicht. Ich meine in der Tat, daß die Neurobiologie eine Wissenschaft vom Wiedererkennen ist. Aber obwohl
meine Kollegen und ich nach unserer Arbeit über Antikörper
ganz aufgeregt waren, als wir entdeckten, daß die neuralen Zelladhäsionsmoleküle, der »Gehirnklebstoff«, die evolutionären
Vorläufer des ganzen Immunsystems sind, möchte ich kaum den-

selben Vorschlag machen wie Szilards glückloser Gesprächspartner. Die Ähnlichkeit zwischen dem Immunsystem und dem Nervensystem gilt nur im Grundsatz, nicht in den Einzelheiten.

Ich habe die Auffassung vertreten, das Gehirn sei ein selektives Rekognitionssystem, weil uns diese Sicht der Gehirnfunktion im Zusammenhang mit der Selektion von der Angst vor dem Homunkulus befreit (Abb. 8.2). Weil es in einem selektiven System von vornherein Vielfalt gibt und weil Spezialisierung sich im nachhinein als Ergebnis der Selektion einstellt, stehen wir nicht länger vor einem endlosen Rekurs der Informationsprozessoren im Kopf. Um diese Behauptung angemessen zu belegen, beschreibe ich jetzt eine Theorie der Gehirnfunktion, die Selektionsprinzipien folgt. Die Herausforderung besteht darin aufzuzeigen, wie Evolution und Entwicklung im Gehirn zu einem somatischen Selektionssystem führen. Wenn das erreicht ist, möchte ich zu zeigen versuchen, wie das vorgeschlagene Ausleseverfahren psychologische Funktionen erklären kann – Wahrnehmung, Gedächtnis und sogar Bewußtsein. Wenden wir uns nun diesen Aufgaben zu.

9

Neuronaler Darwinismus

*Wenn man all diesen Gedanken einen Namen geben will,
würde ich Neuronalen Edelmanismus vorschlagen.*

FRANCIS H.C. CRICK

Wenn wir das Wiedererkennen als eine Art Anpassung sehen, ist
klar, warum der Begriff in der Evolutionstheorie und der Immunologie verwendet wird; beide Fälle lassen sich durch Populationsdenken erklären. Was aber kann die Anwendung dieses statistischen Denkens auf das Gehirn, einen neuronalen Darwinismus also, rechtfertigen? Hier können nicht alle Einzelheiten
erörtert werden, aber vieles von dem, was ich des weiteren in
diesem Buch sagen werde, wird meiner Meinung nach klarer,
wenn ich einige Gründe dafür anführe, warum die Hirnforschung eine Rekognitionswissenschaft ist.

Der erste Grund ist fast zu offensichtlich: Hirnforschung und
Verhaltensforschung beschäftigen sich beide mit der Anpassung
von Lebewesen an ihre Umgebung. Wenn ich die Wissenschaft
vom Gehirn als Rekognitionswissenschaft bezeichne, impliziere
ich damit, daß das Wiedererkennen keinen Lernprozeß darstellt.
Wie bei evolutionären oder Immunprozessen wird Information
auch hier nicht direkt übertragen. Die Rekognition ist vielmehr
selektiv.

Ich habe diese Einstellung schon in meiner früheren Kritik
(Kapitel 3) an mehreren Kategorienfehlern, die beim Nachdenken über das Gehirn gemacht werden, gerechtfertigt und
begründe sie im Nachwort ausführlicher. Wie ich schon sagte,
ist die Welt nicht das Magnetband eines Computers und das

Gehirn kein Computer. Wenn wir diese Einstellung vertreten, müssen wir zeigen, wie ein Lebewesen mit seinem Verhalten auf unvorhergesehene Neuigkeiten reagiert. Es gibt eine ganze Reihe von Gründen für die Annahme, daß die Rekognition kein Lernprozeß ist. Wir sahen schon, wie verwirrend Individualität und strukturelle Vielfalt der Gehirne sogar innerhalb einer Spezies für solche Modelle sind, die das Gehirn als Computer sehen. Hinweise aus der Entwicklungsforschung lassen vermuten, daß die außerordentliche anatomische Vielfalt der feinsten Verzweigungen des Nervengewebes eine unvermeidliche Folge von Vorgängen im Embryo ist. So große individuelle Vielfalt ist in einem Computersystem, das nur Instruktionen befolgt, nicht möglich. Aber gerade sie braucht man in einem selektiven System.

Ein weiterer triftiger Grund für eine selektive statt einer instruktiven Sicht hat mit dem Homunkulus zu tun. Wie Sie sich erinnern werden, ist der Homunkulus jenes kleine Wesen, das in einer Lerntheorie des Geistes die Signale und Symbole deutet und als »höchste geistige Instanz« postuliert werden muß. Wenn Information aus der Welt in einem computerähnlichen Gehirn nach vorgegebenen Regeln verarbeitet wird, scheint seine Existenz erwünscht zu sein. Aber dann muß es in *seinem* Kopf einen weiteren Homunkulus geben und so weiter, bis ins Unendliche (siehe Abb. 8.2). Selektive Systeme, in denen die Anpassung *ex post facto* aufgrund eines *schon vorhandenen* großen Repertoires geschieht, brauchen keine Spezialanfertigungen, keine Homunkuli und keine Rückgriffe.

Wenn wir annehmen, die Gehirnfunktionen seien durch einen Selektionsprozeß zustandegekommen, müssen wir die Vielfalt der Gehirnstrukturen und -funktionen mit unserer Erklärung der vom Gehirn geleisteten Kategorisierung in Einklang bringen. Dazu brauchen wir eine Theorie mit einer Reihe grundlegender Eigenschaften. Sie muß mit den Tatsachen der Evolution und Entwicklung im Einklang sein, muß erklären, warum die Reaktion auf Neues als Anpassung geschieht, muß zeigen, wie die Hirnfunktionen an die Körperfunktionen angepaßt werden, während sich der Körper aufgrund von Wachstum und Erfahrung verändert, und muß begründen, wieso es im Gehirn Karten gibt und welche Aufgaben diese Karten haben – warum sie fluktuieren, wie Mehrfachkarten zu integrierten Reaktionen führen und wie sie auch ohne Sprache eine Verallgemeinerung von Wahrnehmungsreaktionen ermöglichen. Schließlich müßte eine solche Theorie die Entstehung der Sprache erklären können und letztlich auch, wie Wahrnehmungs- und Begriffskategorisierung, Gedächtnis und Bewußtsein in ihren verschiedenen Formen im Lauf der Evolution entstanden sind.

Damit die Theorie wissenschaftlich ist, muß sie die Annahme machen, daß alle Erkenntnis und alle bewußte Erfahrung allein auf Abläufen und Ordnungsvorgängen in der physikalischen Welt beruhen. Die Theorie muß deshalb unbedingt erklären, wie psychologische und physiologische Vorgänge zusammenhängen.

Die von mir zur Erklärung dieser Dinge vorgeschlagene Theorie wird Theorie der Selektion neuronaler Gruppen (TSNG, engl. TNGS) genannt. Ich stelle ihre Grundzüge hier dar und betone besonders jene Eigenschaften, die eine Brücke zwischen Psychologie und Physiologie schlagen. Damit können wir dann das schwierige Problem des Bewußtseins angehen, einen der Hauptgründe dafür, warum wir die Theorie überhaupt erläutern. Im Verlauf der Darstellung beschäftige ich mich mit Wahrnehmungskategorisierung, Begriffsbildung, Gedächtnis und Lernen.

Ich möchte die Leser warnen, denn ich muß dazu eine Reihe komplexer Vorgänge erklären, die verstanden sein müssen, wenn man die Wirkungsweise des Gehirns verstehen will. Die Hauptgedanken sind die Auslese von Gruppen von Nervenzellen (Selektion neuronaler Gruppen), die reziproke Kopplung (»reentry«, ein Signalaustausch) und globale Kartierung (»mapping«). Für sie alle gebe ich Beispiele. Es lohnt sich, sie gut zu verstehen, weil wir in späteren Kapiteln immer wieder darauf zurückkommen werden.

Da die TSNG all diese Prozesse voraussetzt, ist sie eine komplexe Theorie; sie macht jedoch nur drei Grundannahmen. Selbst zur Erklärung einer so bemerkenswerten Eigenschaft wie dem Bewußtsein braucht sie keine weiteren, wohl aber setzt sie dabei sowohl im Körper wie im Gehirn die Evolution neuer Morphologie voraus. Ich werde mich also im Lauf dieser Überlegungen auch mit einigen Eigenschaften dieser Morphologien beschäftigen.

Die drei Grundannahmen der TSNG (Abb. 9.1) haben damit zu tun, wie die Anatomie des Gehirns im Lauf der Entwicklung angelegt wird, wie aufgrund von Erfahrung aus dieser Anatomie Reaktionsmuster selektiert werden und wie der Signalaustausch zwischen den so entstandenen Karten des Gehirns zu Funktionen führt, die für das Verhalten wichtig sind.

Nach der ersten These, der sogenannten Entwicklungsselektion, führen die in den Kapiteln 3 und 6 behandelten dynamischen Primärvorgänge der Entwicklung des einzelnen Gehirns zur Bildung der Neuroanatomie, die eine Art kennzeichnet. Diese Anatomie weist zwangsläufig in ihren feinsten Ebenen und Verzweigungen eine enorme Vielfalt auf; diese Vielfalt ist zurückzuführen auf die Wirkung der CAM und SAM, auf stochastische Schwankungen der Zellbewegung, die Ausbildung von Zellfortsätzen und den Tod von Zellen während der Entwicklung und auf die von der Aktivität abhängige Kopplung von Verbindungen, die sich den neuronalen Verzweigungen (den Neuriten) überlagern, wenn sie sich einen in Entwicklung begriffenen Gehirnbereich erobern. Das Ganze ist ein Selektionsprozeß, der die Populationen von Neuronen betrifft, die miteinander in einem topobiologischen *Wettbewerb* stehen. Eine Population varianter Neuronengruppen in einem bestimmten Gehirnbereich, in dem sich ein somatisch selektiertes Nervengewebe ausbilden konnte, heißt *primäres Repertoire*. Der genetische Code liefert für dieses Repertoire keinen festen Schaltplan, sondern nur eine Reihe von *Einschränkungen* für den Selektionsvorgang. Selbst unter solchen Einschränkungen sind genetisch identische Individuen mit großer Wahrscheinlichkeit nicht in gleicher Weise geschaltet, weil die Selektion epigenetisch erfolgt.

Die zweite These der TSNG, die sogenannte Erfahrungsselektion, fordert einen weiteren Mechanismus für die Selektion, bei dem sich die Anatomie im allgemeinen nicht mehr ändert. Danach werden durch das Verhalten synaptische Verbindungen in der vorhandenen Anatomie durch bestimmte biochemische Prozesse selektiv gestärkt oder geschwächt. Dieser Mechanismus, der dem Gedächtnis und einer Reihe anderer Funktionen zugrunde liegt, führt selektiv zu einer Vielfalt von *Schaltungen* (mit verstärkten Synapsen) im anatomischen Netzwerk. Die Vielfalt dieser Schaltkreise macht das *sekundäre Repertoire* aus.

Die Mechanismen, die zur Bildung von primären und sekundären Repertoires führen, vermischen sich bis zu einem gewissen Grade, denn die Bildung des primären Repertoires hängt von einer Veränderung der Stärken der Synapsen ab, so etwa bei der von der Aktivität abhängigen Kopplung von Verbindungen (siehe dazu zum Beispiel Abb. 3.4). Selbst in einem vollentwickelten Gehirn kann es vorkommen, daß neue Nervenfortsätze zusätzliche Synapsen »sprießen« lassen. In einigen Fällen, so bei

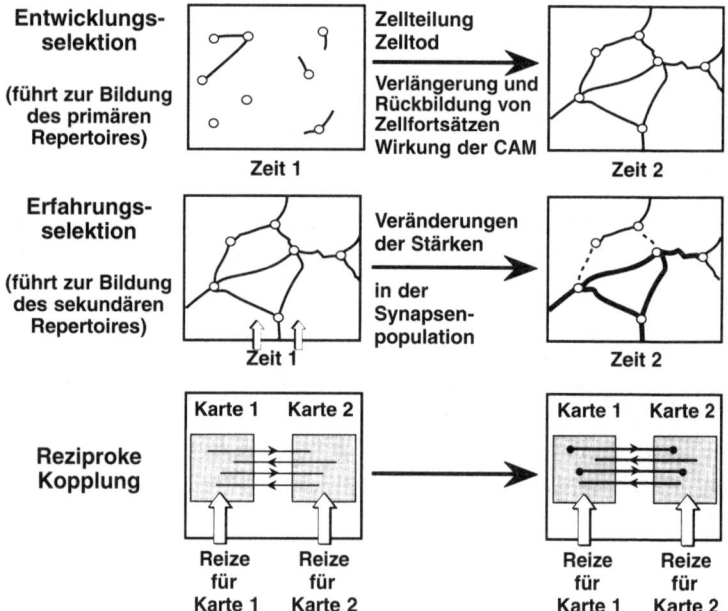

der Entwicklung des Vogelgesangs und der Metamorphose von Fröschen, bilden sich neue Teile des Nervensystems und damit gleichzeitig ein neues primäres und sekundäres Repertoire, während das Tier in der Welt lebt und auf seine Umwelt reagiert.

Die dritte These der TSNG betrifft die Verbindung von Psychologie und Physiologie durch die in den ersten beiden Thesen geschilderten, der Selektion unterworfenen Ereignisse. Sie bezieht sich auf die Wechselwirkung zwischen den Karten des Gehirns durch die sogenannte reziproke Kopplung. Diese Annahme ist wohl die wichtigste der gesamten Theorie, denn sie zeigt, wie sich die im Lauf der Evolution gebildeten Gehirnbereiche abstimmen, um neue Funktionen erfüllen zu können.

Damit solche Funktionen ausgeführt werden können, müssen primäre und sekundäre Repertoires Karten bilden können; diese Karten sind untereinander über starke parallele und wechselseitige Verbindungen gekoppelt. Im visuellen System des Affen beispielsweise gibt es über dreißig (wahrscheinlich sogar noch

Abbildung 9.1
Eine Selektionstheorie der Gehirnfunktionen. Die Theorie der Selektion neuronaler Gruppen (TSNG) beruht auf drei Grundsätzen. Oben: Entwicklungsselektion. Sie ergibt sich aus molekularen Effekten von CAM- und SAM-Regulierungen, den Signalen für das Wachstum und den selektiven Zelltod, die in jedem Individuum zu anatomischen Netzwerken führen, die insgesamt das primäre Repertoire *ausmachen. Mitte: Erfahrungsselektion. Selektive Stärkung oder Schwächung von Populationen von Synapsen aufgrund von Verhalten führt zur Bildung von Schaltkreisen, dem* sekundären Repertoire *neuronaler Gruppen. Ausgezogene Linien deuten die Folgen einer Stärkung von Synapsen an, gestrichelte die einer Schwächung. Unten: Reziproke Kopplung. Das Verbinden der Karten läuft zeitlich parallel durch Selektion und Korrelation von Karten der neuronalen Gruppen ab, die unabhängig und je für sich Reize empfangen. Dieser Vorgang ist die Grundlage für die Kategorisierung der Wahrnehmung. Die Punkte an den Enden der aktiven wechselseitigen Verbindungen weisen auf parallele und mehr oder weniger gleichzeitige Stärkung der Synapsen in reziprok gekoppelten Pfaden hin. (Das Wissen über Synapsen läßt sich durch eine Betrachtung der Abbildung 3.2 auffrischen.) Die Stärkung (oder Schwächung) kann sowohl in intrinsischen wie in extrinsischen reziprok gekoppelten Verbindungen auftreten.*

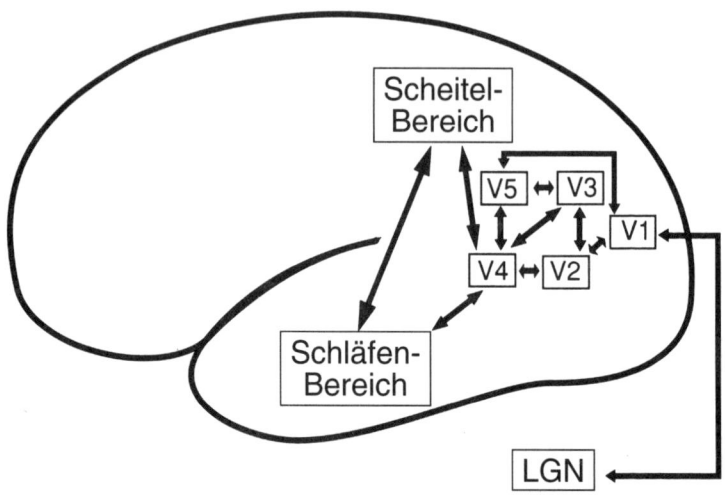

Abbildung 9.2
Mehrfachkarten visueller Bereiche des Gehirns sind reziprok miteinander gekoppelt (siehe die Doppelpfeile, die visuellen Karten V1–V5, die temporale und parietale Bereiche verbinden. Jede Karte dient einer anderen Aufgabe – der Verarbeitung von Farbe, Bewegung, Orientierung und so weiter. Es gibt keine übergeordnete Karte, die »Information« über diese Eigenschaften zusammenfaßt. Durch den Austausch von Signalen (Doppelpfeile) reagieren die Karten übereinstimmend auf Kombinationen von Eigenschaften. Auch der seitliche Kniehöcker (LGN), ein Bereich in der Rinde, der Signale vom Sehnerv des Auges enthält, ist mit der primären Karte V1 reziprok gekoppelt.

mehr) verschiedene Karten, die sich in einem gewissen Grad die Aufgaben teilen (es gibt also welche für Orientierung, Farbe, Bewegung und so weiter); sie laufen vielfach parallel und stehen miteinander in Verbindung (Abb. 9.2). Die reziproke Kopplung der Signale geschieht entlang dieser Verbindungen. Wenn also Gruppen von Neuronen in einer Karte selektiert werden, können gleichzeitig Gruppen in anderen, mit dieser Karte reziprok gekoppelten Karten selektiert werden. Rückführende Signale korrelieren und koordinieren diese Selektionsereignisse und stärken im Lauf der Zeit die Wechselbeziehungen zwischen den Karten. Nach einer Grundannahme der TSNG beruht Verhalten auf der durch die reziproke Kopplung ermöglichten selektiven Koordination der komplexen Wechselwirkung neuronaler Gruppen. Dieser Signalaustausch ist also (in Verbindung mit dem Gedächtnis, das ich später behandele) der Grundpfeiler einer Brücke zwischen Physiologie und Psychologie.

Ich habe noch nicht erwähnt, auf welche Einheit die Selektion im Gehirn wirkt. In der Evolution ist die Haupteinheit der Selektion das einzelne Lebewesen (der Phänotyp) und bei der Immunität die einzelne Lymphozyte. In der TSNG jedoch ist die Einheit der Selektion nicht die einzelne Nervenzelle, sondern vielmehr die neuronale Gruppe, eine eng verknüpfte Menge von Zellen (Abb. 9.3). Der Grund für diese Annahme liegt in den Beschränkungen für die Eigenschaften der Neuronen, in entwicklungsbedingten Zwängen und den neuroanatomischen Bedingungen für reziprok gekoppelte Schaltkreise. Einzelne Neuronen können andere Neuronen entweder erregen oder hemmen, aber nicht beides. Gruppen, in denen beide Arten von Nervenzellen vorkommen, können beides. Während der Bildung des primären Repertoires neigen benachbarte Neuronen dazu, sich eng miteinander zu verbinden und Schaltkreise zu bilden, die hemmende und erregende Neuronen enthalten. Gruppen von Neuronen können dadurch sehr gut zusammenwirken; von solcher Aktivität würde man sonst aufgrund der unterschiedlichen primären Repertoires erwarten, daß sie in verschiedenen Bereichen und Karten unterschiedlich wären.

Es gibt einen noch zwingenderen Grund für die Annahme, daß die neuronalen Gruppen die Einheiten der Selektion sind. Wenn Karten durch Fasern verbunden sind, die Signale austauschen, erreichen die Verästelungen der einzelnen Fasern im allgemeinen viele lokal verknüpfte Neuronen (Abb. 9.3). Wenn sekundäre Repertoires gebildet werden, kann die Stärkung der Synapsen *innerhalb* dieser Dendritenbäume Gruppen benachbarter Neuronen selektieren und ihre Grenzen in kleinerem Maßstab als dem der Bäume verändern. Zusammenfassend können wir sagen, daß im allgemeinen kein einzelnes Neuron für sich selektiert wird; kein einzelnes Neuron einer Karte tauscht mit nur einem einzigen Neuron einer anderen Karte Signale aus, und kein einzelnes Neuron hat allein die Eigenschaften, die seine

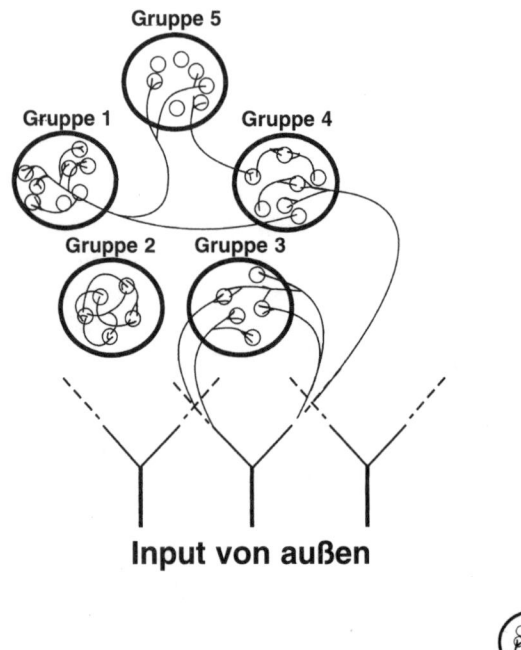

Input von außen

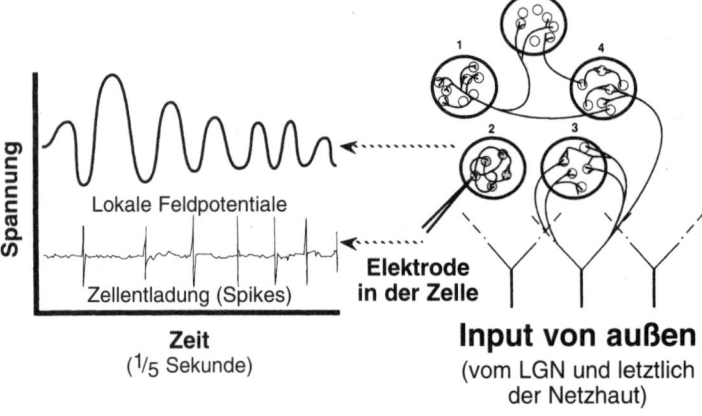

Gruppe zeigt. Diese Einschränkungen ergeben sich aus der Dichte der Beziehungen der Neuronen untereinander; sie lassen es als höchst unwahrscheinlich erscheinen, daß ein einzelnes Neuron die Einheit der Selektion sein könnte.

Auf der Grundlage dieser drei Thesen der TSNG läßt sich jetzt verstehen, wie die Fähigkeit zur Kategorisierung im Nervensystem verkörpert ist. Ich erörtere das am Beispiel der Wahrnehmungskategorisierung – der selektiven Unterscheidung eines Dinges oder Vorgangs von anderen Dingen oder Vorgängen, die dann zur Anpassung führt. Dieses geschieht wohlbemerkt nicht durch klassische Kategorisierung, sondern vielmehr durch die stichprobenartige Auswahl von Eigenschaften. (Die psychologischen Grundlagen der Kategorisierung werden im Abschnitt über Kategorien im Nachwort genauer behandelt.)

Abbildung 9.3

Neuronale Gruppen. Oben: Die Verbindung von Neuronen zu Gruppen (intrinsische Verbindungen) und von Gruppen untereinander (extrinsische Verbindungen). Jede Gruppe zeigt einen anderen Aspekt der Verknüpfung. Die Gruppen 1 und 5 zeigen, daß jede Zelle mit Zellen in ihrer eigenen und in anderen Gruppen in Verbindung steht. Gruppe 2 zeigt das dichte Netz der Verknüpfungen innerhalb der Gruppen. Gruppe 3 zeigt, daß jede Gruppe auch Reize von überlappenden extrinsischen Inputs erhält, die selektiv stimuliert werden können. (Im allgemeinen erstrecken sich solche Inputs über Entfernungen von vielen Zelldurchmessern hinweg.) Gruppe 4 zeigt, daß jede Zelle Inputs von Zellen ihrer eigenen Gruppe, von Zellen aus anderen Gruppen und von extrinsischen Quellen erhält. Diese Gruppen sind verschieden groß (sie können zwischen etwa 50 und 10 000 Neuronen enthalten) und unterschiedlich stark miteinander verknüpft; ihr Zusammenhang wird durch die Neuroanatomie der Bereiche, in denen sie sich befinden, bestimmt. Unten: Hinweise auf die Existenz von Gruppen. Eine Elektrode in einem visuellen Neuron verzeichnet deren elektrische Reaktion (Spike) und auch die Reaktionen ihrer Gruppennachbarn (Feldpotentiale). Wenn ein visueller Stimulus der richtigen Art (ein beleuchteter Streifen, der sich nach oben rechts bewegt) gegeben ist, schwingen die Reaktionen des Neurons und seiner Nachbarn alle mit derselben Frequenz (40 Hertz, also 40 Schwingungen pro Sekunde). Wenn der Reiz entfernt wird, besteht zwischen den Spike- und den Feldpotentialen keine Beziehung mehr.

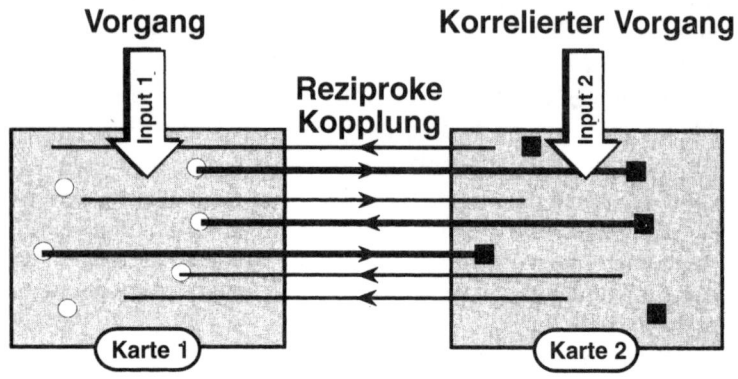

Abbildung 9.4

Reziproke Kopplung. Zwei Karten neuronaler Gruppen empfangen von-
einander unabhängig Input (1 und 2). Jede Karte reagiert unabhängig von
der anderen; Karte 1 reagiert auf andere lokale Eigenschaften (zum Bei-
spiel optisch wahrgenommene Winkel) als Karte 2 (die zum Beispiel auf
die Gesamtbewegung eines Objekts reagiert). Die beiden Karten sind
durch Nervenfasern verbunden, die Signale austauschen. Diese sehr zahl-
reichen und dichten Fasern dienen dazu, »die Karten zu kartieren«. Wenn
innerhalb eines gewissen Zeitraums die durch die Kreise angedeuteten
Gruppen in Karte 1 mit den durch die Quadrate in Karte 2 angedeuteten
Gruppen verknüpft werden, verstärken sich diese Verbindungen. Auf-
grund dieses Signalaustauschs und durch synaptische Veränderung kön-
nen Reaktionsmuster in Karte 1 mit Reaktionsmustern in Karte 2 zu
einem »Klassifikationspaar« verknüpft werden. Wegen der synaptischen
Veränderung werden auch Reaktionen auf neue Inputs mit früheren Reak-
tionsmustern verknüpft.

Zur Erklärung der Kategorisierung beziehe ich mich auf die Wirkungsweise eines »Klassifizierungspaars« im Gehirn. Dies ist
eine winzige Einheit, die aus zwei ihrer Funktion nach verschiedenen Karten neuronaler Gruppen besteht, die Signale austauschen (Abb. 9.4). Jede Karte empfängt ihre Signale *unabhängig*
von anderen Gehirnkarten oder von außen (in diesem Beispiel
kommen die Signale von außen). Innerhalb eines bestimmten
Zeitraums sind bestimmte aktive Kombinationen neuronaler

Gruppen einer Karte mit Kombinationen der anderen Karte durch Signalaustausch verbunden. Das geschieht durch die Stärkung und Schwächung von Synapsen innerhalb von Gruppen einer Karte und auch an den Verbindungsstellen mit den Fasern, über welche die Signale ausgetauscht werden. Auf diese Weise werden Funktionen und Aktivitäten in einer Karte mit denen in einem anderem Bereich verknüpft und in Beziehung gesetzt. Das geschieht, obwohl jeder Bereich andere Signale empfängt: Eine Reihe von Daten könnte zum Beispiel über das Auge, eine andere vom Tastsinn herkommen.

Wenn diese Bereiche topographisch zusammenhängen, stellen sie einen Zusammenhang zwischen den Vorgängen her, die an einem bestimmten Raumpunkt ablaufen, ohne daß eine höhere Instanz sie kontrolliert. (Mit »topographisch« beziehe ich mich auf die Situation, in der sich eine Schicht von Sinnessensoren, die Signale von der Welt empfangen, so mit dem Empfängerbereich verbindet, daß benachbarte Bereiche in der Sinnesschicht auch benachbarte Bereiche in der Empfängerkarte sind.) Dieser Zusammenhang ist nicht auf ein Kartenpaar oder auf einen bestimmten Zeitraum beschränkt, denn die Wechselwirkungen von *Mehrfach*karten lassen sich auf dieselbe Art koordinieren.

Dies ist sehr wichtig. Die Selektion neuronaler Gruppen innerhalb von Karten führt zu neuartigen Signalen, die dann ebenso wie Signale aus der äußeren Welt mit schon bestehenden Karten ausgetauscht werden können. Diese Eigenschaft der reziproken Kopplung ermöglicht das, was ich rekursive Synthese genannt habe: Nicht nur sind Ereignisse ohne einen Supervisor über verschiedene Karten hin topographisch verknüpft, sondern es entstehen auch im Lauf der Zeit über Kartengrenzen hinweg durch sukzessive und rekursive reziproke Kopplung *neue* selektive Eigenschaften. Diese Eigenschaft wurde in einem Computermodell, dem RCI(*Reentrant Cortical Integration*)-Modell der Großhirnrinde, simuliert, das ich in *The Remembered Present* im einzelnen beschreibe. In diesem Modell verknüpft die reziproke Kopplung erfolgreich die Aktivitäten vieler verschiedener Karten und führt zu koordinierten Reaktionen auf komplexe visuelle Gestalten.

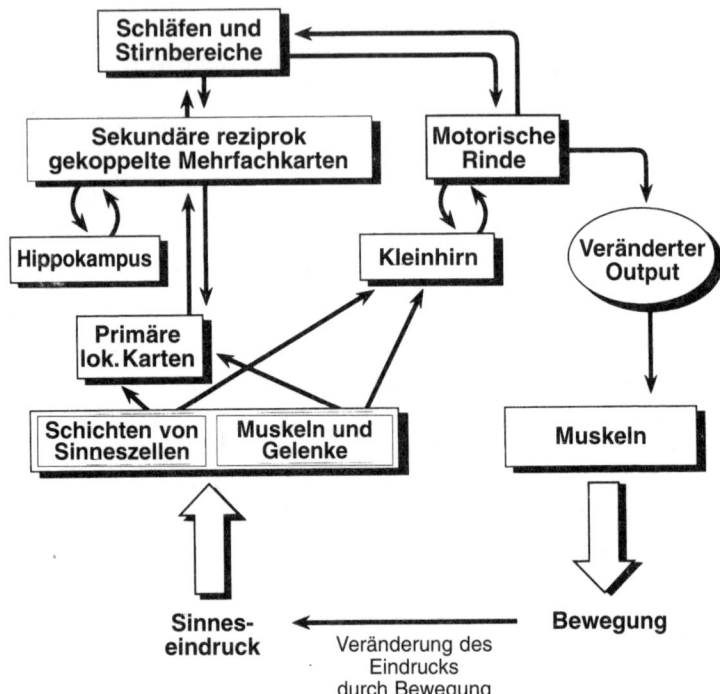

Abbildung 9.5
Eine globale Kartierung. Dieses Gebilde besteht aus Mehrfachkarten der Art, wie sie in der vorigen Abbildung gezeigt wurden). Diese Karten sind auch mit Hirnregionen wie Hippokampus und Kleinhirn verbunden. Es gelangen also von außen Signale in diese Karte und führen in vielfacher Weise zu Bewegung. Diese wiederum hat Einfluß darauf, wie Sinnessignale aufgenommen werden. Eine globale Kartierung ändert sich also im Lauf der Zeit und mit dem Verhalten. Die reziprok gekoppelten lokalen Karten, die Eigenschaften und Bewegung korrelieren, ermöglichen die Kategorisierung der Wahrnehmung. Störungen auf den verschiedenen Ebenen können zur Umordnung, Auflösung oder Ersetzung durch eine andere globale Kartierung führen.

Wie kann reziproke Kopplung die Kategorisierung der Wahrnehmung erklären, jene Funktion also, welche die TSNG für alle
Versuche, Physiologie und Psychologie zu verknüpfen, als
grundlegend ansieht? Kurz gesagt, lautet die Antwort: durch die
Kopplung der Outputs von Mehrfachkarten, die mit der Senso-
motorik des Lebewesens reziprok gekoppelt sind. Das wird
durch eine übergeordnete Struktur, die sogenannte globale
Karte, erreicht. Eine globale Karte ist eine dynamische Struktur,
die reziprok gekoppelte lokale Mehrfachkarten (sowohl für
Bewegung als auch für die Sinne) enthält, die mit nichtkartierten
Teilen des Gehirns wechselwirken können (Abb. 9.5). (Zu
diesen nichtkartierten Bereichen des Gehirns gehören Teile spezieller Strukturen, die als Hippokampus, Basalganglien und
Kleinhirn bekannt sind und deren Funktionen später behandelt
werden.) Ich möchte hier betonen, daß eine globale Karte es
ermöglicht, eine Verbindung zwischen Vorgängen, die der Selektion unterliegen und die sich in ihren *lokalen* Karten (wie sie
Abb. 9.4 veranschaulicht) abspielen, und dem motorischen Verhalten des Lebewesens, neuen Sinneserfahrungen der Welt und
weiteren reziproken Kopplungen herzustellen. Ein solches globales Kartieren führt zu einer dynamischen Schleife, die fortwährend Gebärden und Haltung eines Lebewesens an viele davon
unabhängige Sinneseindrücke anpaßt. Die Selektion neuronaler
Gruppen innerhalb der lokalen Karten einer globalen Kartierung
führt dann zu bestimmten kategorischen Reaktionen. Die Kategorisierung geschieht nicht nach Art eines Computerprogramms
in einem Sinnesbereich und führt nicht durch ihren Ablauf zu
einem bestimmten motorischen Ergebnis. Vielmehr *selektiert* die
sensomotorische Aktivität solche neuronalen Gruppen, die
Ergebnisse oder das Verhalten zeigen, das zur Kategorisierung
führt. Entscheidungen beruhen in solchen Systemen auf der Statistik der Beziehungen zwischen den Signalen. Der Gegensatz zu
Computern ist deutlich: Diese Veränderungen ergeben sich innerhalb eines selektiven Systems und hängen nicht von der Übermittlung instruierender kodierter Botschaften ab.

Was aber bedeutet »angemessen« in bezug auf Verhalten, und
wie zeigt sich die Kategorisierungswahrnehmung? Die TSNG

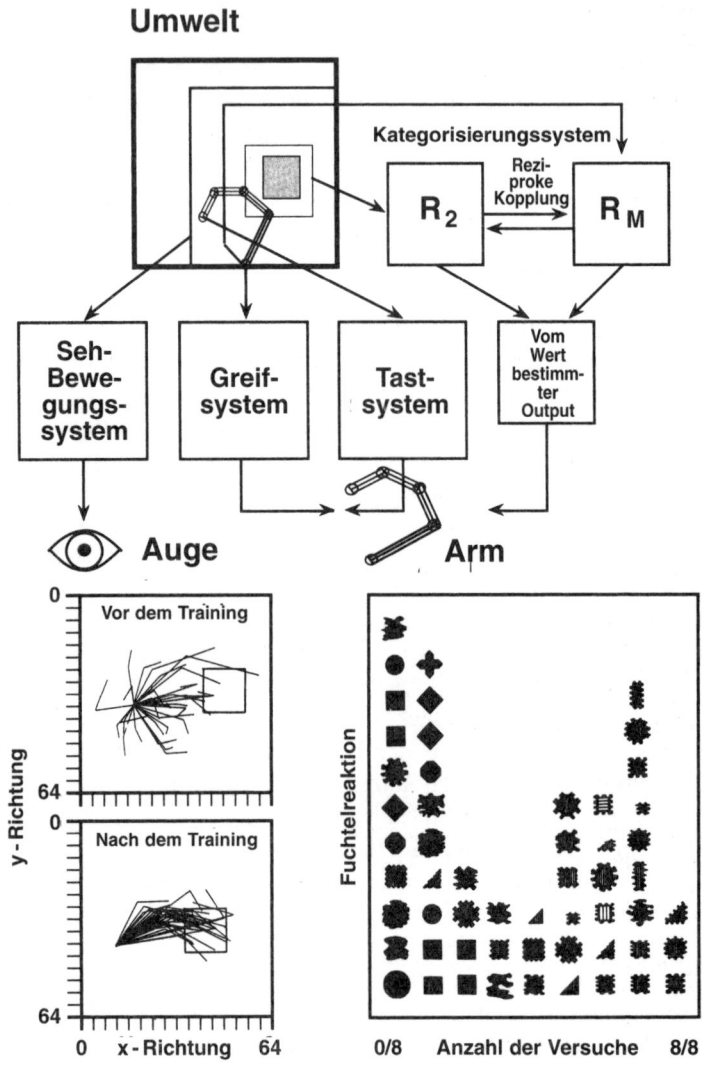

behauptet, Kategorisierung geschehe immer in bezug auf interne Wertkriterien; dieser Bezug definiert ihre Angemessenheit. Solche Wertkriterien bestimmen Kategorisierungen nicht eindeutig, sondern schränken nur die Bereiche ein, in denen sie auftreten. Nach dieser Theorie sind die Grundlagen für Wertesysteme in Lebewesen einer bestimmten Art schon durch die evolutionäre Selektion gegeben. Sie zeigen sich in jenen Bereichen des Gehirns, die mit der Regulierung der Körperfunktionen zu tun haben, also etwa mit Herzschlag, Atmung, sexuellen Reaktionen, endokrinen Funktionen, autonomen Reaktionen. Kategorisierung zeigt sich in Verhaltensweisen, welche die durch die Evolution selektierten Anforderungen lebenserhaltenden physiologischen Systeme angemessen erfüllen.

Ein Beispiel einer durch Werte eingeschränkten Kategorisie-

Abbildung 9.6
Darwin III, ein Rekognitionsautomat, der als globale Kartierung wirkt. Dieser Automat, der in einem Supercomputer simuliert wurde, hat ein einziges bewegliches Auge, einen Arm mit vier Gliedern, dessen letztes Glied auf Berührung reagiert, und ein Muskelgefühl (Kinästhesie), das sich bei der Bewegung seiner Gelenke durch Neuronen bemerkbar macht. Sein Nervensystem ist mehrfach unterteilt, und jedes Teilsystem regelt andere Aspekte seines Verhaltens (oben). Er enthält viele Karten der in Abb. 9.4 und 9.5 gezeigten Art. In der Simulation wird der »evolutionäre« Phänotyp einschließlich der Neuroanatomie programmiert. Das Verhalten der Simulation jedoch ist nicht programmiert (siehe Kapitel 19). Wenn das Auge Erfahrungen mit sich zufällig bewegenden Objekten gesammelt hat, die es »sieht«, verfolgt es alle Gegenstände. Darwin III streckt auch seinen Arm aus, um ein Ding zu »berühren«. Mit jeder Bewegung verbessert sich die Aussicht, dieses Ziel zu erreichen (unten links). Bei dem links unten gezeigten Versuch beginnt die Armspitze immer an derselben Stelle (dem Ursprung der Spuren). Seine Bewegung zu einem Ziel hin (dem kleinen Kasten) ist aufgezeichnet. Man sieht, daß sich der Arm vor dem Training in viele Richtungen bewegt. Nach dem Training, zu dem Selektion gehört (die unteren Spuren), ist die Bewegung zielgerichtet. Darwin III wurde mit 55 verschiedenen Dingen konfrontiert und durfte jeweils achtmal versuchen, das Objekt zu kategorisieren. Die Ergebnisse (unten rechts), sind als Verhältnis der Anzahl der unternommenen Versuche zur Anzahl der erfolgreichen Versuche aufgezeichnet und zeigen, daß Darwin III diese Dinge in zwei Klassen einteilte.

rung mag helfen, diese Gedanken zu erläutern. Meine Kollegen und ich haben in Supercomputern komplexe Automaten simuliert, die auf der TSNG basieren, um zu zeigen, daß Wahrnehmungskategorisierung aufgrund von Werten in einer globalen Abbildung durchführbar ist (Abb. 9.6). In Automaten wie Darwin III schreibt man zum Beispiel Schaltkreisen, die Licht begünstigen, das in die Augenmitte fällt, einen Wert für den Gesichtssinn zu. (Der Wert heißt:»Licht ist besser als kein Licht«; Licht und Stimulation im Zentrum des Sehzentrums ist Licht und Stimulation am Rand vorzuziehen.) In Darwin III erhöht sich durch solche Wertschaltkreise die Wahrscheinlichkeit, daß eher solche Synapsen verstärkt werden, die aktiv sind, wenn diese Schaltkreise gereizt werden. Im Endergebnis verfolgt das Auge des Automaten aufgrund von Selektion und Erfahrung die Signale beleuchteter Objekte.

Damit wird eine Form von »angemessenem« Verhalten als erworbenes Verhalten definiert, das mit im Lauf der Evolution erworbenen Werten vereinbar ist. Wahrnehmungskategorisierung tritt jedoch nur dann ein, wenn Darwin III durch unabhängige Stichproben von Signalen in *mehreren* Modalitäten (Sehsinn, Tastsinn, Gelenksinn) durch seine reziprok gekoppelten Karten einen Output aktiviert. Das geschieht zum Beispiel, wenn er als Ergebnis seiner Erkundungen mit seinem »Hand-Arm« und »Auge« »entscheidet«, etwas sei ein Ding, und es sei gestreift und rauh. Falls Darwin III ein höherwertiges Wertesystem hat, das ihn eine solche kategorische Entscheidung treffen läßt, aktiviert er dann einen neuralen Schaltkreis, der ihn mit dem Arm fuchteln läßt. Das spiegelt die Kategorisierung wider, die sich aus wiederholten synaptisch selektiven Ereignissen ergibt, die aufgrund der von ihm gemachten Erfahrungen in all seinen reziprok gekoppelten Karten abliefen. Wie Abbildung 9.6 zeigt, »entscheidet« sich Darwin III durch sein Herumfuchteln zwischen vielen Dingen, wobei er die rauhen und gestreiften von denen unterscheidet, die gestreift sind oder rauh, aber nicht beides. Wie ein Lebewesen tut er das auf seine ganz eigene Art, nicht nach vorgegebenen klassischen Kriterien. Er kategorisiert also nur aufgrund von Erfahrung, nicht aufgrund eines vorgegebenen früheren Programms. Darwin III ist ein Modell einer globalen Kartierung, das die *Kategorisierung nach Werten in einer Weise durchführt, die man Verkörperung nennen* könnte. Allgemein ist eine globale Kartierung wie Darwin III die kleinste Organisationseinheit, die zur Kategorisierung fähig ist. Natürlich kann ein Lebewesen viel mehr Karten zusammensetzen.

Die Bewegungen des »Arms« von Darwin III werden übrigens ebenfalls eher selektiert als instruiert. Wir können zum Beispiel als Wert einen Faktor definieren, der die Wahrscheinlichkeit vergrößert, daß sich solche synaptische Verbindungen im Bewegungsvorrat verstärken, die dann aktiv sind, wenn sich der Arm des Automaten zur Mitte des Gesichtsfeldes hin bewegt; so erhalten wir ein System, in dem ursprünglich ungerichtete Bewegungen schließlich durch Bewegungen ersetzt werden, die ein Objekt erfolgreich ergreifen (Abb. 9.6).

Nach der TSNG sind die treibenden Kräfte für das Verhalten eines Lebewesens also jene der natürlichen Auslese unterworfenen Wertesysteme, die dem Gehirn und dem Körper helfen, die für das Leben notwendigen Bedingungen aufrechtzuerhalten. Solche Systeme heißen homöostatisch. Die Kopplung von Bewegung und Sinneserfahrung führt zu Verhalten, das die Ebenen der homöostatischen Systeme verändert. Gelegentlich werden Verhaltensmuster wie diese artspezifischen durch die Evolution direkt selektiert; der größte Teil der Kategorisierung führt jedoch zu Verhalten, bei dem Veränderungen der homöostatischen Ebenen im einzelnen Lebewesen durch eine *somatische* Auslese neuronaler Gruppen geschieht. Kategorisierung ist nicht dasselbe wie Wert, sondern geschieht vielmehr *nach* dem Wert. Sie ist ein epigenetisches Ergebnis der Entwicklung; noch so viele auf Werten basierende Schaltkreise können nicht zu ihrem Auftreten führen, solange nicht aufgrund von Erfahrung neuronale Gruppen selektiert werden. Andererseits jedoch können somatisch selektive Systeme nicht zu festgelegten Verhaltensformen führen, wenn nicht zuvor ein Wert festgelegt wurde. Dies wurde zum Beispiel durch Abschalten der Wertekreise in Darwin III gezeigt: Es überrascht nicht, daß das in den Abbildungen gezeigte konvergente Verhalten dann nicht eintritt.

Diese Reise war anstrengend. Ich hoffe dennoch, einen Eindruck der TSNG und ihrer Stimmigkeit vermittelt zu haben. Jetzt möchte ich etwas über die Fakten sagen, die sich seit der ersten Darstellung dieser Theorie angesammelt haben und die für sie sprechen. Ich werde sie nicht erschöpfend behandeln; weil die Theorie jedoch angegriffen oder mißverstanden wurde, könnte es nützlich sein, einiges klarzustellen und einige experimentelle Befunde zu erwähnen, die sie bestätigen.

Die beiden am heftigsten angegriffenen Begriffe der Theorie sind die der neuronalen Gruppen und der Selektion. Horace Barlow und unabhängig von ihm Francis Crick bestreiten die Existenz neuronaler Gruppen. Barlows Kritik beruht auf der Behauptung, neuronale Gruppenbildung erfordere eine Bevölkerungsdynamik der Art, wie sie Malthus behauptete. Die Überlegungen von Thomas Malthus gaben Darwin wichtige Denkanstöße, denn Darwin berichtet, er habe erkannt, wie Wettbewerb zu natürlicher Auslese führen kann, als er von der Behauptung hörte, die Zunahme der Bevölkerung erfolge in geometrischer, die der Nahrungsvorräte jedoch nur in arithmetischer Reihe. Aber Barlows Denken ist nicht so klar wie das seines berühmten Vorgängers. Weder die natürliche Selektion in der Evolution noch die Selektion neuronaler Gruppen erfordern eine wachsende Population. Nötig *sind* vielmehr *differentielle* Reproduktion (für die Evolution) und *differentielle* Verstärkung (für die Selektion neuronaler Gruppen durch Veränderungen der synaptischen Stärke). Barlow verschlimmert seinen Fehler, indem er für synaptische Veränderungen einen falschen Mechanismus annimmt und daraus schließt, neuronale Gruppen müßten während der Selektion immer mehr Zellen eingliedern, wenn sie nicht ihre Selektivität verlieren sollen. Explizite Modelle haben gezeigt, daß keine dieser Folgen eintritt, wenn man für die synaptischen Veränderungen Regeln wählt, die genau jenen entsprechen, die man in Experimenten findet.

Crick behauptet, es sprächen nur wenige Tatsachen für neuronale Gruppen. Er behauptet auch, die Selektion neuronaler Gruppen sei für die Vorstellung einer globalen Kartierung nicht notwendig. Schließlich behauptet er, es sei ihm unmöglich gewesen, einen lohnenden Vergleich zwischen der Theorie der natürlichen Auslese und dem Geschehen bei der Gehirnentwicklung zu ziehen.

Im Gegensatz zu diesen Behauptungen haben sich seit der ersten Formulierung der TSNG Versuchsdaten ergeben, die unmittelbar die Existenz neuronaler Gruppen und die Funktion der reziproken Kopplung belegen. Einer der wichtigsten Befunde betrifft das Verhalten von Neuronen in den »richtungsempfindlichen Säulen« der primären Sehrinde (siehe Abb. 9.2 und 9.3). Wenn bewegte Lichtstreifen einen bestimmten Teil der Netzhaut eines Lebewesens treffen, feuern, wie wir wissen, bestimmte Zellen dieser Säulen in Abhängigkeit von der Richtung dieser Streifen. Verschiedene Nervenzellen reagieren also auf verschieden geneigte Streifen unterschiedlich. Wie Wolf Singer und Reinhardt Eckhorn jeweils mit ihren Kollegen gezeigt haben, hängt die Wahrscheinlichkeit, daß eine Einzelzelle in diesem Teil der Sehrinde feuert, sehr eng mit der Entladung von Nachbarzellen in derselben Säule zusammen. Die Aktivität dieser Nachbarzellen wurde durch Aufzeichnungen lokaler Feldpotentiale gemessen, welche die Gesamtaktivität vieler Zellen in einem kleinen Bereich beschreiben. Diese Versuche zeigten, daß die Darbietung eines geeignet ausgerichteten Streifens eine *Gruppe* von Zellen innerhalb der reagierenden Säule veranlaßt, sich überwiegend mit einer Schwingungskomponente von 40 Hertz (40 Schwingungen pro Sekunde, siehe Abb. 9.3) gleichzeitig zu entladen. Wenn der Reiz unterbrochen wurde, verschwand die kohärente Schwingung der Zellgruppe. Genauso verblüffend zeigten die Neuronengruppen in den zwei Karten eine wechselseitige phasenkohärente Schwingung von etwa 40 Hertz, wenn ein Streifen als Reiz dargeboten wurde und die Feldpotentiale in zwei *verschiedenen* visuellen Karten, V1 und V2, aufgezeichnet wurden (siehe Abb. 9.2). Obwohl sie einen gewissen Abstand voneinander hatten, schwangen diese Gruppen von Neuronen in getrennten Karten mit derselben Frequenz und Phase, sobald der Lichtstreifen gezeigt wurde. Es ist bekannt, daß die Nervenzellen in diesen Gruppen mit reziprok gekoppelten Fasern verknüpft sind. Der von der ursprünglichen TSNG behauptete phasenhafte Signalaustausch scheint damit

bestätigt zu sein. Meine Kollegen und ich stellten diese Entdek-
kungen in einem Computermodell dar und fanden, daß es
genügte, auch nur einen Teil der reziprok gekoppelten Bahn zwischen den beiden Bereichen zu zerschneiden, um die Phasen-
gleichheit der Schwingung simulierter neuronaler Gruppen in
beiden Bereichen zu stören.

Diese Ergebnisse bestätigen (1) die Annahme, daß es Gruppen
gibt – kooperativ interaktive Nervenzellen, die durch synaptische
Verbindungen mehr oder weniger fest gekoppelt sind, sich gleichzeitig entladen und als Gruppe auf die Selektion durch bestimmte
Stimuli reagieren, und (2) das Konzept einer Korrelation durch
die reziproke Kopplung selektiver Ereignisse in verschiedenen
Karten. Beide Vorstellungen, so hat sich experimentell gezeigt,
gelten für sekundäre Repertoires, zum Beispiel den Gesichtssinn.

Wir haben ebenfalls erfolgreich die Verschiebungen simuliert,
die an den Kartenrändern eines weiteren sekundären Repertoires auftreten, das in dem Teil der Gehirnrinde liegt, der mit dem
Tastsinn verbunden ist. Diese Veränderungen wurden experimentell von Michael Merzenich und seinen Kollegen entdeckt
(siehe Kapitel 3, besonders den unteren Teil der Abb. 3.5). Die
Vorstellung, es gäbe neuronale Gruppen, die im *Wettbewerb* um
die Wechselwirkung ihre synaptischen Verbindungen mit
benachbarten Neuronen stärken, kann diese Formbarkeit sehr
schön erklären. Eine leichte Berührung oder das Durchschnei-
den der Nerven, die einen Fingerdruck übertragen, führt zu
raschen Veränderungen der Kartenränder in der somatosensori-
schen Großhirnrinde, die diesen Funktionen dient. Die Entdek-
kungen stehen völlig in Übereinstimmung mit einer Darwinschen Auffassung der Selektion von Gruppen, die sich innerhalb
einer Karte miteinander in Wettbewerb befinden.

Es scheint, daß die Kritik, die sich gegen die Existenz neuronaler Gruppen richtet, nicht haltbar ist. Auch die Kritik an der
Theorie der Bildung eines primären Repertoires hat große Mißverständnisse offenbart. Die Meinung von Dale Purves, die
Theorie sei »regressiv«, weil sie eine Selektion der Nervenzellen
allein durch Ausschaltung während der Entwicklung nahelegt,
ist einfach eine Fehldeutung. Die Beschreibung der Bildung

eines primären Repertoires stellt ausdrücklich fest, daß Auslese durch Ausschaltung nicht ausreicht. Während sie bei der Bildung des Nervensystems unzweifelhaft vorkommt, ist sie nur einer von mehreren Auslesemechanismen. Andere von gleicher oder größerer Bedeutung sind die Bildung neuer anatomischer Bahnen durch die Ausprägung neuer Adhäsionsmoleküle und die Bildung von Signalschleifen durch Synapsenbildung, die von der Aktivität abhängt.

Cricks Meinung (siehe sein Zitat zu Beginn dieses Kapitels), man solle die Theorie nicht neuronalen Darwinismus, sondern vielmehr neuronalen Edelmanismus nennen, weil sie mit Darwins Werk nichts zu tun habe, ist gleichzeitig spöttisch und schmeichelnd. Aber sie ist auch unangebracht. Wie Richard Michod und auch ich selbst ausgeführt haben, weist die Theorie deutliche Parallelen zu Darwinschen Denkweisen auf. Anders gesagt, beruft sie sich recht strikt auf ein Denken in Populationen. Entsprechend zum Beispiel zur Vorstellung der »Fitness« reagiert eine neuronale Gruppe auf einen Input mit einer Wahrscheinlichkeit, die von varianten Strukturmerkmalen abhängt, denn sie hängt unmittelbar davon ab, wie stark die Variantengruppen verbunden sind. Darüber hinaus gibt es eine Beziehung zwischen der Idee der Vererbung und der Selektion neuronaler Gruppen. In einem selektiven System muß es eine Korrelation geben, die größer ist als das Hintergrundrauschen zwischen Eltern und Nachkommen. In der Evolution wird dies durch die Vererbung sichergestellt und in der TSNG durch synaptische Veränderungen. Neuronale Gruppen, die anfänglich auf einen Reiz reagieren, reagieren im Mittel mit höherer Wahrscheinlichkeit auf einen ähnlichen Reiz, wenn er später wieder angeboten wird; diese Wahrscheinlichkeit wird jedoch durch Wertesysteme beeinflußt. In der Evolution führen Unterschiede in der Anpassung verschiedener Organismen an die Umgebung zu Unterschieden bei der Fortpflanzung, was wiederum zu Veränderungen in den Genfrequenzen der Population führt. Bei der Selektion neuronaler Gruppen führen Unterschiede in der Art des Zusammenhangs, der synaptischen Struktur und der Morphologie der Neuronen im primären Repertoire, die sich aus der

Begegnung mit verschieden korrelierten Signalmustern aus der Umgebung ergeben, zu unterschiedlich wahrscheinlichen Reaktionen der Gruppen. Darin zeigen sich Veränderungen der synaptischen Stärken. Im einen Fall gibt es differentielle Reproduktion, im anderen differentielle Verstärkung. Cricks Geringschätzung beruht wahrscheinlich auf seiner allgemeinen Überzeugung, daß die Elemente eines Repertoires sich nicht durch Selektion verändern können und deshalb absolut feststehende Größen sind. Dies gilt weder für die natürliche Auslese noch für die Selektion neuronaler Gruppen.

Es ist ganz entscheidend zu erkennen, daß die Rekognitionswissenschaften (Evolutionstheorie, Biologie, Immunologie, Hirnforschung) zwar gemeinsame *Grundlagen* haben, ihre *Mechanismen* jedoch offensichtlich verschieden sind. Die *natürliche Auslese* hat erstaunlicherweise im Lauf der Evolution zwei völlig verschiedene *somatische* Selektionssysteme erzeugt, die beide zu Rekognition führen. Wenn wir diese Gedanken bejahen, führt die kleine Schleife der Selektion neuronaler Gruppen in den Individuen einer Art zu unterschiedlichem phänotypischen Verhalten. Diese unterschiedlichen Verhaltensweisen liefern die Grundlage für die weitere natürliche Selektion in der großen Schleife der Evolution. Die Beziehung zwischen den beiden selektiven Systemen, dem somatischen und dem evolutionären, beruht auf Gegenseitigkeit.

In einer wissenschaftlichen Untersuchung sollte alles erbarmungsloser Kritik ausgesetzt werden. An der Kritik an der TSNG verwundert die Ebene, auf die sie zielt. Man sollte vermuten, der Angriff würde auf den Versuch zielen, zwischen Psychologie und Physiologie eine Brücke zu schlagen – sich also gegen die von ihr behaupteten Mechanismen für die Wahrnehmungskategorisierung und das Gedächtnis richten. Diese machen zusammen mit dem, was über die weiter unten erörterte Begriffsbildung noch gesagt wird, den Kern der Theorie aus und müssen noch überprüft werden. Wie es jetzt aussieht, sind weder die experimentellen Befunde, auf denen die TSNG beruht, noch die Behauptungen, welche die Theorie aufstellt, widerlegt worden. Vielmehr wurden schon mehrere Vorhersagen der Theorie bestätigt. Es wäre enorm wertvoll, wenn Wissenschaftler entweder die von mir dargestellten Tatsachen als falsch nachweisen oder eine auf ihnen basierende alternative Theorie aufstellen würden. Wir könnten dann wahrhaft konstruktiver Kritik und Entwicklungen entgegensehen, die unsere Sicht der Funktionsweise des Gehirns schärfen könnten.

Bisher war das nicht der Fall; deshalb wende ich mich jetzt jenen Teilen der Theorie zu, die sich bemühen, die Kluft zwischen Physiologie und Psychologie zu überbrücken. Denn eine biologische Darstellung des Bewußtseins muß diese Brücke überqueren.

10
Gedächtnis und Begriffsbildung:
Eine Brücke zum Bewußtsein

»Begriff« ist ein ungenauer Begriff

LUDWIG WITTGENSTEIN

Was ist ein Gedanke?
Es ist ein Bild, das sich in mein Gehirn malt.

VOLTAIRE

An diesem Punkt scheint es angebracht, Inventur zu machen und nach vorn zu schauen. Wir haben uns bemüht zu sehen, wie geistige Funktionen verkörpert werden, wie sich also die Psychologie auf die Physiologie abbilden läßt.

Die natürliche Auslese, so haben wir behauptet, hat zu somatisch selektiven Systemen geführt – zum Immunsystem und zum Gehirn. Die Grundlage der Hirnfunktion ist die Morphologie. Die entsprechende Neuroanatomie entwickelt sich nach topobiologischen Grundsätzen. Das Gehirn ist ein topobiologisches System par excellence, denn es besteht aus Karten und Kartierungssystemen, bei denen die genaue Lokalisierung einer Aktivität entscheidend wichtig ist für die Funktion.

Zwei scheinbar unzusammenhängende Beobachtungen werfen ein neues Licht auf die Wirkungsweise des Gehirns als Rekognitionssystem, nämlich erstens die enorme Vielfalt und Individualität der Hirnstruktur und zweitens die Tatsache, daß sich die Vorgänge der Welt trotz der Einschränkungen, die ihnen die physikalischen Gesetze auferlegen, nicht fein säuberlich in Schubfächer einordnen lassen. Die TSNG beschreibt, wie ein

Gehirn eine solche Welt kategorisieren kann. Ihre Grundsätze – Entwicklungsselektion, Erfahrungsselektion und reziproke Kopplung – bilden die Grundlage für die Entwicklung psychologischer Funktionen. Natürlich können neu *entstehende* Gehirnfunktionen neue morphologische Ordnungen nötig machen, die TSNG nimmt jedoch an, die Evolution neuer Funktionen brauche im wesentlichen keine weiteren Grundlagen. Wenn im Lauf der Evolution neue Kartierungen zu den alten hinzukommen, wirkt in globalen Abbildungen somatische Selektion, die meiner Überzeugung nach ausreicht, um ein spezialisiertes Gedächtnis und die Fähigkeit zur Begriffsbildung entstehen zu lassen.

Bevor wir uns mit Gedächtnis und Begriffsbildung beschäftigen, ist die Überlegung angebracht, welche Beziehung wir zwischen »höheren Hirnfunktionen« erwarten. Welche psychologischen Funktionen soll diese selektionistische Sicht erklären? Wie können sie Bewußtsein und Intentionalität erklären?

Zu den höheren Hirnfunktionen gehören als grundlegende Einheit Wahrnehmungskategorisierung, Gedächtnis und Lernen. (Zwar werden diese Funktionen zur Erleichterung der Betrachtung oft je für sich gesehen; man sollte aber bedenken, daß sie untrennbare Aspekte einer gemeinsamen geistigen Leistung sind.) Wir haben schon gesehen, wie Klassifizierungspaare und globales Kartieren zur Wahrnehmungskategorisierung führen. Diese ist ganz allgemein für das Gedächtnis notwendig, bei dem es schließlich um frühere Kategorisierungen geht. Beide Funktionen lassen sich durch Beobachtung des Verhaltens überprüfen. Wir werden in diesem Kapitel sehen, daß jede Art von Gedächtnis, auch wenn es auf Veränderungen der synaptischen Stärke beruht, eine Eigenschaft eines dynamischen Systems ist, die von den neuronalen Strukturen, in denen es auftritt, abhängt und bestimmt wird. Um die adaptiven Bedürfnisse eines Lebewesens befriedigen zu können, das sich angesichts der Notwendigkeit, das Überleben zu sichern, einem unvorhergesehenen Nebeneinander von Ereignissen gegenübersieht, ist auch Lernen nötig, das sich auf das Verhalten auswirkt. Die drei Grundfunktionen – Kategorisierung, Gedächtnis und Lernen – hängen also eng zusammen. Letzteres beruht auf den beiden ersten.

Nun sind Wahrnehmungskategorisierung und Gedächtnis für den Lernvorgang zwar notwendig, aber nicht hinreichend. Zusätzlich ist eine Verbindung zu Wertesystemen nötig, die durch Teile des Gehirns vermittelt werden, die sich von jenen, die kategorisieren, unterscheiden. Die hinreichende Bedingung für die Adaptation wird von der Verbindung zwischen globalen Kartierungen und den sogenannten hedonistischen Zentren und dem limbischen System des Gehirns geliefert; sie befriedigen homöostatische, appetitive und konsumatorische Bedürfnisse, in denen sich die im Lauf der Evolution herausbildeten Werte widerspiegeln. Diese mit Werten behafteten Hirnstrukturen wie etwa der Hypothalamus, Kerne des Mittelhirns und andere entstanden im Lauf der Evolution als Reaktion auf Anforderungen an das Verhalten, und einige ihrer Schaltkreise sind artspezifisch. Es ist klar, warum das so ist. Vögel müssen ein anderes Paarungsverhalten haben als Wale.

Alles Lernen beruht auf dem Wirken neuronaler Verbindungen zwischen globalen Abbildungen und den oben erwähnten Wertezentren. Es verknüpft die Kategorisierung mit einem Verhalten, das unter Erwartungsbedingungen adaptiven Wert hat. Physiologische Systeme haben genau wie manche Kontrollmechanismen Fixpunkte (man denke an einen Thermostaten). Mit Erwartung meinen wir hier einfach die Bedingung, bei denen die Fixpunkte der zum hedonistischen System gehörigen physiologischen Strukturen noch nicht erreicht sind. Lernen geschieht, wenn Verhalten zu synaptischen Veränderungen in globalen Abbildungen führt, die diese Punkte zu erreichen ermöglichen.

Wir sehen jetzt, warum das Gedächtnis den adaptiven Wert der Selektion neuronaler Gruppen verstärkt, indem es eine Beziehung zwischen Wahrnehmungskategorisierung und Lernen herstellt. Durch die Vergrößerung der primären Repertoires oder die Verstärkung der reziproken Kopplung zwischen den Repertoires oder die Anregung zu synaptischer Veränderung durch Hinzufügung neuer Mechanismen während der Evolution vergrößert sich auch die Zahl der kategorischen Reaktionen, die Lernen verstärken können. Lernen ist adaptiv; so gesehen wäre es auch adaptiv, wenn es größere oder vielfältigere neuronale

Gruppen gäbe. Unabhängig vom Grad des Lernens ist Verhalten jedoch durch andere Faktoren eingeschränkt, unter denen die Wertesysteme und die im Lauf der Evolution einer Art selektierten homöostatischen Bedingungen die Hauptrolle spielen.

Im Mittelpunkt all dieser Vorgänge steht das Gedächtnis. Wir beschäftigen uns in einem großen Teil dieses Kapitels mit der Untersuchung seiner Wirkungsweise und Bedingungen. Sicherlich sind Wahrnehmung, Gedächtnis und Lernen sehr wichtig; ihr Zusammenwirken allein kann jedoch nicht die Fähigkeiten erzeugen, die Wahrnehmungskategorisierungen zu allgemeinen *Beziehungen* werden lassen. Diese Eigenschaften entstehen durch die Fähigkeit zur Begriffsbildung – die Fähigkeit, nach allgemeinen oder abstrakten Kriterien zu kategorisieren. Deshalb muß ich mich auch mit Begriffen befassen. Mein Ziel ist es zu zeigen, wie wir das Entstehen von Bewußtsein erklären können, ohne die physiologischen Grundlagen für Wahrnehmung, Gedächtnis und Lernen und Begriffsbildung in Frage zu stellen, wenn wir uns auf keine anderen Grundsätze berufen als jene der TSNG.

Gedächtnis

Beginnen wir mit dem Gedächtnis. Eine Schwierigkeit im Umgang mit dem Gedächtnis besteht darin, daß so viele verschiedene Arten von Gedächtnis beschrieben worden sind und so viele davon so eng mit Sprachfertigkeit verknüpft sind. Das macht es schwierig, die Grundlagen herauszukitzeln, und es erklärt, warum so oft eine physiologische Grundlage für Gedächtnis – also synaptische Veränderung – fälschlich mit dem Gedächtnis gleichgesetzt wird.

Zur Klarstellung einigen wir uns darauf, daß das Gedächtnis unabhängig von der Form, die es annimmt, die Fähigkeit ist, eine Leistung zu wiederholen. Die Art der Leistung hängt von der Struktur des Systems ab, in dem sich das Gedächtnis zeigt, denn das Gedächtnis ist eine Systemeigenschaft. Das Gedächtnis ist im Nervensystem auch eine dynamische Eigenschaft von Popu-

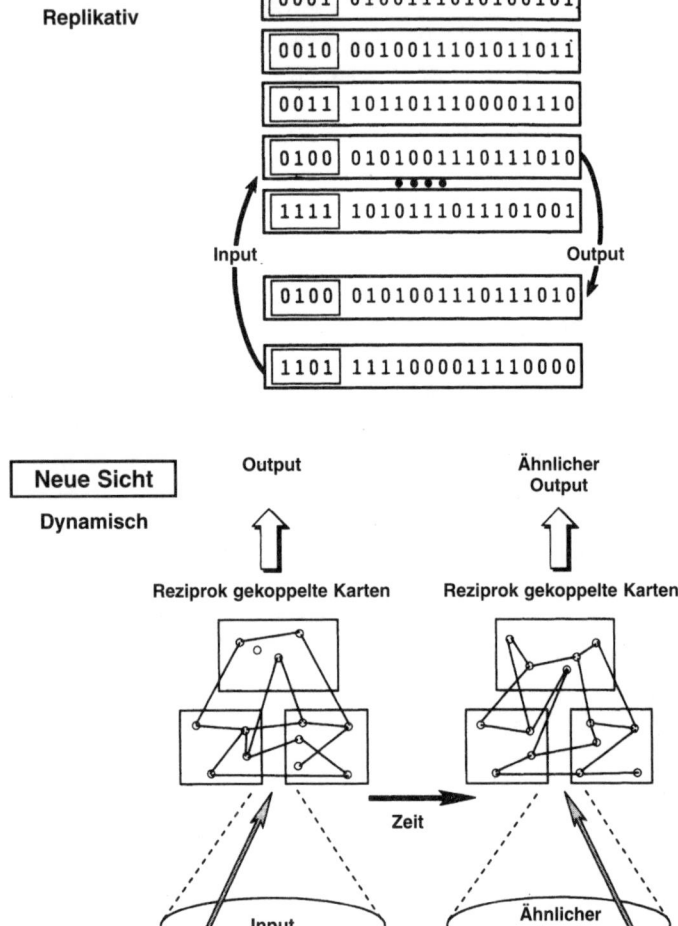

lationen neuronaler Gruppen. In Computern hängt das Gedächtnis von der Spezifizierung und Speicherung von Bits kodierter Information ab. Nach der TSNG ist das im Nervensystem *nicht* der Fall. Obwohl das Verhalten von Darwin III offensichtlich auf eine Form von Gedächtnis schließen läßt, nachdem er unterschiedlichen Dingen begegnet ist (siehe das letzte Kapitel, insbesondere Abb. 9.6), läßt sich sein Gedächtnis nicht durch eine statische Konfiguration von Bits beschreiben. Das Gedächtnis einer globalen Kartierung wie Darwin III ist kein Speicher für festgelegte oder kodierte Eigenschaften, die sich wie bei einem Computer abrufen und in wiederholbarer Weise zusammensetzen lassen.

Die TSNG behauptet, Gedächtnis sei die spezifische Verstärkung einer zuvor etablierten Fähigkeit zur Kategorisierung (Abb. 10.1). Diese Art Gedächtnis bildet sich innerhalb globaler Karten als statistische Eigenschaft aus fortwährenden dynamischen Veränderungen in den synaptischen Populationen – aus den Veränderungen also, die überhaupt erst eine Kategorisierung zulassen. Die Veränderungen der synaptischen Stärken von Gruppen in einer globalen Karte stellen also die biochemische Grundlage für das Gedächtnis dar.

In einem solchen System läuft das Erinnern nicht immer gleich ab. Unter dem Einfluß sich fortwährend ändernder Zusammen-

Abbildung 10.1
Zwei Arten von Gedächtnis. Oben: Ein Beispiel für ein Gedächtnis, das kodierte Information genau speichert (replikatives Gedächtnis). Ich nenne es replikativ, weil die Erinnerung wie ein Computer das genau gleich kodierte Muster fehlerfrei reproduzieren und damit verdoppeln muß. Jede Veränderung gilt als Fehler. Unten: Ein Beispiel für ein dynamisches Gedächtnis in einer globalen Karte der Art, die durch Darwin III veranschaulicht wird (Abb. 9.6), nachdem er nach dem Wert kategorisiert hat. Viele ähnlich kategorisierte Objekte können zu demselben Ergebnis führen, und Fehler sind möglich. Dieses Gedächtnis ist eine Eigenschaft des ganzen Systems, obwohl es im Grunde auf der Veränderung der synaptischen Stärke beruht, wie sie durch Veränderungen der Linien zwischen den neuronalen Gruppen (Punkten) im Inneren der Karten angedeutet sind.

hänge verändert sich auch die Erinnerung, wenn sich Struktur
und Dynamik der an der ursprünglichen Kategorisierung beteiligten neuralen Populationen ändern. Erinnern bedeutet die
Aktivierung einiger, aber nicht notwendig aller zuvor zugänglich
gemachten Teile globaler Abbildungen. Es kann zu einer Kategorisierungsreaktion führen, die einer früheren gleicht; zu unterschiedlichen Zeiten jedoch sind auch die Elemente, die zu dieser
Reaktion beitragen, alle verschieden, und im allgemeinen werden sie vermutlich durch das gerade ablaufende Verhalten
beeinflußt.

Da Wahrnehmungskategorien nicht unveränderlich sind, sondern vom jeweiligen Verhalten des Lebewesens beeinflußt werden, ist das Gedächtnis so gesehen ein Ergebnis fortwährender
Neukategorisierung. Es ist also ganz wesentlich prozedural; dazu
gehören ständige motorische Aktivität und das in vielfältigen
Zusammenhängen wiederholte Einüben. Weil sich in anderen
Zusammenhängen durch anderen Input und andere Reize neue
Assoziationen ergeben und weil verschiedene Kombinationen
neuronaler Gruppen zu einem ähnlichen Ergebnis führen können, läßt sich eine bestimmte kategorische Reaktion im
Gedächtnis auf mehrere Arten auslösen. Anders als das
Gedächtnis eines Computers ist das des Gehirns ungenau, aber
zu einem sehr hohen Grad zu Verallgemeinerung fähig.

Diese Eigenschaften der Assoziation, Ungenauigkeit und Verallgemeinerung leiten sich alle aus der statistischen Natur der
Wahrnehmungskategorisierung her, die eine der Grundlagen für
das Gedächtnis ist. Es überrascht deshalb nicht, wenn sich das
Gedächtnis verschiedener Menschen so stark unterscheidet und
sie es so unterschiedlich benutzen.

Während ich über diese Eigenschaften nachdenke, muß ich an
Unterschiede denken, die sich bei begabten Menschen in bezug
auf Gedächtnis und Leistung zeigen. Zur Veranschaulichung
diene eine Geschichte, die von Fritz Kreisler, dem großen Geiger, und Sergej Rachmaninow, dem großen Pianisten, erzählt
wird. Die beiden trafen sich 1930 in Berlin, um die c-Moll Sonate
von Grieg einzuspielen. Rachmaninow war ein akribisch
genauer Arbeiter und wollte sofort mit den Proben beginnen.

Kreisler, der nicht viel probte, war nicht so eifrig und ging zunächst einmal in die Stadt. Am nächsten Morgen wurde auf Kreislers Drängen und gegen Rachmaninows Wunsch die Aufnahme gemacht; alles ging gut. (Die Aufnahme ist, glaube ich, noch erhältlich und einfach phantastisch.) Trotzdem war Rachmaninow nicht zufrieden.

Etwas später, so wird erzählt, musizierten die beiden zusammen in New York, und es stand dieselbe Sonate auf dem Programm. In einem der Sätze verlor Kreisler den Faden. Ganz nach seiner Art spielte er, vermutlich in der Hoffnung, später wieder hineinzukommen, einfach einige Kadenzen. Als er ihn auch nach etwa einer Minute noch nicht gefunden hatte, beugte er sich, immer weiter spielend, vor und fragte: »Sergej, wo sind wir?« Rachmaninow schaute vom Flügel auf und sagte: »Carnegie Hall.«

Wenn man das Gedächtnis für eine Form der Neukategorisierung hält, läßt sich sein Wirken offensichtlich nur verstehen, wenn man das ganze System betrachtet, in dem es operiert. (Ein Beispiel dafür war im letzten Kapitel Darwin III.) Eines der dynamischen Kennzeichen des Systems der globalen Abbildungen im Gehirn ist die Fähigkeit, aufeinanderfolgende Veränderungen zu ordnen. Das Gedächtnis wäre nutzlos, wenn es nicht in gewisser Weise den zeitlichen Ablauf von Ereignissen berücksichtigte – den von Sinneseindrücken ebenso wie den von Bewegungsmustern.

Wir würden in einem Meer technischer Einzelheiten ertrinken, wenn wir uns in all diese Abläufe vertiefen wollten. Aber es ist wichtig, etwas darüber zu wissen, wie die Großhirnrinde und ihre Anhänge mit den zeitlichen und räumlichen Anforderungen des Gedächtnisses umgehen. Die Rinde besteht aus sechs Schichten, in denen etwa zehn Milliarden Neuronen durch eine Billiarde Verbindungen untereinander verknüpft sind. Nicht nur ist sie in Bereiche eingeteilt, die nach Funktionen getrennt und reziprok gekoppelt sind, sondern sie ist auch mit drei Strukturen verknüpft, die ich Ablauforgane (»organs of succession«) nenne, weil sie mit der zeitlichen Anordnung dessen zu tun haben, was das Gehirn nach außen leitet.

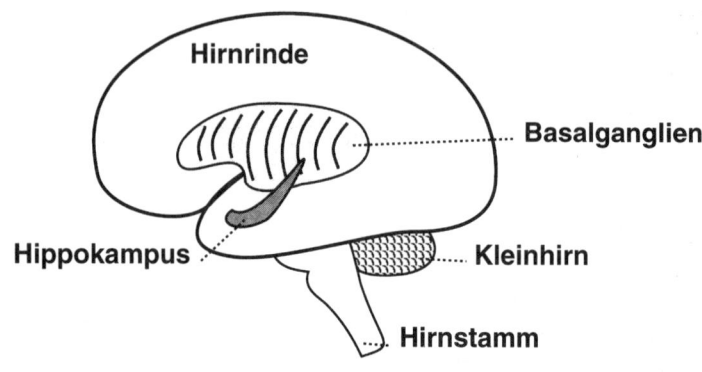

Hirnanhänge

Abbildung 10.2
*Hirnanhänge, die den zeitlichen Ablauf regeln. Das Gehirn enthält Struk-
turen wie das Kleinhirn, die Basalganglien und den Hippokampus, die mit
der zeitlichen Abstimmung, dem Bewegungsablauf, zu tun haben und das
Gedächtnis aufbauen helfen. Sie stehen in enger Verbindung mit der Großhirnrinde, wenn sie die Kategorisierung vornimmt und Korrelationen von
der Art der globalen Karten herstellt (siehe Abb. 9.5). Das Diagramm soll
dem Leser helfen, diese »Ablauforgane« im Gehirn zu lokalisieren.*

Jede dieser Strukturen – Kleinhirn, Hippokampus und Basalganglien – hat mit einem anderen Aspekt der Anordnung zu tun
(Abb. 10.2). Das Kleinhirn ist ein bemerkenswertes Gebilde; es
umgibt den oberen Hirnstamm und besteht aus typischen neuralen Schaltkreisen mit einer eher stereotypen Struktur und empfängt vor allem Input von der Hirnrinde und vom Rückenmark.
Viele Untersuchungen lassen vermuten, daß das Kleinhirn für
den zeitlichen Ablauf und die glatte Aufeinanderfolge von
Bewegungen eine wichtige Rolle spielt, für die Auslösung von
Bewegung jedoch nicht unbedingt erforderlich ist. Mit der
Großhirnrinde zusammen stellt es die Grundlage für die Erzeugung und Kategorisierung fließender Bewegungen dar. Wenn

Teile des Kleinhirns ausfallen, werden gewöhnlich fließende Bewegungsmuster ruckhaft und unkoordiniert.

Aber was hat das mit dem Gedächtnis zu tun? Man bedenke, daß die Kategorisierung ebenso von fließenden Bewegungen und Haltungen abhängt wie von Sinnesschichten. Im Kleinhirn und in der motorischen Rinde spielen sich die synaptischen Veränderungen ab, die zu den fließenden Bewegungen führen, die sowohl der Kategorisierung wie der Neukategorisierung zugrunde liegen.

Die Ausführung einer Folge von Bewegungen, eines sogenannten motorischen Programms, über einen längeren Zeitraum hinweg hängt von anderen Hirnfortsätzen, den Basalganglien, ab. Diese großen und komplexen Strukturen tief im Zentrum des Gehirns sind durch eine Reihe von parallelen Schaltkreisen, die an Augen- und Körperbewegungen beteiligt sind, mit der Großhirnrinde und auch mit den Frontalbereichen der Rinde verbunden, die mit Verhaltensplanung und Gefühlen zu tun haben. Anscheinend sind die Basalganglien an der Planung von Bewegungen beteiligt und damit an der Auswahl und der Abfolge des motorischen Outputs. Sie helfen nicht nur dabei, die Bewegung in einem motorischen Programm zu regulieren, indem sie Sinnes- und motorische Reaktionen koppeln, sondern leiten auch zu dem an, was nach einem motorischen Plan gemacht werden sollte. Man beachte, daß dieser Anhang anders als das Kleinhirn, das spontane Gesten glättet und koordiniert, über längere Zeiträume wirkt und ganze Folgen von Bewegungen planmäßig zusammenfaßt.

Die zentrale Rolle der Basalganglien bei der Planung von Bewegung und Motorik wird bei Krankheiten deutlich. Bei der Parkinsonschen Krankheit führt die Zerstörung von Neuronen der Basalganglien *(Substantia nigra)*, die den Neurotransmitter Dopamin erzeugen, zu Schwierigkeiten bei der Auslösung von Bewegungen, zu Zittern und einem veränderten Gang. Die Basalganglien sind eng mit den hedonistischen Zentren des Gehirns verknüpft und spielen, worauf ich später eingehen werde, höchstwahrscheinlich für die Aufmerksamkeit eine Rolle.

Ein dritter wichtiger Rindenfortsatz, der Hippokampus, steht ebenfalls in enger Verbindung mit den hedonistischen Zentren des Zwischenhirns und des Hypothalamus. Sein Hauptkennzeichen ist die wichtige Rolle, die es für die Beziehung zwischen dem Kurzzeitgedächtnis und dem Aufbau des Langzeitgedächtnisses spielt. Es sitzt am inneren Rand der Schläfenrinde und ist ein wurstförmiges Gebilde, das an seinen Enden wie ein C eingebogen ist (was ihm seinen wissenschaftlichen Namen Hippokampus, »Seepferdchen«, und seinen deutschen Namen Ammonshorn einbrachte).

Am Hippokampus fällt besonders auf, daß er über einen kleinen Bereich, die sogenannte Entorhinalrinde oder den Schläfenlappen, von praktisch *allen* Bereichen der Hirnrinde Input erhält (Abb. 10.2). Ein Signal durchläuft im Hippokampus nacheinander drei Synapsen. Danach kehrt es zum Schläfenlappen zurück, von wo es über signalaustauschende Fasern in die Gehirnbereiche geschickt wird, die es ursprünglich empfangen hatte. Die Zellen innerhalb der Schleife des Hippokampus stehen alle gleichzeitig indirekt mit dem Zwischenhirn und den hedonistischen Bereichen in Verbindung, Bereichen also, die mit Wertgebung zu tun haben.

Wozu dienen all diese Schaltungen? Anscheinend bildet der Hippokampus die Grundlage für das Langzeitgedächtnis. Der berühmte Patient H.M., dessen Hippokampus wegen einer möglicherweise tödlichen Epilepsie entfernt wurde, hatte nach der Operation ein deutliches Symptom. Er konnte sich an zurückliegende Ereignisse vor dem Zeitpunkt der Entfernung des Hippokampus erinnern, nicht jedoch an solche, die nur kurz vor der Befragung geschehen waren. Wenn er zum Beispiel bei der Angabe seiner Adresse unterbrochen wurde, konnte er sich nicht mehr an sie erinnern. Er war bei vollem Bewußtsein und konnte sogar einige motorische Abläufe lernen. Er blieb jedoch auf Dauer behindert; weil sein Hippokampus ausfiel, konnte er in seinem Langzeitgedächtnis keine neuen Inhalte speichern.

Untersuchungen an Tieren haben die Rolle des Hippokampus bei der Umwandlung von Reaktionen auf kurzfristige Aufgaben für das Speichern im Langzeitgedächtnis bestätigt. Dieser Hirnanhang hat anscheinend die Aufgabe, Ereignisse zu ordnen, die von der Rinde sofort kategorisiert wurden, und dann sicherzustellen, daß diese kategorisierten Ereignisse in der Hirnrinde weitere synaptische Veränderungen bewirken, die das Langzeitgedächtnis ermöglichen.

Für die TSNG bedeutet all dieses, daß Klassifizierungspaare und globale Abbildungen der Selektion neuronaler Gruppen durch synaptische Veränderungen unterliegen. Das aber genügt an sich noch nicht, um die Beziehung zwischen Kurzzeit- und Langzeitgedächtnis sicherzustellen. Wenn nicht Organe mitwirken, die wie der Hippokampus den zeitlichen Ablauf regeln und die Ergebnisse ordnen, treten, so scheint es, schwere Gedächtnisstörungen auf.

Ich habe diese Betrachtungen mit einigen anatomischen und physiologischen Einzelheiten befrachten müssen, um die Wechselbeziehungen zwischen den Gehirnstrukturen und ihrer Dynamik bei der Durchführung psychologischer Funktionen zu betonen. Hätten sich Struktur und Neuroanatomie des Kleinhirns oder etwas ähnliches nicht entwickelt, wäre fließende, koordinierte und schnelle Bewegung unmöglich. Ohne die Basalganglien mit ihrer Anatomie könnten nicht ganze Bewegungssymphonien planvoll ablaufen. Wenn die vom Hippokampus verrichteten Aufgaben nicht erfüllt würden, könnten ganze Reihen von Kategorisierungen nicht miteinander verbunden werden, von denen manche nur ganz kurz und manche auf Lebenszeit gespeichert werden. Und ohne diese Verbindung könnte kein Langzeitgedächtnis in sich stimmig sein.

Diese Beispiele zeigen, daß die evolutionär entwickelte Morphologie und die Schaltung des Gehirns, wie sie die Biochemie der Synapsen vermittelt, dem Gedächtnis neue Funktionen und Formen ermöglichen. Untersuchungen von wirbellosen und »niedrigen« Wirbeltieren zeigen, daß das Nervensystem Körperfunktionen und Verhalten reguliert. Sicherlich haben auch solche Tiere eine Art Gedächtnis, das auf synaptischen Veränderungen beruht. Aber mit dem Leben auf der Erde (und für die Vorläufer der Hominiden auf Bäumen) spielten sich große und neuartige Veränderungen der Umwelt ab. Die weitere Entwicklung

der Hirnrinde bis zur Ermöglichung der Kategorisierung der
Wahrnehmung und der Ablauforgane, die diese Kategorisierungen ordnen, erbrachte eine viel größere Vielfalt psychologischer
Funktionen, mit denen eine komplexe Umwelt bewältigt werden
konnte. Durch diese Entwicklungen kam dem Gedächtnis eine
andere Bedeutung zu. Man beachte jedoch, daß der Erwerb
neuer Hirnfunktionen außer Selektion und Signalaustausch
keine neuen grundlegenden Prinzipien erfordert. Erforderlich
sind neue Strukturen oder Morphologien – neue Anordnungen
der Verbindungen im Gehirn.

Begriffe

Derselbe Grundsatz gilt auch für die Kategorisierung selbst. In
der Tat erfordert die Verkörperung einer umfassenden Fähigkeit
zur Kategorisierung neben dem Gedächtnis mehr als nur eine
Umkategorisierung. Ich habe dieses die Fähigkeit zur Begriffsbildung genannt, und wie beim Gedächtnis unterscheidet sich
auch hier meine Auffassung von der herkömmlichen. Das Wort
»Begriff« wird im allgemeinen im Zusammenhang mit Sprache
und unter Bedingungen verwendet, bei denen man von wahr
oder falsch reden kann. Ich verwende »Begriff« jedoch dazu, um
auf eine Fähigkeit hinzuweisen, die in der Evolution vor dem
Erwerb linguistischer Stammworte auftritt. Was ist diese Fähigkeit?

Ein Lebewesen, das Begriffe bilden kann, erkennt ein Ding
oder eine Handlung und stellt sein Verhalten aufgrund dieser
Identifizierung mehr oder weniger stark darauf ein. Dieses
Erkennen muß eine Beziehung herstellen: Es muß eine Wahrnehmungskategorisierung mit einer anderen anscheinend nicht
darauf bezogenen auch dann verbinden können, wenn die Reize
fehlen, die jene Kategorisierungen auslösten. Die so eingefange-
nen Beziehungen müssen Reaktionen auf allgemeine Eigenschaften wie »Ding«, »oben-unten«, »innen« und so weiter
zulassen. Anders als sprachliche Elemente jedoch sind Begriffe
weder an Konventionen gebunden, noch sind sie willkürlich;

weder setzen sie für ihre Entwicklung eine Bindung an eine sprachliche Gemeinschaft voraus, noch hängen sie von der Reihenfolge der Darbietung ab. Die Fähigkeit zu Begriffsbildung entwickelt sich in der Evolution lange vor der Sprache. Obwohl die Begriffe von Wahrnehmung und Gedächtnis abhängen, *konstruiert* sie das Gehirn aus Elementen, die zu beiden Funktionen beitragen.

Es läßt sich nur schwer herausfinden, welche Tiere Begriffe bilden können. Sicherlich sind die Hinweise auf Begriffsbildung bei Schimpansen überzeugend. Diese Tiere verallgemeinern und klassifizieren Beziehungen – sowohl zwischen Dingen wie zwischen Handlungen. Es fällt jedoch schwerer, etwas über die Fähigkeiten anderer Tiere zur Begriffsbildung zu sagen, weil unsere Verständigung mit anderen Tieren als Schimpansen stark eingeschränkt ist. Wir können höchstens die Strukturen und Funktionen ihrer Hirnbereiche mit denen der Menschen vergleichen und Vermutungen anstellen, die weitere Forschung anregen.

Wie ist die Fähigkeit zur Begriffsbildung entstanden? Die TSNG behauptet, es müßten sich im Lauf der Evolution Gehirnbereiche spezialisiert haben, bevor es zur Begriffsbildung kommen konnte. Sie beruft sich dabei auf die Vorstellung, es genüge zur Erklärung der Begriffsbildung nicht, einfach die Anzahl der reziprok gekoppelten Karten, welche die Wahrnehmung kategorisieren können, zu vergrößern. Zur Begriffsbildung gehörten vielmehr eine Beziehung zur wirklichen Welt, zum Gedächtnis und zu früherem Verhalten. Anders als bei den Gehirnbereichen, die Wahrnehmung vermitteln, muß die Vermittlung von Begriffen ohne unmittelbaren Input operieren können.

Welche Gehirnoperationen führen zu diesen Eigenschaften? Nach der TSNG legt das Gehirn, wenn es Begriffe bildet, Karten seiner *eigenen* Aktivitäten an und nicht nur, wie bei der Wahrnehmung, von äußeren Reizen. Nach dieser Theorie enthalten die für die Begriffsbildung verantwortlichen Gehirnbereiche Strukturen, die Gehirnaktivitäten kategorisieren, unterscheiden und neu zusammensetzen und die *in verschiedenen Arten von globalen Abbildungen* auftreten. Diese Gehirnstrukturen kategorisieren nicht die von außen kommenden Eingaben der Sinnesmodalitäten, sondern Teile früherer globaler Karten nach der Modalität, dem Vorhandensein oder dem Fehlen von Bewegung und dem Vorhandensein oder dem Fehlen von Beziehungen zwischen Wahrnehmungskategorisierungen (Abb. 10.2).

Strukturen, die diese Aktivitäten leisten können, finden sich mit großer Wahrscheinlichkeit in den frontalen, temporalen und parietalen Hirnrinden. Sie müssen eine *Kartierung der Kartentypen* darstellen. Sie müssen sogar Teile *früherer* Aktivitäten globaler Karten aktivieren oder rekonstruieren können – zum Beispiel jene, die zu den Sinnesmodalitäten gehören. Sie müssen auch in der Lage sein, sie zu rekombinieren oder zu vergleichen. Es muß also einen Signalaustausch zwischen diesen übergeordneten Bereichen des Gehirns und anderen Gebieten des Gehirns, dem Hippokampus und den Basalganglien geben.

Gehirnbereiche, die zu Begriffen führen, müssen nicht nur Teile früherer globaler Karten stimulieren können, sondern das auch unabhängig von jetzigen Sinnesreizen tun können. Sie müssen zudem Klassen globaler Karten unterscheiden können (zum Beispiel jene, die Dingen entsprechen, von solchen, die Bewegungen entsprechen). Sie müssen in der Lage sein, Verbindungen zwischen reaktivierten Teilen globaler Karten herzustellen und diese eigenen Aktivitäten langfristig zu speichern. Das ist nötig, weil Begriffsbildung ein Gedächtnis voraussetzt.

Das Vorderhirn ist ein Musterbeispiel für ein Begriffszentrum im Gehirn. Wir wissen nicht genug darüber, wie seine Karten organisiert sind, um sicher sagen zu können, ob Begriffsbildung in diesem Bereich des Gehirns eine ähnliche *topographische* Kartierung voraussetzt wie die Wahrnehmungskategorisierung. Wahrscheinlich ist dafür jedoch die Kartierung von Vorgängen nötig, die in anderen Karten des Gehirns ablaufen; in Karten höherer Ordnung ist diese Topographie vielleicht gar nicht so wichtig. Durch seine Verbindung zu den Basalganglien und dem limbischen System einschließlich des Hippokampus kann das Vorderhirn auch Beziehungen herstellen, die der Kategorisierung von Werten und Sinneserfahrungen selbst dienen. Auf diese

Weise wird ein Gedächtnis für Begriffe von Werten beeinflußt –
was für das Überleben wesentlich ist. Diese Auffassung von Begriff, wonach das Gehirn seine eigenen Aktivitäten (besonders seine Wahrnehmungskategorisierung) kategorisiert, ermöglicht es zu sehen, wie allgemeine Kategorien und Bilder verkörpert werden können, und auch, wie sich Ereignisse als »vergangen« kategorisieren lassen, ohne daß sie sich in der Gegenwart als Hirntätigkeit zeigen müssen, wie es beim Kurzzeitgedächtnis und bei den im Hippokampus ablaufenden Vorgängen der Fall ist, die zum Langzeitgedächtnis führen. Zudem läßt sich sehen, wie Begriffsbereiche durch die rekursive erneute Anregung von Teilen globaler Karten, die frühere synaptische Veränderungen enthalten, zu *Kombinationen* von Beziehungen und Kategorien führen. Dazu ist keine inhärente logische Ordnung, klassische Kategorisierung oder früheres explizites Programmieren nötig, und doch könnten die hier beschriebenen Wege der Begriffsbildung ganz natürlich zu den komplexen Kategorien führen, die ich im Nachwort beschreibe. Schließlich ist die Begriffsbildung ihrem Wesen nach intentional, denn sie beruht auf der zentralen Triade von Wahrnehmungskategorisierung, Gedächtnis und Lernen.

Wenn wir Gedächtnis als Neukategorisierung sehen und Begriffe als die Erzeugnisse eines Gehirns, das seine eigenen Tätigkeiten kategorisiert, haben wir die Brücke gefunden, die wir zum Erreichen unseres Ziels benötigen, nämlich eine biologische Darstellung des Bewußtseins. Nach den Grundsätzen der TSNG ist die grundlegende Einheit von Wahrnehmungskategorisierung, Gedächtnis und Lernen an die Fähigkeit zur Begriffsbildung geknüpft. Dabei waren wohlbemerkt außer der Annahme evolutionärer Veränderungen der Gehirnmorphologie, die das System der reziproken Kopplungen beeinflussen, keine neuen theoretischen Annahmen nötig. Es wird sich zeigen, daß in einer weiteren Veränderung des Systems der reziproken Kopplungen ein Schlüssel dazu liegt, wie wir Bewußtsein erlangten.

11

Bewußtsein: Die erinnerte Gegenwart

*Es passiert etwas ganz Entscheidendes, wenn einem
bestimmten Gehirnzustand ein bestimmtes »-sein« zugeordnet wird.*

WILLIAM JAMES

Die meisten Menschen würden auf die Frage, was eigentlich den
Geist auszeichne, vermutlich in die einsame Musik von Descartes' Ich einstimmen und sagen: »Bewußtsein.« Wir sind jetzt an
jenem Punkt unseres Ausflugs angelangt, an dem wir mit Vorteil
fragen können, ob es bessere Möglichkeiten gibt, als eine denkende Substanz zu fordern, die jenseits einer Wissenschaft der
ausgedehnten Dinge liegt.

Das Bewußtsein erschreckt uns, weil es anscheinend nichts
mit Verhalten zu tun hat. Es *ist* einfach – es wird eingeschaltet
wie Licht; seine Wirkung und sein Inhalt sind vielfältig und doch
gleichzeitig und unausweichlich unser eigenes. Es ist ein Prozeß,
und noch dazu ein schwer meßbarer. Wir wissen, was es für uns
selbst ist, können jedoch seine Existenz in anderen nur induktiv
folgern. Wie James sagte, ist es etwas, dessen Bedeutung »wir
kennen, solange uns niemand um eine Definition bittet«.

In der Tat läßt es sich zunächst am besten definieren, indem
wir einige seiner Eigenschaften betrachten (natürlich besteht da
die Versuchung, sich mit Hilfe des Begriffs »gewahr sein« auf
einen Zirkelschluß einzulassen). Betrachten wir zunächst die
Eigenschaften, die ich (nach William James, der sie untersuchte)
Jamessche Eigenschaften nenne: Es ist persönlich (zu einem
Individuum oder Selbst gehörig), veränderlich und doch gleich,

es hat mit Dingen zu tun, die von ihm unabhängig sind, und es ist in bezug auf die Zeit selektiv, das heißt, es erschöpft nicht alle Aspekte der Dinge, mit denen es sich beschäftigt.

Das Bewußtsein zeigt Intentionalität: es geht dabei um Dinge oder Ereignisse. Es hat auch in gewisser Weise mit dem Willen zu tun. Einige Psychologen meinen, Bewußtsein sei bestimmt durch das Vorhandensein geistiger Bilder und davon, wie sie der Regulierung des Verhaltens dienen. Aber es ist *keine* einfache Kopie der Erfahrung (kein »Spiegel der Wirklichkeit«), und es ist für viele Verhaltensweisen gar nicht notwendig. Manche Formen von Lern- und Begriffsprozessen und sogar einige Formen des logischen Schließens kommen ohne Bewußtsein aus.

Ich unterscheide zwischen einem primären Bewußtsein und einem Bewußtsein höherer Ordnung und halte diese Unterscheidung für grundsätzlich. Das primäre Bewußtsein ist der Zustand, in dem man sich der Dinge in der Welt geistig bewußt ist – also in der Gegenwart geistige Bilder hat. Aber dazu gehört kein Gefühl für Vergangenheit und Zukunft. Es ist das, was sich bei manchen nichtsprachlichen Lebewesen (welche das sein könnten, behandele ich später) vermuten läßt. Im Gegensatz dazu gehört zum Bewußtsein höherer Ordnung, daß ein denkendes Subjekt die eigenen Handlungen oder Gefühle erkennt. Es enthält ein Modell des Personalen, und zwar nicht nur in der Gegenwart, sondern auch in Vergangenheit und Zukunft. Es zeigt ein unmittelbares Gewahrsein an – die unmittelbare Wahrnehmung geistiger Vorgänge ohne die Beteiligung von Sinnesorganen und Rezeptoren. Es ist das, was wir als Menschen zusätzlich zum primären Bewußtsein haben. Wir sind uns unseres Bewußtseins bewußt.

Der Ausdruck »Bewußtsein« weckt andere Anklänge; das zeigt sich zum Beispiel in den Kriterien, die Ärzte anwenden, wenn sie bestimmen, ob ein Patient »bei Bewußtsein« ist oder nicht – Kriterien wie Ansprechbarkeit, Orientierungsfähigkeit, Selbstbewußtsein und Zurechnungsfähigkeit. Ärzte sprechen davon, daß das Bewußtsein »getrübt« sei, wenn die Schärfe der Wahrnehmung und die Gedächtnisleistung verringert sind. In extremen Krankheitsfällen werden die von James genannten

Eigenschaften, die »Ausflüge und das Verweilen des Bewußtseins«, zufällig, automatisch oder hartnäckig, ohne irgendwie auf Introspektion oder das Erwägen von Neuem hinzuweisen. Und im letzten Extrem – nichts, nichts, was sich berichten ließe.

Es gibt beliebig viele Hypothesen über das Bewußtsein, besonders von Philosophen. Aber die meisten sind nicht das, was wir eine wissenschaftliche Theorie nennen könnten, die auf Beobachtungstatsachen beruht und eine Beziehung zu den Funktionen von Geist und Körper hat. Vor kurzem wurden Theorien des Bewußtseins aufgestellt, die auf dem Funktionalimus und dem Maschinenmodell des Geistes beruhen (siehe das Nachwort). Es gibt sie gewöhnlich in zwei Fassungen: In einer wird Bewußtsein für die Ursache der Wirkung gehalten, in der anderen für eine Begleiterscheinung. Im ersten Fall wird Bewußtsein mit den ausführenden Organen des Programms eines Computersystems verglichen und im zweiten mit einem faszinierenden, aber mehr oder weniger nutzlosen Nebenergebnis einer Rechnung.

In keinem Fall jedoch wird eine direkte Verbindung zur Biologie oder zur Verkörperung hergestellt, wie es doch offensichtlich für jede Theorie des Bewußtseins, die auf der Evolution beruht, wesentlich wäre. Eine solche Theorie muß explizite *neurale* Modelle aufstellen, die aufzeigen, wie Bewußtsein entsteht. Sie muß unbedingt erklären, wie sich Bewußtsein im Verlauf von Evolution und Entwicklung herausbildet. Sie muß Bewußtsein mit anderen geistigen Dingen, etwa Begriffsbildung, Gedächtnis und Sprache, verknüpfen. Und sie muß anhand der neurobiologischen Tatsachen für die von ihr aufgestellten Modelle strenge Überprüfungsmöglichkeiten angeben. Diese Überprüfung sollte vorzugsweise in wirklichen Experimenten oder zumindest in Gedankenexperimenten gemacht werden. Dabei müssen alle postulierten Eigenschaften vollständig in Übereinstimmung mit den gegenwärtig bekannten wissenschaftlichen Beobachtungen aller Bereiche der Forschung stehen, vor allem natürlich mit denen der Hirnforschung.

Angesichts des heutigen Stands der Dinge ist das ein großes Programm, weil biologische Analysen des Bewußtseins eine gewisse Ähnlichkeit mit den Untersuchungen früher kosmologischer Ereignisse haben. Ganz zu Anfang sind gewisse Manipulationen und Beobachtungen einfach unmöglich. Man muß sorgfältig die Voraussetzungen angeben, die jeder vorgeschlagenen Theorie zugrunde liegen. Ich will drei nennen, die zu den Grundpfeilern meiner Theorie des Bewußtseins gehören. Zwei dieser Annahmen sind direkt, die dritte ist jedoch etwas verzwickt. Ich nenne sie die physikalische, die evolutionäre und die Qualia-Annahme (das ist die verzwickte). Ich muß zunächst diese Annahmen erläutern, um gewisse Fallgruben, zum Beispiel die kartesianische Position, den Panpsychismus oder den im Nachwort behandelten kognitivistisch-objektivistischen Morast, zu vermeiden.

Die physikalische Annahme besagt, daß die Gesetze der Physik nicht verletzt werden; die Beschreibung der Welt durch die moderne Physik stellt, so setze ich voraus, eine angemessene, aber keine hinreichende Basis für eine Theorie des Bewußtseins dar. Die moderne Quantenfeldtheorie liefert eine Beschreibung einer Reihe formaler Eigenschaften der Materie und Energie in allen Größenbereichen (siehe Abb. N.1). Sie enthält keine Theorie der Intentionalität und keine Theorie für die Namen makroskopischer Objekte, und das muß sie auch nicht. Wenn ich sage, die Physik sei angemessen, meine ich, daß ich in dieser Theorie des Bewußtseins keine Gespenster zulasse – keine Quantengravitation, keine Sofortwirkung über die Entfernung hinweg, keine Superphysik (siehe das Nachwort).

Auch die evolutionäre Annahme ist direkt. Danach hat sich das Bewußtsein zu einem bestimmten Zeitpunkt der Evolution der Arten als phänotypische Eigenschaft gebildet. Davor existierte es noch nicht. Sein Erwerb brachte den Individuen der Art also entweder unmittelbar evolutionäre Fitness, oder es lieferte die Grundlage für andere Merkmale, die fitter machten. Das Bewußtsein ist aufgrund dieser Annahme also *wirksam* – und nicht nur eine *Begleiterscheinung* (»nicht nur die Röte des schmelzendes Metalls«, wenn es auf den Guß ankommt).

Mit der dritten Annahme kommen wir zu subtileren Fragen.

Sie sind methodologisch und werden uns durch die Art aufge-
zwungen, in der sich das Bewußtsein manifestiert. Zur Erläute-
rung der Schwierigkeit muß ich hier einen Umweg machen und
mich mit phänomenalen oder gefühlten Eigenschaften, den
sogenannten Qualia, beschäftigen.

Qualia stellen die Menge persönlicher oder subjektiver Erfahrungen, Gefühle und Empfindungen dar, welche die Wahrnehmung begleiten. Sie sind Erscheinungszustände – »wie die Dinge
uns Menschen erscheinen«. Ein solches Quale ist zum Beispiel
das »Rotsein« eines roten Objekts. Qualia sind unterscheidbare
Teile einer geistigen Szene, die trotzdem insgesamt eine Einheit
bildet. Ihre Intensität und Klarheit können von »vagem Gefühl«
bis zu höchst verfeinerten Unterscheidungsmerkmalen reichen.
Diese Empfindungen können sehr genau sein, wenn sie Wahr-
nehmungserfahrungen begleiten. Ohne Wahrnehmung können
sie mehr oder weniger diffus, aber trotzdem als »visuell«, »audi-
tiv« und so weiter erkennbar sein. Im allgemeinen werden Qualia im normalen Wachzustand von einem Gefühl raumzeitlicher
Stetigkeit begleitet. Oft gehen sie mit – gelegentlich sehr schwachen – Gefühlen und Empfindungen einher. Die tatsächliche
Folge der Qualia ist jedoch höchst individuell, da diese auf einer
Reihe von Begebenheiten in der persönlichen Geschichte oder
unmittelbaren Erfahrung des einzelnen beruht.

Angesichts der Tatsache, daß Qualia von jedem Individuum
für sich erlebt werden, wird unsere methodologische Schwierigkeit offensichtlich. *Wir können keine Psychologie der Erscheinungen konstruieren, die sich ähnlich vermitteln läßt wie Physik.*
Was der Mensch direkt als Qualia erfährt, kann ein anderer
Beobachter vielleicht nicht in gleicher Weise nachvollziehen.
Die eigene Erfahrung läßt sich einem Beobachter zwar mitteilen, aber diese Mitteilung ist immer nur unvollständig, ungenau
und auf den eigenen persönlichen Kontext bezogen. Nicht nur
sind Qualia flüchtig; Eingriffe, die sie erkunden sollen, können
sie auch in unvorhersehbarer Weise verändern. Weiterhin beeinflussen viele bewußte und unbewußte Prozesse die subjektive
Erfahrung. Menschen können ihre eigenen Theorien über die
Gesamtheit ihrer *individuellen* Erfahrung haben, aber diese

können niemals wissenschaftlich sein, denn anderen Beobachtern stehen ja keine angemessenen experimentellen Kontrollen zur Verfügung.

Das Paradoxon ist offenbar: Um Physik betreiben zu können, brauche ich mein bewußtes Leben, meine Wahrnehmung und meine Qualia. Aber in meiner intersubjektiven Kommunikation lasse ich sie aus meiner Beschreibung heraus, weil ich sicher bin, daß meine Beobachterkollegen in ihrem eigenen bewußten Leben die vorgeschriebene Versuchsanordnung durchführen können und vergleichbare Versuchsergebnisse erhalten. Wenn Qualia aus irgendeinem Grund doch die Deutung beeinflussen, muß der Versuchsaufbau verändert werden, damit er solche Wirkungen ausschließt; der Geist wird aus der Natur entfernt.

Bei der Erforschung des Bewußtseins lassen sich Qualia jedoch nicht ignorieren. Das Dilemma besteht darin, daß die Erfahrung von Erscheinungen in der ersten Person Singular passiert, und das scheint auf den ersten Blick die Formulierung einer völlig objektiven oder kausalen Darstellung zu verhindern. Ist die Situation hoffnungslos?

Ich denke nicht. Aber welche Alternativen stehen uns offen, wenn wir das Bewußtsein wissenschaftlich erforschen wollen? Eine sicherlich undurchführbare Alternative besteht darin, die Wirklichkeit der Qualia völlig zu ignorieren und eine Theorie des Bewußtseins aufzustellen, die darauf abzielt, *allein durch ihre Beschreibungen* einem hypothetischen »qualia-freien« Beobachter mitzuteilen, was es bedeutet, Wärme zu fühlen, Grün zu sehen und so weiter. Dies ist, anders gesagt, ein Versuch, eine Theorie aufzustellen, die auf einer Art übergeordneter Sicht des Bewußtseins beruht. Es läßt sich jedoch ohne die Annahme, daß Beobachter nicht nur wahrnehmen, sondern auch empfinden, keinerlei *wissenschaftliche* Theorie aufstellen. Anderes anzunehmen hieße, in den Fehler der Theorien zu verfallen, die versuchen, syntaktische Formulierungen auf objektivistische Deutungen abzubilden – Theorien also, welche die Verkörperung als eine Quelle für Sinn und Bedeutung ignorieren (siehe das Nachwort). Es gibt keine wissenschaftlichen Beobachter ohne Qualia.

Welche Auswege bleiben uns, wenn wir solche Wege ausschließen? Meiner Meinung nach gibt es einen, der auf der Tatsache beruht, daß wir als Menschen privilegiert sind. Vielleicht sind wir nicht die einzigen bewußten Lebewesen, wir sind jedoch, mit der möglichen Ausnahme von Schimpansen, die einzigen, die sich ihres Selbst bewußt sind. Wir sind die einzigen Lebewesen, die sprechen können, die in der Lage sind, sich die Welt unabhängig von der Gegenwart vorzustellen, zu berichten, zu studieren und zu forschen und ihr Erscheinungsbild mit den Ergebnissen der Physik und der Biologie in Einklang zu bringen.

Das legt eine Möglichkeit nahe, das Problem der Qualia anzugehen. Als Grundlage für eine Theorie des Bewußtseins ließe sich *annehmen*, daß es in anderen bewußten Menschen genau wie in uns Qualia gibt, unabhängig davon, ob wir die anderen nun als wissenschaftliche Beobachter oder als Subjekt sehen. (Diese Qualia müssen keineswegs für alle Beobachter genau gleich sein, es muß sie nur geben.) Wir können dann im Menschen die beste Bezugsperson für die Untersuchung des Bewußtseins sehen. Das ist dadurch gerechtfertigt, daß subjektive menschliche Berichte (einschließlich jener über Qualia), menschliche Handlungen und der Bau und die Funktionsweise des menschlichen Gehirns *alle miteinander in Beziehung gesetzt* werden können. Wenn wir eine Theorie aufgestellt haben, die auf der Annahme beruht, daß es im Menschen Qualia gibt, können wir uns einige der auf diesen Beziehungen beruhenden Qualia erneut anschauen. Gerade unsere Fähigkeit, zu berichten und Beziehungen herzustellen, während wir je einzeln Qualia erfahren, eröffnet uns die Möglichkeit einer wissenschaftlichen Erforschung des Bewußtseins.

Diese *Qualia-Annahme* unterscheidet zwischen primärem Bewußtsein und Bewußtsein höherer Ordnung. Das »höhere« Bewußtsein beruht auf dem Auftreten einer direkten Wahrnehmung in einem Menschen, der über Sprache verfügt und ein subjektives Leben lebt, von dem sich etwas berichten läßt. Das primäre Bewußtsein kann aus der Erfahrung etwa von geistigen Bildern bestehen, aber es ist an einen Zeitraum um die meßbare Gegenwart herum gebunden, es fehlt ihm ein Begriff für das Selbst, für Vergangenheit und Zukunft, und es liegt jenseits direkter, beschreibender individueller Berichte, die vom eigenen Standpunkt aus gegeben werden. Entsprechend können Wesen mit nur primärem Bewußtsein keine Theorien des Bewußtseins entwickeln – nicht einmal falsche!

Ein auf den eben diskutierten Annahmen beruhendes Forschungsprogramm bereitet offenbar eine Reihe von Schwierigkeiten. Wir müssen zuerst ein Modell für das primäre Bewußtsein aufstellen, darauf ein Modell für Bewußtsein höherer Ordnung aufbauen und dann die Verbindungen zwischen diesen Modellen und menschlicher Erfahrung überprüfen. Damit dieses Verfahren mit der evolutionären Annahme verträglich ist, muß zunächst geklärt werden, wie sich das primäre Bewußtsein entwickelte, und dann, wie ihm das Bewußtsein höherer Ordnung folgte. Dieses experimentelle Unterfangen (das nach der Qualia-Annahme auf Korrelationen beruhen muß, die vor allem beim Menschen gewonnen wurden) muß deshalb genau entgegengesetzt zum theoretischen Vorgehen sein, denn das muß bei den Vorläufern des Menschen in der Evolution anfangen.

Ich hoffe, es ist jetzt klar, warum eine biologische Theorie, die auf unseren drei Annahmen beruht, die Dinge nicht von einer übergeordneten Warte aus sehen kann. Als Wissenschaftler können wir nicht erwarten, daß eine Theorie des Bewußtseins mittels einer linguistischen Beschreibung einem hypothetischen qualia-freien Lebewesen klarmacht, was Qualia sind. Um, was ja dem Menschen eigentümlich ist, intersubjektiv kommunizieren und wissenschaftliche Korrelationen herstellen zu können, *müssen* wir Qualia voraussetzen. Qualia lassen sich nicht experimentell aus einer Theorie ableiten. Das bedeutet jedoch nicht, daß Qualia nicht nach ihrer Modalität, Intensität, Kontinuität oder ihren räumlichen und zeitlichen Eigenschaften unterschieden werden könnten. Es bedeutet auch nicht, daß wir, nachdem wir die Qualia-Annahme gemacht haben, nicht die Mechanismen betrachten können, durch die Qualia entstehen. Unser kosmologischer Vergleich ist gar nicht so verkehrt; die moderne Physik kann in Übereinstimmung mit dem Verständnis, das uns die moderne physikalische Theorie vermittelt, einige Aspekte der Kosmologie der ersten Augenblicke erklären. Aber eine physikalische

Theorie kann die Frage, warum es etwas gibt und nicht nichts, die Gottfried Wilhelm Leibniz stellte, nicht zufriedenstellend beantworten.

Wie sich herausstellen wird, wenn wir Modelle für das primäre Bewußtsein und das Bewußtsein höherer Ordnung betrachtet haben, lassen sich Qualia als Kategorisierungen höherer Ordnung sehen, als Beziehungen, die sich dem Selbst und, etwas weniger zufriedenstellend, anderen mit ähnlicher geistiger Ausstattung mitteilen lassen. Eine solche knappe Aussage ist kaum befriedigend. Aber statt sie jetzt weiter auszuführen, möchte ich ein Modell des primären Bewußtseins beschreiben, das mit dem verträglich zu sein scheint, was wir über Gehirnstruktur und -funktion wissen. Die Elemente dieses Modells enthalten mehrere schon behandelte Systeme, die zu Werten, Wahrnehmungskategorisierung, Begriffen und Gedächtnis führen. Die Vorgänge in diesem Modell hängen von einem Schaltkreis ab, in dem Signalaustausch möglich ist; eben deshalb habe ich diese Fragen in früheren Kapiteln ausführlich erörtert. (Ich lasse die Qualia jetzt beiseite, werde aber später, wenn ich das Bewußtsein höherer Ordnung betrachte, auf sie zurückkommen.)

Primäres Bewußtsein

Das von mir vorgeschlagene Modell besteht aus mehreren Teilen. (Würden Sie einem Modell für das Bewußtsein Glauben schenken, das nur aus einem Teil besteht?) Bevor ich beschreibe, in welchen Beziehungen sie untereinander stehen, möchte ich jeden Teil für sich darstellen, weil das ihr Zusammenwirken klarer machen könnte. Es gibt, grob gesprochen, zwei Organisationsweisen des Nervensystems, die für das Verständnis der Entwicklung des Bewußtseins wichtig sind. Diese Systeme sind ganz verschieden gegliedert, obwohl sie beide aus Neuronen bestehen. Das erste ist der Hirnstamm mit dem limbischen (hedonistischen) System, dem System, das mit Appetit, geschlechtlichem und sonstwie befriedigendem Verhalten und der Verteidigung zu tun hat. Es ist ein Wertesystem und mit vielen verschiedenen

Körperorganen, dem endokrinen System und dem autonomen Nervensystem eng verbunden. Diese Systeme regeln gemeinsam Herz- und Atemtätigkeit, Schwitzen und Verdauung und auch die mit Schlaf und Geschlechtsverkehr verbundenen Kreisläufe des Körpers. Die Schaltkreise dieses limbischen Mittelhirnsystems verlaufen, wie zu erwarten, oft spiralförmig, reagieren relativ langsam (in Perioden zwischen Sekunden und Monaten) und bestehen nicht aus genauen Karten (sie wurden während der Evolution selektiert, um dem Körper zu entsprechen, nicht den vielen unvorhersehbaren Signalen der äußeren Welt). Weil sie die Körperfunktionen versorgen, entwickelten sich diese Systeme schon früh. Sie sind innere Systeme.

Das zweite große Nervensystem ist völlig anders organisiert. Es heißt thalamokortikales System und besteht aus Thalamus und Großhirnrinde. (Der Thalamus, ein Teil des Zwischenhirns, besteht aus vielen Kernen, die Sinnes- und andere Gehirnsignale mit der Hirnrinde verbinden.) Das thalamokortikale System entwickelte sich, um Signale von den Sinnesempfängerschichten empfangen und an die willkürlichen Muskeln weiterleiten zu können. Es reagiert sehr schnell (in Millisekunden bis Sekunden), obwohl seine synaptischen Verbindungen sich lebenslang verändern können. Die Hauptstruktur, die Großhirnrinde, ist in Karten eingeteilt, die durch den Thalamus Input von der äußeren Welt erhalten. Anders als das limbische Mittelhirnsystem, das viele Schleifen enthält, sind seine lokalen Strukturen eher Schichten mit stark gekoppelten Verbindungen. Häufig sind sie topographisch angeordnet. Die Hirnrinde ist als Struktur darauf eingestellt, durch viele Sinnesmodalitäten gleichzeitig eine dichte und rasche Reihe von Signalen von der Welt zu empfangen – Sicht, Tastsinn, Geschmack, Geruch, Gehör, ein Gefühl für die Gliedmaßen. Sie entwickelte sich später zum limbischen Mittelhirnsystem, das besseres Bewegungsverhalten und die Kategorisierung von Ereignissen in der Welt ermöglicht. Für den Umgang mit Zeit und Raum entwickelten sich die Hirnanhänge – Kleinhirn, Basalganglien und Hippokampus – gemeinsam mit der Großhirnrinde; sie können sowohl bei der wirklichen Bewegung wie in der Erinnerung den zeitlichen Ablauf koordinieren.

Die beiden Systeme, das limbische Mittelhirnsystem einerseits und das thalamokortikale andererseits, waren im Verlauf der Evolution miteinander verknüpft. Das später gebildete Rindensystem ermöglichte ein Lernverhalten, das sich an immer komplexere Umwelten anpassen konnte. Weil dieses Verhalten offensichtlich selektiert wurde, um den physiologischen Bedürfnissen und Werten zu entsprechen, die das frühere limbische Gehirnstammsystem vermittelte, mußten sich die beiden Systeme so verbinden, daß sich ihre Aktivitäten entsprechen konnten. Eine solche Anpassung gehört ganz entscheidend zu einem Lernprozeß. Wenn die Hirnrinde sich mit der Kategorisierung der Welt beschäftigt und das System von Limbus und Hirnstamm mit Werten (oder mit der Festlegung ihrer Anpassung an im Lauf der Evolution ausgelesene physiologische Muster), dann läßt sich Lernen als das Mittel sehen, durch das Kategorisierung vor dem Hintergrund von Werten zu adaptiven Verhaltensänderungen führt, die wertgerichtet sind.

Sicherlich lernen auch die Lebewesen, die keine Anzeichen eines bewußten Verhaltens zeigen. Einige Arten mit Hirnrindensystemen jedoch stellen eine Beziehung zwischen der Kategorisierung getrennter, kausal unzusammenhängender Teile der Welt her und verbinden sie zu einer *Szene*. Mit Szene meine ich eine raumzeitlich geordnete Menge von Kategorisierungen vertrauter und nichtvertrauter Ereignisse, *von denen einige notwendige physikalische oder kausale Verbindungen zu anderen Ereignissen der Szene haben und andere nicht*. Der Vorteil, den die Fähigkeit bietet, eine Szene konstruieren zu können, besteht darin, daß sich Ereignisse, die vielleicht im früheren Lernen eines Lebewesens Bedeutung hatten, mit neuen Ereignissen verbinden lassen, obwohl die Ereignisse in der Außenwelt auch kausal unverbunden sein mögen. Noch wichtiger ist, daß diese Verbindung sich entsprechend den Anforderungen der Wertesysteme des Einzelwesens ausbilden kann. Dadurch ist für ein Ereignis nicht nur seine Lage und Energie in der physikalischen Welt ausschlaggebend, sondern auch der relative Wert, der ihm aufgrund vergangener Lernerfahrungen des einzelnen Lebewesens zugemessen wird.

Die Evolution der Fähigkeit, eine Szene zu schaffen, führte schließlich zum Auftreten eines primären Bewußtseins. Offensichtlich muß es die Überlebenschancen verbessert haben, sonst hätte es nicht überlebt. Bevor wir die Gründe dafür betrachten, schauen wir uns das Modell selbst an.

Das Auftreten eines primären Bewußtseins hängt nach dem Modell von der Evolution dreier Funktionen ab. Zwei dieser evolutionären Entwicklungen sind für das Bewußtsein notwendig, aber nicht hinreichend. Die erste ist die Entwicklung des kortikalen Systems in einer solchen Weise, daß Begriffsbildung, wenn sie auftritt, eng mit dem limbischen System verknüpft werden konnte. Das ermöglichte es schon bestehenden Anlagen, Lernvorgänge auszuführen. Die zweite ist die Entwicklung einer auf dieser Verknüpfung beruhenden neuen Art von Gedächtnis. Anders als das System der Wahrnehmungskategorisierung kann dieses Gedächtnis für Begriffe *Reaktionen in den Gehirnsystemen kategorisieren*, die Wahrnehmungen kategorisieren; es tut dies entsprechend den Anforderungen der Werte des limbischen Mittelhirnsystems. Dieses Gedächtnis für »Wertekategorien« erlaubt aufgrund der *Wechsel*beziehungen zwischen dem thalamokortikalen und dem limbischen Mittelhirnsystem die Reaktion auf Begriffe.

Eine dritte und entscheidende evolutionäre Entwicklung ist hinreichend für das Auftreten eines primären Bewußtseins. Dies ist ein besonderer, reziprok gekoppelter Schaltkreis, der sich im Lauf der Evolution als eine neue Komponente der Neuroanatomie herausbildete. Dieser Schaltkreis ermöglicht den fortwährenden Austausch von Signalen zwischen dem Gedächtnis für Wertekategorien und den weitergehenden globalen Kartierungen, die mit der Wahrnehmungskategorisierung in der wirklichen Welt zu tun haben. Ein Lebewesen ohne diesen neuen Signalaustausch kann zwar in mehreren Sinnesmodalitäten nach Begriffen kategorisieren und sogar ein begriffliches Gedächtnis für Wertekategorien entwickeln, es kann jedoch Wahrnehmungsereignisse nicht in eine gerade ablaufende Szene einordnen. Mit dem Auftreten neuer, reziprok gekoppelter Schaltungen jedoch lassen sich *konkurrierende Wahrnehmungen begrifflich kategori-*

sieren, bevor diese Wahrnehmungssignale dauerhaft im Gedächtnis verankert werden. Diese Interaktion zwischen einer
bestimmten Form von Gedächtnis und der Wahrnehmungskategorisierung führt zu primärem Bewußtsein. Wenn es im Gehirn
geeignete reziprok gekoppelte Schaltkreise gibt, erfolgt dieser
»Vorgang der Ureingabe« in allen Sinnesmodalitäten gleichzeitig; das ermöglicht die Konstruktion einer komplexen Szene.
Die Kohärenz dieser Szene wird durch das Gedächtnis für Wertekategorien der Begriffe selbst dann gewährleistet, wenn die
einzelnen dazu beitragenden Ereignisse der Wahrnehmungskategorisierung kausal unabhängig sind.

Ich gebrauche das Wort »Szene«, um anzudeuten, daß Reakti-
onen auf etwa gleichzeitige Ereignisse in der Welt durch eine
Reihe von reziprok gekoppelten Vorgängen verbunden sind. Als
Menschen mit einem Bewußtsein höherer Ordnung erfahren wir
primäres Bewußtsein als »Veranschaulichung« oder »geistiges
Bild« ablaufender kategorisierter Ereignisse. Wie wir sehen wer-
den, wenn wir Bewußtsein höherer Ordnung betrachten, ent-
steht im Gehirn nicht wirklich ein Bild oder eine Skizze. Das
»Bild« ist eine *Korrelation* zwischen verschiedenen Arten der
Kategorisierung.

Wir fassen zusammen: Im Gehirn läuft ein Prozeß der begrifflichen »Selbstkategorisierung« ab. Selbstkategorien entstehen,
indem frühere Wahrnehmungskategorien mit Signalen von
Wertesystemen gepaart werden. Dieser Vorgang läuft in den
Systemen der Hirnrinde ab, die in der Lage sind, begriffliche
Funktionen durchzuführen. Das System für Wertekategorien
tritt dann durch reziproke Kopplung mit Gehirnbereichen in Verbindung, welche die Wahrnehmung von Ereignissen und Signalen aus der Welt weiter kategorisieren. Die Erfahrung von Wahrnehmung (oder Vorgängen) ergibt sich, wenn ein Gedächtnis für
Begriffe eine Beziehung zwischen den aktuellen Wahrnehmungskategorisierungen herstellt. Das primäre Bewußtsein ist
eine Art »erinnerte Gegenwart«.

Diese Begriffe werden in Abbildung 11.1 veranschaulicht. Ein
Diagramm kann schwerlich die Komplexität der daran beteiligten Schaltkreise vermitteln, wohl jedoch einige Punkte verdeut-

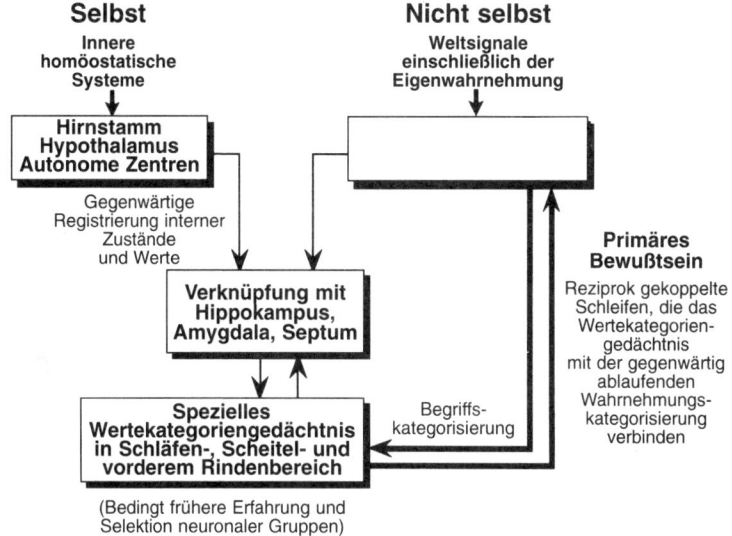

Abbildung 11.1

Ein Modell des primären Bewußtseins. Frühere Signale, die mit den (von inneren Kontrollsystemen gegebenen) Werten verknüpft sind, und katego-risierte Signale aus der Außenwelt werden korreliert und führen in begriffsbildenden Bereichen zum Gedächtnis. Dieses Gedächtnis, das zur Begriffskategorisierung fähig ist, verknüpft reziprok gekoppelte Pfade mit gegenwärtig ablaufender Wahrnehmungskategorisierung von Signalen aus der Umwelt (dicke Linien). Das führt zum primären Bewußtsein. Wenn es durch viele Modalitäten (Gesichtssinn, Tastsinn und so weiter) vermittelt wird, ist es das Bewußtsein für eine »Szene«, die aus Dingen und Ereignissen besteht, von denen einige nicht kausal verknüpft sind. Ein Lebewesen mit primärem Bewußtsein kann diese Dinge und Ereignisse trotzdem über seine frühere, von Werten bestimmte Erfahrung durch sein Gedächtnis miteinander verbinden.

lichen. Der erste betrifft etwas, das wir die Komponenten von Selbst und Nicht-Selbst nennen können. (Mit Selbst meine ich ein einzigartiges biologisches Individuum, nicht ein auf die Gemeinschaft bezogenes »menschliches« Selbst.) Innen- oder Selbstsysteme entwickeln sich aus der Wechselwirkung zwischen dem Limbus und der Hirnrinde. Das unterscheidet sie von den reinen Außenweltsystemen der Rinde.

Der zweite Punkt betrifft das Gedächtnis für Wertekategorien. Dieses Gedächtnis für Begriffe hängt von der ständigen Wechselwirkung zwischen Selbst- und Weltsystemen ab. Der dritte Punkt betrifft das in *allen* Sinnesmodalitäten parallele Auftreten von Wahrnehmungskategorisierungen durch das Rindensystem einschließlich der Ablauforgane. Der letzte und entscheidende Punkt betrifft das primäre Bewußtsein: Eine zusammenhängende Szene ergibt sich aus dem Signalaustausch zwischen den Rindensystemen, die das Begriffsgedächtnis für Wertekategorien vermitteln, und den thalamokortikalen Systemen, die in allen Sinnen fortwährend Wahrnehmungskategorisierungen ablaufen lassen.

Man beachte, daß das primäre Bewußtsein, wie ich es beschrieben habe, die von James für das Bewußtsein geforderten Eigenschaften hat. Es ist individuell (»Selbst«-Systeme tragen dazu bei), es hat Bestand, obwohl es sich doch (mit der Entwicklung von Welt- und Innensignalen) verändert, und es ist intentional (es bezieht sich notwendigerweise auf interne oder externe Signale, die abwechselnd von Dingen und Ereignissen stammen). Wenn man den in Abbildung 11.1 dargestellten Ablauf in gewissen zeitlichen Abständen wiederholen würde, könnte er die von James aufgezählten Eigenschaften des primären Bewußtseins und die Art von Ureingaben der Wahrnehmung verdeutlichen, die das Primärbewußtsein darstellt. Diese Eigenschaften betonen den Fluß des Bewußtseins, das »Vorher« und »Nachher«. Im bewußten Prozeß gibt es eine Wechselwirkung zwischen gerade ablaufenden wertfreien Wahrnehmungskategorisierungen und dem von Werten bestimmten Gedächtnis. Sie tritt ein, *bevor* Wahrnehmungsereignisse das Gedächtnis weiter verändern. Wenn sie das Gedächtnis verändert haben, sind sie im allgemeinen nicht mehr in der scheinbaren oder erinnerten Gegenwart, also nicht mehr im primären Bewußtsein.

Welchen Wert hat ein solches System für die Evolution? Offensichtlich muß das primäre Bewußtsein, wenn diese biologische Beschreibung zutrifft, etwas bewirken. Es ist nicht nur eine

Begleiterscheinung. Nach der TSNG hilft das primäre Bewußtsein, in einer Umwelt die komplexen Veränderungen zu erkennen und zu beeinflussen, an denen viele parallele Signale beteiligt sind. Selbst wenn einige dieser Signale in der Außenwelt nicht unmittelbar kausal miteinander zusammenhängen, können sie *für das Lebewesen* wichtige Indikatoren von Gefahr oder Belohnung darstellen, denn das primäre Bewußtsein verbindet ihre charakteristischen Eigenschaften aufgrund der Bedeutung, die sie durch die Vorgeschichte und Werte des Individuums erhalten.

Das primäre Bewußtsein liefert ein Mittel, das gegenwärtige Verhalten eines Individuums zu seinen Handlungen und früheren Folgen seines Handelns in Beziehung zu setzen. Durch die von ihm gelieferte korrelative Szene bietet es eine Möglichkeit, die Aufmerksamkeit zu lenken, während komplizierte Lernaufgaben ablaufen. Es bietet auch ein wirksames Mittel, Fehler zu korrigieren. Diese Leistungen könnten möglicherweise auch ohne die Konstruktion einer Szene durchgeführt werden. Ein Lebewesen mit einem primären Bewußtsein kann viel mehr Daten aufnehmen als ein anderes und deshalb wahrscheinlich seine Lernfähigkeit schneller verallgemeinern. Das Bewußtsein, so wiederhole ich, ist aktiv und wirkt darauf hin, die Überlebenschancen der Art zu verbessern.

Das primäre Bewußtsein ist für die Entwicklung eines Bewußtseins höherer Ordnung notwendig. Aber es ist auf ein kleines Gedächtnisintervall um einen Zeitausschnitt herum beschränkt, den ich die Gegenwart nenne. Es fehlt eine ausdrückliche *Vorstellung* oder ein Begriff von einem persönlichen Selbst, und es bietet nicht die Möglichkeit, Vergangenheit oder Zukunft als Teil einer korrelierte Szene zu sehen. Ein Lebewesen mit einem primären Bewußtsein sieht den Raum so, wie ein Lichtstrahl ihn beleuchtet. Nur was im Lichtstrahl liegt, ist Teil der erinnerten Gegenwart, alles andere ist Dunkelheit. Das bedeutet nicht, daß ein Lebewesen mit einem primären Bewußtsein nicht auch ein Langzeitgedächtnis haben oder ihm entsprechend handeln kann. Das kann es natürlich, aber es kann sich dieses Gedächtnis im allgemeinen weder bewußt machen noch daraufhin seine Zukunft für einen längeren Zeitraum im voraus planen.

Wo im Gehirn wird nun primäres Bewußtsein vermittelt? Ich habe an anderer Stelle die Möglichkeit erörtert, daß gewisse Schaltkreise im Thalamus – genauer: zwischen Kortex und Thalamus –, die einen Hirnrindenbereich mit einem anderen verbinden, der Ort für die wichtigsten reziproken Kopplungen sein könnten. Ich will die Betrachtung nicht mit Neuroanatomie überfrachten (Abb. 11.1 gibt die Namen der betroffenen Bereiche an). Nichtsdestoweniger könnte es nützlich sein, hier zu erwähnen, daß gewisse Hirnverletzungen, wie Versuche gezeigt haben, zum selektiven Verlust des explizit *bewußten* Erkennens eines Signals innerhalb eines Wahrnehmungsbereiches führen, das von der betroffenen Person trotzdem implizit erkannt wird.

Ein gutes Beispiel dafür sind Herzinfarktpatienten mit Prosopagnosie – der Unfähigkeit, Gesichter als solche zu erkennen. Bei einigen dieser Patienten, die Gesichter nicht wahrnehmen und angeben, sie könnten das Gesicht ihres Gesprächspartners nicht sehen, lassen andere Äußerungen doch auf eine gute Kenntnis dieses Gesichts schließen. Ein anderes Beispiel ist das Blindsehen. Personen mit Verletzungen der primären Sehrinde berichten, sie seien blind – könnten über den Sehsinn nichts wahrnehmen –, lokalisieren jedoch Dinge im Raum. Diese Fragen werden in Kapitel 18 weiter behandelt. Ich erwähne sie hier, um zu betonen, daß sie vielleicht durch die Annahme von Unterbrechungen (innerhalb des entsprechenden Wahrnehmungsbereiches) der reziprok gekoppelten Schleifen erklärt werden können, von denen ich behauptet habe, sie seien wichtig für das primäre Bewußtsein (Abb. 11.1). Wir beschäftigen uns später noch mit den Möglichkeiten, Bewußtsein zu überprüfen.

Bevor ich mich der Entwicklung des Bewußtseins höherer Ordnung zuwende, sind ein paar Worte zu einigen heiklen Fragen angebracht. Die erste ist: Welche Wesen haben primäres Bewußtsein? Ich kann die Frage wirklich nicht anders als bezogen auf die menschliche Bezugsperson, auf die wir uns einigten, beantworten. Von dieser menschlichen Bezugsperson aus können wir (aus Gründen, die ich später erläutern werde) annehmen, daß Schimpansen es haben. Aller Wahrscheinlichkeit nach haben es wohl die meisten Säugetiere und einige Vögel, obwohl wir das Vorhandensein des Bewußtseins bei ihnen nur indirekt prüfen können. Leider können wir ja nur aus Neuroanatomie und Verhalten Folgerungen ziehen (und nicht etwa aus einer Zeichensprache oder einem Bericht). Wenn die nach dem jetzigen Modell erforderlichen Systeme den einzigen evolutionären Weg zum primären Bewußtsein darstellen, können wir ziemlich sicher sein, daß Tiere ohne Großhirnrinde oder etwas ihr Entsprechendes es nicht haben. Eine amüsante Vermutung legt nahe, Kaltblüter mit primitivem Gehirn müßten in ihrem primären Bewußtsein stark eingeschränkt sein, weil ihren Wertesystemen und ihrem Wertekategoriengedächtnis ein hinreichend stabiles biochemisches Milieu fehlt, in dem sie die entsprechenden Verbindungen zu dem das Bewußtsein erhaltenden System herstellen könnten. Schlangen hätten es also (nicht zweifelsfrei, es kommt auf die Temperatur an), Hummer aber nicht. Wenn weitere Untersuchungen diese Mutmaßung bestärken, ist das Bewußtsein etwa 300 Millionen Jahre alt.

12

Sprache und Bewußtsein höherer Ordnung

Menschliches Bewußtsein ist eine fortwährende Suche nach Sprache und Stil. Bewußtwerden ist zugleich Form-werden. Schon auf Ebenen unterhalb des Bereichs von Definition und Klarheit gibt es Maße und Beziehungen. Das Hauptkennzeichen des Geistes ist, daß er sich ständig selbst beschreibt.

HENRI FOCILLON

Die letzten beiden Kapitel waren ein anstrengender Marsch durch ein abwechslungsreiches und schwieriges Gelände. Wenn Sie auch die nächste Etappe durchstehen, werden Sie, glaube ich, in der Rückschau die Dinge klarer sehen – »sie leuchten dann ein«. Das ist jetzt noch nicht ganz möglich – um deutlich zu »sehen«, wie das primäre Bewußtsein wirkt, muß man wissen, wie das Bewußtsein höherer Ordnung entsteht und wie es sich vom primären Bewußtsein unterscheidet.

Es ist merkwürdig, daß es uns als Menschen mit einem Bewußtsein höherer Ordnung nicht möglich ist, die Welt nur mit unserem primären Bewußtsein zu »sehen«. Wesen mit primärem Bewußtsein mögen geistige Bilder haben, aber sie haben keine Möglichkeit, diese Bilder aus der Sicht eines auf die Gemeinschaft bezogenen Selbst zu sehen. Wer aber als Ergebnis eines Bewußtseins höherer Ordnung ein solches Selbst hat, *braucht* es, um ein geistiges Bild mit dem nächsten zu verbinden, das Wirken des primären Bewußtseins also überhaupt würdigen zu können! Das Bewußtsein höherer Ordnung läßt sich nicht ohne Verzicht auf die Macht der Beschreibung preisgeben, die es ermöglicht.

(Ich frage mich oft, ob einige Mystiker vielleicht gerade diese Art von Preisgabe suchen.)

Bevor wir uns den Ursprüngen des Bewußtseins höherer Ordnung zuwenden, scheint das Nachdenken darüber angebracht, welche »Funktion« die verschiedenen Formen der Kategorisierung in den von uns vorgeschlagenen Modellen haben. Die Wahrnehmungskategorisierung ist zum Beispiel nicht bewußt; sie läßt sich durch Klassifizierungspaare oder auch durch Automaten durchführen. Sie verarbeitet *Signale der äußeren Welt* – also Signale von Sinnesschichten und -organen. Im Gegensatz dazu wirkt die Begriffskategorisierung im Inneren des Gehirns, setzt Wahrnehmungskategorisierung und Gedächtnis voraus und beruht auf der *Aktivität von Teilen globaler Kartierungen*. Die Verbindung der beiden Formen der Kategorisierung mit einem zu zusätzlichem Signalaustausch (zusätzlich zu dem, der Begriffslernen ermöglicht) reziprok gekoppelten Pfad zu jeder Sinnesmodalität führt im primären Bewußtsein zu einer stimmigen Szene oder einem »Bild«. Dieses Bild läßt sich durch das Gedächtnis von Lebewesen mit primärem Bewußtsein zum Teil wiederbeleben, nicht aber in bezug auf ein *symbolisches* Gedächtnis. Damit meine ich ein Gedächtnis für Symbole und die ihnen zugeordneten Bedeutungen. Deshalb ist ein Lebewesen mit ausschließlich primärem Bewußtsein stark an die Aufeinanderfolge von Ereignissen in der wirklichen Zeit gebunden.

Wie läßt sich die Tyrannei dieser erinnerten Gegenwart brechen? Die ungenaue Antwort lautet: Durch die Evolution neuer Formen des symbolischen Gedächtnisses und neuer Systeme zur Verständigung in der Gemeinschaft und zur Weitergabe von Information. In seiner höchsten Form bedeutet das den evolutionären Erwerb der Sprachfähigkeit. Insofern nur die Spezies Mensch über Sprache verfügt, gedeiht ein Bewußtsein höherer Ordnung nur in unserer Spezies. Es gibt jedoch starke Hinweise darauf, daß wir zumindest einige Ursprünge bei Schimpansen finden können. Beide Arten können denken, nicht nur Begriffe bilden, und Schimpansen scheinen auch Ansätze eines Begriffs von einem Selbst zu haben. Sicherlich ist die *Grundlage* für das Erkennen einer Beziehung zwischen Subjekt und Objekt im

Menschen das Entstehen eines Bewußtseins für den Unterschied zwischen Selbst (im sozialen Sinn von »Selbstheit«) und anderen als Nicht-Selbst klassifizierten Einheiten. Das Verhalten von Schimpansen deutet darauf hin, daß sie die Unterscheidung machen, ihnen fehlt jedoch eine echte Sprache, und deshalb behaupte ich, daß das, was ich Bewußtsein höherer Ordnung genannt habe, in ihnen nicht wie in uns blühen kann.

Ein Bewußtsein höherer Ordnung setzt offensichtlich das fortwährende Wirken von Strukturen voraus, die dem primären Bewußtsein dienen. Außerdem gehört die Fähigkeit dazu, eine »Selbstheit« zu konstruieren, die auf Gemeinschaft gründet, die Welt also in bezug auf Vergangenheit und Zukunft sehen und unmittelbar wahrnehmen zu können. Ohne ein symbolisches Gedächtnis können sich diese Fähigkeiten nicht entwickeln.

Um nachzuspüren, wie diese Fähigkeiten im Lauf der Evolution durch ein Symbolgedächtnis entstanden sein können, müssen wir betrachten, wie sich die Sprache entwickelte und wie sie erworben wird. Deshalb beschreibe ich zunächst die Voraussetzungen für das Auftreten von Sprache, also die Entwicklung der Stimmwerkzeuge und des Gehirnzentrums für Spracherzeugung und -verständnis. Ich erörtere dann die für diese Überlegungen wesentliche Frage, ob die Begriffsbildung der Sprache vorangeht. Dabei werde ich zu dem Schluß kommen, daß vermutlich vor einer echten Sprache ein Modell für eine Wechselwirkung zwischen Selbst und Nicht-Selbst entstanden sein muß.

Sprache: Eine epigenetische Theorie

Ein Modell für den Spracherwerb sollte also nach dem bisher Gesagten ein primäres Bewußtsein voraussetzen. Auch ist die Entwicklung einer reichen Syntax und Grammatik höchst unwahrscheinlich, wenn die Evolution nicht zuvor neurale Hilfsmittel der Begriffsbildung verankerte. Wenn diese Vermutung zutrifft, ist klar, warum Computer nicht mit semantischen Situationen umgehen können. Die »verkörperte« Struktur von Computern ist dafür ungeeignet: Sie führt nicht zu Bewußtsein.

Ich meine, daß das Gehirn schon vor der Evolution der Sprache Begriffe erzeugen und mit ihnen umgehen konnte und damit eine Grundlage für Bedeutung schuf. Als sich in Primaten ein reiches Gedächtnis für Begriffe und in Hominiden die phonologischen Grundlagen und ein spezieller Gehirnbereich für die Erzeugung, Ordnung und das Behalten von Sprachlauten entwickelt hatten, ergab sich die Möglichkeit, ein Bewußtsein höherer Ordnung auszubilden. (Ich möchte hier nicht auf Einzelheiten eines grammatikalischen Systems eingehen; eine Erörterung einiger grammatikalischer Aspekte findet sich im Nachwort.)

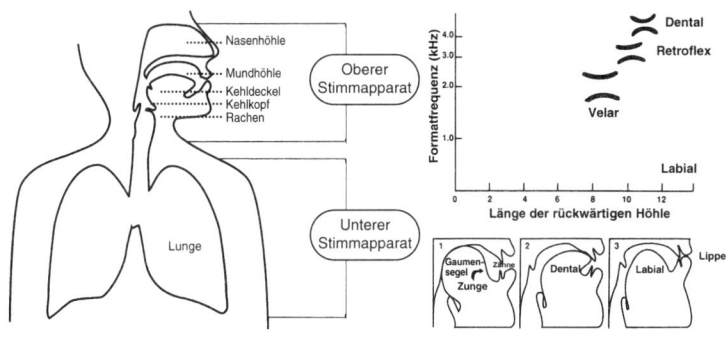

Abbildung 12.1

Der obere Stimmapparat des Menschen, eine der wichtigen anatomischen Grundlagen für die Sprachproduktion und -entwicklung. Diese komplexe Struktur konnte sich herausbilden, weil sich der Kehlkopf senkte, so daß die ausgeatmete Luft die Schwingung der Stimmbänder anregen konnte, die sich ihrerseits durch fein abgestimmte Muskelveränderungen in ihrer Spannung und Auflage verändern lassen (links). Modulation durch andere Elemente – Zunge, Zähne, Lippen und so weiter – führt zu einer Reihe mitklingender Geräusche (rechts oben). Es besteht die Gefahr des Erstickens, wenn der Kehldeckel die Luftröhre beim Schlucken nicht verschließt (rechts unten). Diese Entwicklungen beruhen auf Veränderungen, die im Lauf der Evolution der Schädelbasis eingetreten sein müssen.

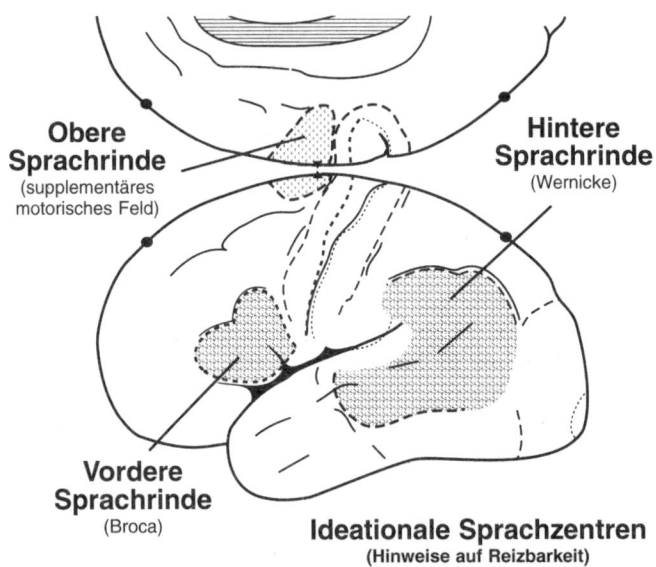

**Obere
Sprachrinde**
(supplementäres
motorisches Feld)

**Hintere
Sprachrinde**
(Wernicke)

**Vordere
Sprachrinde**
(Broca)

Ideationale Sprachzentren
(Hinweise auf Reizbarkeit)

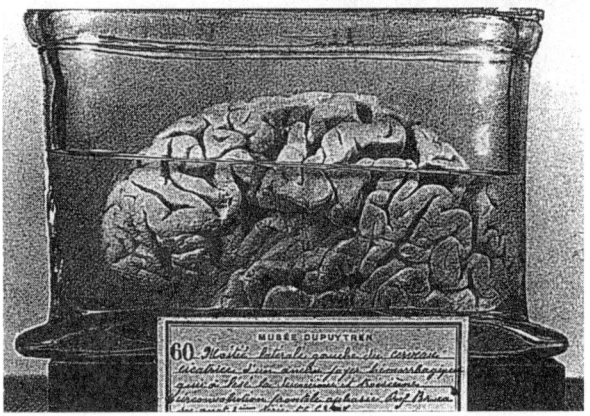

Abbildung 12.2
Bereiche des Gehirns, die der Spracherzeugung dienen (oben). *Wenn
diese Gehirnregionen beschädigt sind, treten viele mögliche Formen von
Aphasie auf. Das Gehirn* (unten) *stammt von einem Patienten Paul Brocas, der an einer motorischen Aphasie litt; es ist im sogenannten Broca-
schen Areal verletzt.*

Die Sprache ist dem *Homo sapiens* eigen. Können wir ihr Entstehen im Lauf der Evolution erklären, ohne eine Kluft zwischen linguistischer Theorie und Biologie aufzureißen? Das scheint möglich, wenn wir das Sprechen sowohl aus epigenetischer als auch genetischer Sicht sehen. Dazu müssen wir auf die Vorstellung von einem genetisch programmierten Spracherlernungsmechanismus verzichten, nicht jedoch auf die Vorstellung, daß für die Sprachentstehung spezialisierte vererbliche Strukturen nötig waren. Hinweise auf die Existenz spezialisierter Strukturen, die mit dem Sprechen zu tun haben, lassen sich leicht finden. Als die Hominiden einen aufrechten Gang angenommen hatten, veränderte sich die Struktur ihrer Schädelbasis (Abb. 12.1). Das lieferte eine morphologische Grundlage für die Entwicklung einer dem Menschen eigenen Anatomie, den oberen Stimmapparat. Er reift in Kleinkindern, wenn sich der Kehlkopf senkt. (Der Kehldeckel muß sich beim Essen schließen, damit wir uns nicht verschlucken. Wir können nicht wie andere Lebewesen ohne möglicherweise verheerende Folgen gleichzeitig sprechen und schlucken.) Zu dieser evolutionären Entwicklung gehört die Bildung von Stimmfalte und Zunge; Gaumen und Zähne wurden so selektiert, daß sie eine bessere Kontrolle des über die Stimmbänder streifenden Luftstroms ermöglichen, was wiederum die Erzeugung von mitklingenden Lauten, Phonemen, zuläßt.

Gleichzeitig, oder evolutionär gesehen kurz danach, bildeten sich besondere Gehirnbereiche heraus, die jetzt als Brocasche und Wernickesche Areale bekannt sind (Abb. 12.2). Diese Hirnbereiche verbinden rückführend akustische, motorische und begriffsorientierte Bereiche des Gehirns. Die Broca- und Wernickeschen Areale können deshalb Erzeugung und Kategorisierung der Sprache koordinieren, vor allem jedoch liefern sie ein System für die Entwicklung einer neuen Art von Gedächtnis, das die Phoneme (die Grundeinheiten des Sprechens) und ihre Anordnung neu kategorisiert.

Wir können mit gutem Grund annehmen, daß die Phonologie in einer Sprachgemeinschaft entstand, die hauptsächlich primitive Sätze austauschte (die vielleicht den heutigen Pidgin-Sprachen ähnelten). In einer solchen frühen Gemeinschaft verban-

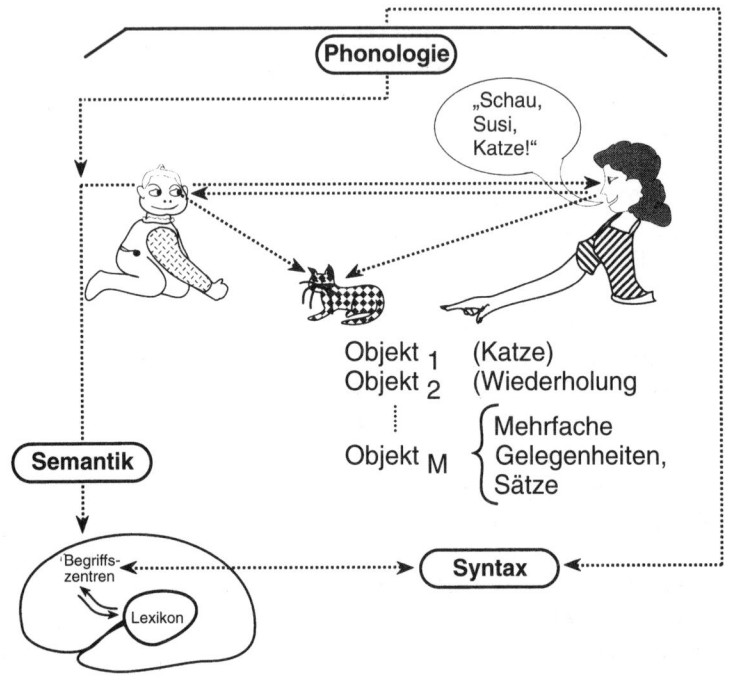

Abbildung 12.3
Semantische Ureingabe. Das Schema deutet an, wie Affekt, Belohnung und Lernen durch Kategorisierung zum Spracherwerb führen. Die Phonologie liefert die Mittel, kategorisierte Objekte mit Semantik zu verbinden. Es kommt über reziprok gekoppelte Verbindungen mit den Begriffszentren zu semantischen Ureingaben. Wenn ein Lexikon aufgebaut wird und Sätze verstehbar werden, führt die Kategorisierung ihrer Anordnung zur Syntax.

den die Äußerungen Substantive mit Dingen, und das führte zur Semantik (Abb. 12.3). Verben folgten. Semantische Entwicklungen setzen also die Fähigkeit zur Begriffsbildung voraus. In den ersten Menschen könnte die präsyntaktische Organisation von Gebärden ein einfaches Ordnen von Substantiven und Verben ermöglicht haben. Die weitere Entwicklung der Broca- und Wernickeschen Areale ermöglichte die raffiniertere sensomotorische Ordnung, die jeder wahren Syntax zugrunde liegt.

Auch bei der von mir bevorzugten Theorie des Spracherwerbs entstand die Syntax epigenetisch in einer ganz bestimmten Reihenfolge. Zunächst wurden in einem Lernprozeß phonologische Fähigkeiten mit Begriffen und Gesten verbunden, was die Entwicklung einer Semantik zuließ. Diese Entwicklung erlaubte die allmähliche Zusammenstellung eines Lexikons, also bedeutungsvoller Wörter und Sätze. Dann bildete sich die Syntax heraus, indem präexistentes Begriffslernen mit lexikalischem Lernen verbunden wurde. Ähnliche Gedanken wurden von Steven Pinker und anderen im Rahmen einer von Joan Bresnan entwickkelten Grammatik vorgeschlagen, die sie lexikalische funktionale Grammatik nennt. Der Vorgang heißt semantische Ureingabe (»bootstrapping«). In der erweiterten TSNG gebe ich ausführliche evolutionäre, anatomische und physiologische Gründe dafür an, daß schon ein Kind über Begriffskategorien verfügt, die *nicht* durch semantische Mittel oder Kriterien definiert oder verursacht werden. Diese Kategorien sind für die Existenz semantischer Ureingaben nötig, und sie werden auch für die »kognitive Grammatik« von Ronald Langacker, George Lakoff und anderen vorausgesetzt, die diesen Vorschlägen ähnelt (siehe das Nachwort).

Damit das Gehirn also eine Syntax oder Grundlagen der Grammatik aufbauen kann, muß es reziprok gekoppelte Strukturen geben, die es ermöglichen, *zuerst* (vor der Syntax) die Semantik entstehen zu lassen, indem phonologische Symbole mit Begriffen verbunden werden. Weil die Broca- und Wernickeschen Areale ein spezielles Gedächtnis darstellen, stehen die phonologischen, semantischen und syntaktischen Ebenen miteinander in Verbindung, und zwar sowohl direkt als auch über reziprok gekoppelte Schaltkreise, die sich zwischen diesen Sprachbereichen und den Hirnbereichen herausbilden, die dem Gedächtnis für Wertekategorien dienen. Wenn ein hinreichend großes Lexikon zusammengestellt ist, kategorisieren die mit der Begriffsbildung befaßten Bereiche des Gehirns die *Ordnung* der

Sprachelemente, und diese Ordnung wird dann im Gedächtnis als Syntax festgehalten. Anders gesagt, stellt das Gehirn zuerst rekursive Beziehungen zwischen semantischen und phonologischen Folgen her und erzeugt dann syntaktische Entsprechungen; das geschieht nicht nach vorgegebenen Regeln, sondern indem Regeln, die sich *im Gedächtnis entwickeln*, als Objekte betrachtet werden, die sich begrifflich manipulieren lassen. Gedächtnis, Verstehen und Spracherzeugung wirken durch reziproke Kopplung in vielfacher Weise aufeinander. Das erlaubt die Erzeugung höherer Strukturen (wie etwa der Sätze einer Grammatik) und hilft offensichtlich bei der Erarbeitung von Wortreihen niedrigerer Ordnung (wie etwa Sätzen). Wenn diese Reihenbildung einmal erreicht ist, wird sie natürlich wie so viele motorische Handlungen automatisiert.

Schimpansen haben im Unterschied zu Menschen im Gehirn keine Grundlagen für die komplexe Aneinanderreihung artikulierter Laute. Sie bilden anscheinend Begriffe und haben Gedanken und sind wohl auch einer einfachen »Semantik« fähig, aber da ihnen eine ausgearbeitete Syntax fehlt, können sie nicht richtig sprechen.

Es ist offensichtlich, warum der Erwerb wirklicher Sprache zu einer gewaltigen Zunahme der gebildeten Begriffe führt. Wenn es ein besonderes symbolisches Gedächtnis gibt, das mit präexistenten begriffsbildenden Zentren verknüpft ist, lassen sich sehr viele neue Begriffe entwickeln, verfeinern, miteinander in Verbindung setzen, erschaffen und behalten. Es ist nicht so, daß die Sprachzentren Begriffe »enthalten« oder Begriffe sich aus der Sprache »ergeben«. Ihre Bedeutung resultiert aus der Wechselwirkung zwischen dem Gedächtnis für Wertekategorien und der *vereinten* Aktivität der Bereiche für die Begriffsbildung und für das Sprechen. Vermutlich war einst stimmhaftes Sprechen für die evolutionäre Auslese der notwendigen morphologischen Veränderungen im Gehirn nötig; sowie sie jedoch geschehen ist, kann eine Sprachgemeinschaft notfalls jedes Gebärdensystem (etwa eine Zeichensprache) verwenden. Wie viele Gehirnsysteme, die einer epigenetischen Entwicklung unterworfen sind, unterscheidet sich das dem Spracherwerb zugrundeliegende System bei

Kindern von dem bei Erwachsenen; es gibt dafür eine kritische Entwicklungsphase. Aller Wahrscheinlichkeit nach hat diese Phase mit der Selektion von Synapsen und neuronalen Gruppen zu tun, die bis zur Adoleszenz abgeschlossen wird; danach wirken sich Veränderungen viel weniger aus.

Dieser Theorie nach ist Sprache insofern angeboren, als sie die Evolution spezieller Gehirnstrukturen voraussetzt. Aber die Grundsätze der Theorie gehen nicht über die der TSNG hinaus. Sie ist weder eine »Computertheorie«, noch setzt sie einen Spracherlernungsmechanismus voraus, der angeborene, genetisch festgelegte Regeln für eine universale Grammatik enthält. Die Syntax entwickelte sich epigenetisch unter genetischen Zwängen, genau wie die Gesichter der Menschen (die etwa so universal sind wie die Grammatik) sich unter dem Einfluß von entwicklungsbedingten Zwängen ähnlich entwickeln. In beiden Fällen gelten die Grundlagen der Topobiologie.

Diese Behauptung ist damit vereinbar, daß sich aus einer endlichen Anzahl von Wörtern eine möglicherweise unendliche Anzahl sinnvoller Sätze bilden läßt, denn ein Begriffssystem, das reziprok gekoppelt ist und rekursiv mit spezialisierten Sprachgebieten wechselwirkt, verfügt über nahezu unbegrenzte Möglichkeiten der Verallgemeinerung und Kategorisierung. Insofern die Syntax (unter Einschränkungen) von der Semantik konstruiert wird, lassen sich lokale grammatikalische Relationen auch aus Satzbruchstücken konstruieren, die frei sind von der strengen Satzordnung. Eine so konstruierte Grammatik wird notwendigerweise auf das abgebildet, was gerade in Gehirnstrukturen abläuft; unter ihnen sind vermutlich jene die wichtigsten, die zu einem primären Bewußtsein führen. Falls diese Theorie zutrifft, kann es ohne primäres Bewußtsein keine Sprache geben.

Bewußtsein höherer Ordnung

Mit dieser Theorie der Sprache können wir zu unserem Hauptthema, dem Bewußtsein höherer Ordnung, zurückkehren. Wie

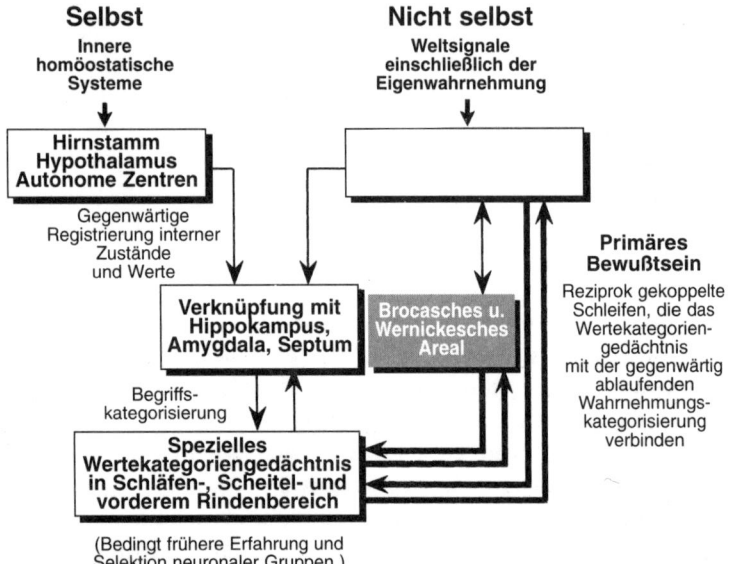

Abbildung 12.4

Ein Schema für ein Bewußtsein höherer Ordnung. (Diese Abbildung sollte mit Abb. 11.1 für das primäre Bewußtsein verglichen werden.) Der Erwerb einer neuen Art von Gedächtnis über semantische Ureingaben (Abb. 12.3) führt zu einer Begriffsexplosion. So können Begriffe wie Selbst, Vergangenheit und Zukunft mit dem primären Bewußtsein in Verbindung gebracht werden. Das ermöglicht ein »Bewußtsein für das Bewußtsein«.

wird man sich »des Bewußtseins bewußt«? Dazu muß das Gedächtnis eine Beziehung zu einer begrifflichen Darstellung eines wahren (oder sozialen) Selbst herstellen, das auf eine Umwelt wirkt und umgekehrt. Das setzt ein begriffliches Modell der Selbstheit und auch ein Modell der Vergangenheit voraus. Im Lauf des entwicklungsbedingten Lernens müssen also eine Reihe von Bedingungen erfüllt sein, welche die Beziehung des Individuums zur unmittelbaren Gegenwart verändern.

Dazu sind Gehirnrepertoires nötig, die Reaktionen verzögern können. (Wir wissen, daß es im Vorderhirn solche Repertoires gibt.) Diese Repertoires müssen das, was im primären Bewußtsein abläuft, kategorisieren können. Das wird größtenteils durch symbolische Mittel erreicht, durch Vergleich und Verstärkung während der sozialen Übermittlung und durch Lernen. Während des Erwerbs der Semantik ergibt sich diese Verstärkung durch die Verbindung von Sprachsymbolen mit der Befriedigung affektiver Bedürfnisse von Artgenossen, also in der Eltern-Kind-Beziehung, bei der Körperpflege oder beim Geschlechtsverkehr.

Die Abbildung 12.4 zeigt die Beziehung von Sprachbereichen zu begriffsbildenden Bereichen, welche die Entwicklung eines Selbstgefühls und eines Bewußtseins höherer Ordnung zulassen; diese Abbildung muß allerdings durch eine soziale Beziehung ergänzt werden (siehe Abb. 12.3). Für das Selbst-Konzept ist das langfristige Speichern symbolischer Beziehungen, die durch Wechselwirkung mit anderen Individuen derselben Art erworben wurden, entscheidend. Damit geht die Kategorisierung von Sätzen einher, die mit dem Selbst und dem Nicht-Selbst und ihrer Beziehung zu Ereignissen des primären Bewußtseins zu tun haben. Auch die entsprechende Ausgestaltung durch das Lernen von Elementen im phonemischen und symbolischen Gedächtnis erlaubt eine bessere Kategorisierung verschiedener *Handlungen* in bezug auf das Selbst und andere.

Aus der Wechselwirkung zwischen diesem spezialisierten Gedächtnis und dem Begriffsgedächtnis für Wertekategorien läßt sich also ein Modell für die Welt gewinnen. Wenn sich solche begriffs-symbolischen Modelle von weiteren Wahrnehmungen unterscheiden lassen, entwickelt sich ein Begriff von der Vergangenheit. Das befreit das Individuum von der Bindung an einen unmittelbaren zeitlichen Rahmen oder von Ereignissen, die in wirklicher Zeit ablaufen. Die erinnerte Gegenwart erhält damit einen Rahmen von Vergangenheit und Zukunft.

Während die Verkörperung von Bedeutung und Rückbezüglichkeit durch den Signalaustausch zwischen Wertekategoriegedächtnis und Wahrnehmung (dem primären Bewußtsein) mit wirklichen Dingen und Ereignissen in Beziehung gebracht werden kann, können gleichzeitig auch das symbolische Gedächtnis und die Begriffszentren in Beziehung stehen. Das ermöglicht in einer Sprachgemeinschaft ein inneres Leben auf der Grundlage der Sprache. Es ist an Wahrnehmung und Begriffe gebunden, zugleich sehr individuell (sogar persönlich) und hat viel mit Affekt und Belohnung zu tun. Es ist ein Bewußtsein höherer Ordnung, das sich ein Bild von Vergangenheit, Gegenwart, Zukunft, dem Selbst und der Welt machen kann.

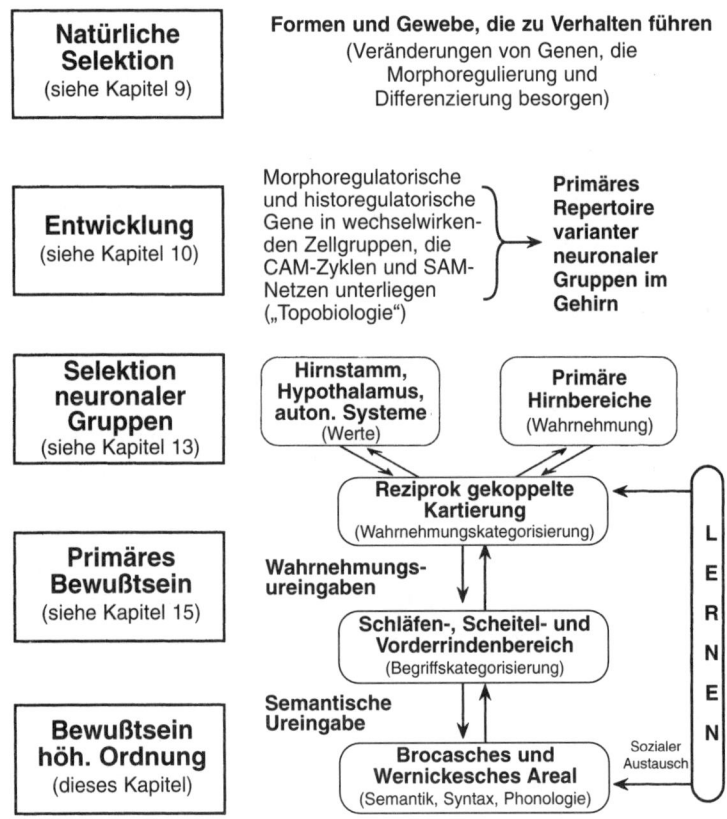

Eine der erstaunlichsten Eigenschaften eines Bewußtseins höherer Ordnung ist seine rasche Entwicklung. Paläontologische Untersuchungen haben gezeigt, daß sie sich in Zeiträumen abspielte, die im Vergleich zur Dauer der Evolution sehr kurz sind. Die der Entwicklung des Gehirns zugrundeliegenden topobiologischen Grundsätze und die Mechanismen der TSNG können dieses rasche Entstehen erklären, denn sie lassen zu, daß die Gehirngröße in den relativ kurzen evolutionären Zeiträumen, in denen *Homo sapiens* entstand, stark zunahm. Nach der Topobiologie können sich relativ große morphologische Veränderungen durch Veränderungen in der zeitlichen Abfolge morphoregulatorischer Gene als Ergebnis verhältnismäßig weniger Mutationen (siehe Kapitel 6) ergeben. Die Voraussetzungen der TSNG lassen durchaus die rasche Eingliederung neuer und größerer primärer Repertoires in vorhandene Gehirnstrukturen zu.

Abbildung 12.5 zeigt eine synoptische Darstellung der Beziehung zwischen Bewußtsein und Morphologie. Zwar zeigt sie kaum Einzelheiten und steckt nicht einmal einen zeitlichen Rahmen ab, aber sie läßt doch vermuten, wie *zwei aufeinanderfolgende Mengen von Ureingaben* (Wahrnehmung und Semantik),

Abbildung 12.5
Die Evolution des Bewußtseins hängt von der Evolution einer neuen Morphologie ab. Hier wird eine Reihe von Ereignissen gezeigt, bei der natürliche Auslese und Entwicklung zu neuralen Rekognitionssystemen und bewußter Erfahrung führen. Das erfordert keine anderen Prinzipien als die der Theorie der Selektion neuronaler Gruppen (TSNG), wohl aber die Evolution neuer anatomischer Strukturen, die für diese Aufgabe selektiert wurden. Dazu gehören jene der ersten beiden Abbildungen dieses Kapitels. Die Grundsätze, die der Funktion des Bereichs zugrunde liegen, werden jeweils in den angegebenen Kapiteln erklärt. Man beachte, daß eine »Wahrnehmungsureingabe« primäres Bewußtsein erzeugt und eine »semantische Ureingabe« ein Bewußtsein höherer Ordnung. Beide Ureingaben hängen von der Evolution geeigneter reziprok gekoppelter Bahnen im Gehirn ab.

die jede die Evolution einer neuen Morphologie bedingen (Schaltkreise für das Gedächtnis und neue Formen des Signalaustauschs), zunächst zum primären Bewußtsein und dann zu einem Bewußtsein höherer Ordnung geführt haben könnten. Dieses evolutionäre Panorama wirft neue Fragen in bezug auf die adaptiven Vorteile des Bewußtseins auf. Das primäre Bewußtsein ermöglicht aufgrund innerer Kriterien, unter vielfältigen parallelen Signalen, die in komplexen Umgebungen gegeben werden, Muster zu erfassen und ihnen Sinn zu verleihen. Diese Bedeutung erhalten sie zum großen Teil, aber nicht ausschließlich, durch die Vor- und Lerngeschichte des Einzelwesens. Das Bewußtsein höherer Ordnung fügt diesem Bild biologischer Individualität eine auf die Gemeinschaft bezogene Selbstheit hinzu. Wenn das bewußte Denken teilweise von den Zwängen einer unmittelbaren Gegenwart befreit ist und es mehr Verständigungsmöglichkeiten gibt, können zukünftige Zustände in Gedanken vorweggenommen, kann Verhalten geplant werden. Damit läßt sich ein Weltbild gewinnen, lassen sich explizite Vergleiche anstellen und Ergebnisse abwägen, und dadurch ergibt sich auch die Möglichkeit, Pläne neu zu gestalten. Offensichtlich haben diese Fähigkeiten Anpassungswert. Die Geschichte der Menschheit erzählt seit der Zeit der Jäger und Sammler sowohl von den gut als auch von den schlecht angepaßten Eigenschaften der einzigen Spezies, die über ein voll entwickeltes Bewußtsein höherer Ordnung verfügt.

Einige Anthropologen behaupten (sehr phantasiereich), unser Gehirn habe sich so rasch vergrößert, weil uns das Bewußtsein höherer Ordnung in einem bestimmten Entwicklungsstadium die Fähigkeit verliehen habe, uns selbst so zu täuschen, daß wir andere »ernsthafter« zu unserem eigenen Vorteil täuschen konnten. Bei einem Gemeinschaftswesen könnte diese Täuschung nach Meinung dieser Autoren selektive Vorteile haben. Eine alte Geschichte erzählt, wie Boris und Iwan sich am Bahnhof treffen. Iwan sagt: »Boris, wohin fährst du?« Boris antwortet: »Nach Minsk.« Iwan sagt darauf: »Boris, ich kenne dich. Wenn du nach Minsk wolltest, hättest du gesagt, du führest nach Pinsk. Ich weiß aber zufällig, daß du nach Minsk willst. Warum lügst du mir was vor?«

Mit diesem Bild eines menschlichen Lebewesens vor Augen, in dem primäres und höheres Bewußtsein nebeneinander und miteinander in Wechselwirkung sind, können wir zu dem schwierigen Problem der Qualia zurückkommen. Unsere theoretische Analyse des Bewußtseins macht ja drei Annahmen, die physikalische, die evolutionäre und die Qualia-Annahme. Warum kommen wir darauf zurück, wenn wir doch schon voraussetzten, daß Menschen Qualia haben? Wir wissen, daß eine übergeordnete, gleichsam göttliche Sicht – nach der die Theorie ein imaginäres qualia-freies Lebewesen wissen lassen würde, was Qualia sind, indem sie ihm ihre Struktur mitteilt – nicht vorstellbar ist. Wir haben genug über die Mechanismen des Bewußtseins gesagt, um anzudeuten, daß Qualia nur dann entstehen, wenn ein Individuum die entsprechende Morphologie und Erfahrung hat. Trotzdem liefert unser verbessertes Bild gewisse Verfeinerungen.

Zunächst ist klar, wie *verschiedene* Qualia *unterschieden* werden – anhand der neuralen Struktur und dem neuronalen Verhalten in verschiedenen Sinnesbahnen. Das ist schon seit langem bekannt, nämlich seit Johannes Müller seine Lehre der spezifischen Nervenenergien vertrat. Ein Lebewesen mit einem Bewußtsein höherer Ordnung würde, so könnten wir hinzufügen, den einen Erscheinungszustand vermutlich mit einem anderen Namen bezeichnen als den anderen, der durch eine andere Nervenbahn hervorgerufen wird (wenn nicht mit »grün« oder »warm«, dann doch mit »würm« und »gran«, aber jedenfalls konsistent).

Wenn Lebewesen mit nur primärem Bewußtsein auch Qualia haben, können sie diese weder einem menschlichen Beobachter noch einander explizit mitteilen, denn ihnen fehlt ein Begriff vom Selbst. Wie bei einem Raum, der nur von Taschenlampen beleuchtet wird, existieren ihre Qualia, wenn sie auftreten, nur für die Dauer der erinnerten Gegenwart der Szene. Wir können nur durch die Beobachtung des Verhaltens dieser Lebewesen auf ihr Vorhandensein schließen.

Bei uns jedoch ist es anders. Qualia, für jeden von uns die eigenen, sind Rekategorisierungen von mit Werten behafteten

Beziehungen zwischen Wahrnehmungen, die das Bewußtsein
höherer Ordnung in jeder Sinnesmodalität oder in ihren begrifflichen Kombinationen untereinander vornimmt. Wir können sie
anderen andeutungsweise und uns selbst genauer mitteilen.
Diese Beziehungen sind gewöhnlich, aber nicht immer, mit Werten verknüpft. *Die Freiheit von der Zeit ermöglicht die Lokalisierung* von Erscheinungszuständen durch ein leidendes oder freu-
diges Selbst *in der Zeit.* Eine geeignete Sprache verbessert die
Unterscheidungsfähigkeit ungeheuer. Kennerschaft, wie sie sich
zum Beispiel bei einer Weinprobe zeigt, läßt sich als das Ergebnis
einer auf Qualia beruhenden Leidenschaft sehen, die durch
Sprache verfeinert wird.

Wenn wir das Bewußtsein höherer Ordnung so sehen, läßt sich
ahnen, was dem Selbst zugrunde liegt, das in einem benennen-
den Satz die Phonologie mit der Semantik verknüpft. Wenn sich
einmal durch Wechselwirkungen in der Gemeinschaft und durch
die Sprache auf der Grundlage eines primären Bewußtseins ein
Selbst entwickelt hat, ist eine Welt entstanden, die Namen und
Intentionalität *erfordert.* Diese Welt spiegelt innere Ereignisse
wider, die erinnert, und vorgestellte und auch äußere Ereignisse,
die wahrgenommen und erfahren werden. Es werden Tragödien
möglich – der Verlust des Selbst durch Tod oder Geistesstörung,
die Erinnerung an unstillbaren Schmerz, und die Welt wird zum
Schauplatz von Schöpfung und unendlicher Phantasie.

Es entbehrt nicht der Ironie, daß das Selbst das letzte ist, was
seine Besitzer erkennen können, selbst wenn sie eine Theorie
des Bewußtseins haben. Wenn man bedenkt, wie sich das
Bewußtsein höherer Ordnung entwickelt und wie die Benen-
nung erfolgt, kann das höchstens jeden von uns als Besitzer überraschen. Die Umsetzung setzt unüberschreitbare Grenzen. Der
Wunsch, über diese Grenzen hinauszugehen, erzeugt Widerspruch wie auch Phantasie und birgt ein Geheimnis, das die
Beschäftigung mit dem Geist besonders reizvoll macht, denn ab
einem bestimmten Punkt liegt der Geist zumindest in seinen
individuellen Schöpfungen jenseits der Reichweite der Wissenschaft. Wissenschaftliche Forschung erkennt diese Grenze an,
ohne sich auf mystische Übungen oder Illusionen einzulassen.

Der Grund für diese Begrenzung ist unmittelbar einsehbar. Die Formen der strukturellen »Verkörperung«, die zum Bewußtsein führen, sind für jedes Individuum einzigartig – sowohl für den jeweiligen Körper als auch seinen Lebenslauf.

13

Aufmerksamkeit und das Unbewußte

*Illusionen empfehlen sich uns dadurch, daß sie Unlustge-
fühle ersparen und uns an ihrer Statt Befriedigungen genießen lassen. Wir müssen es dann ohne Klage hinnehmen,
daß sie irgendeinmal mit einem Stück der Wirklichkeit
zusammenstoßen, an dem sie zerschellen.*

SIGMUND FREUD

Das Bewußtsein regiert, aber es herrscht nicht.

PAUL VALÉRY

Gegen das bisher Gesagte lassen sich zwei Einwände erheben.
Erstens habe ich nicht *wirklich* erklärt,»wie es ist«, bewußt zu
sein. Zweitens scheint zu vieles nicht erklärt worden zu sein, so
zum Beispiel die Tatsache, daß unser Verhalten so oft vom Unbewußten gelenkt wird. Sigmund Freud verbrachte einen großen
Teil seines Lebens mit dem Versuch, das und insbesondere die
Verdrängung von Erfahrungen zu verstehen, die bedrohlich,
schmerzhaft oder unangenehm sind. Ich werde den ersten Einwand kurz und den zweiten ausführlicher behandeln.

In Anbetracht der zentralen Bedeutung des Bewußtseins für
das Wissen, daß wir sind – die Behauptung von Descartes –, wird
natürlich von jeder Darstellung, die vorgibt, Bewußtsein zu
erklären, viel erwartet. In unserem Fall könnte man einwenden:
»Sie meinen vielleicht, erklärt zu haben, wie Gedächtnis, Wahrnehmungskategorisierung, Signalaustausch und so weiter bei
einer Beschreibung der *Eigenschaften* des Bewußtseins zusam-

menwirken, aber Sie haben nicht erklärt, wie *ich* mich als bewußt erlebe oder warum *ich* mich als bewußt erlebe. Das Bewußtsein ist seltsam und bleibt geheimnisvoll, ein letztes Geheimnis.« Als Antwort muß ich auf die Grenzen hinweisen, die sich jedem Anspruch auf eine wissenschaftliche Erklärung stellen, und dann zeigen, was an einer Erklärung, die das Bewußtsein erklären soll, besonderes ist.

Der Wissenschaft geht es um formale Beziehungen zwischen Eigenschaften und um die Entwicklung theoretischer Modelle, die so sparsam und nutzbringend wie möglich ausnahmslos alle bekannten Aspekte dieser Korrelation beschreiben. Sie muß ihre Beschreibungen in Begriffe fassen, die sich zwischen je zwei menschlichen Beobachtern austauschen und verstehen lassen. Jede wissenschaftliche Darstellung richtet sich an einen bewußten, verständigen menschlichen Beobachter, an einen, der Einwände gegen logische Schwächen erheben, Versuche wiederholen, neue erdenken und durchführen kann. Ein Beispiel für eine nichtwissenschaftliche Beschreibung ist eine persönlich gefärbte Schilderung meiner eigenen Gefühle, scheinbarer Erinnerungen und Empfindungen während einer von Drogen bewirkten Trance. Bestenfalls könnte jemand eine Zusammenfassung der Berichte von zwanzig Personen (meinen eingeschlossen) während einer solchen Trance korrelieren und Regelmäßigkeiten finden. Aber wer das unternimmt, wird nicht in allen Einzelheiten oder mit einem Anspruch auf Allgemeingültigkeit zuverlässig *meine* echten Gefühle, *meine* persönliche Lebensgeschichte und *meine* Art und Weise des Vergessens wiedergeben. So versagt die Naturwissenschaft bei der individuellen Geschichte, obwohl es ihr gelingen mag zu erkennen, was zwanzig Vorgeschichten gemeinsam haben.

Es ist etwas besonderes am Bewußtsein als einem Forschungsgegenstand, denn das Bewußtsein selbst ist der individuelle, persönliche Prozeß, über den jeder von uns verfügen können muß, wenn er *überhaupt* wissenschaftliche Erklärungen geben will. Selbst wenn ich dessen nicht gewahr bin, was ich vergessen oder verdrängt habe oder welche unbewußten Faktoren mein Verhalten beeinflussen, habe ich doch, zumindest wenn ich mich gesund fühle, das Gefühl, mein Bewußtsein zerfalle nicht in verschiedene Teile. Deshalb fordere ich natürlich eine Erklärung meines eigenen Bewußtseins, die mich selbst befriedigt. Aber ich muß mir klarmachen, daß es nicht wissenschaftlich ist, das zu tun, und ich würde das auch nicht erwarten. Schließlich sagt niemand zu einem Physiker: »Sie haben Energie und Materie durch Symmetriebeziehungen erklärt, und Sie nähern sich mit Ihren Theorien sogar dem Ursprung der Welt. Aber Sie haben nicht *wirklich* erklärt, *warum* es etwas gibt und nicht nichts.« Der Versuch einer solchen Erklärung würde nichts bringen, unter solchen Umständen empfiehlt sich keine auf Experimenten beruhende Wissenschaft einer anderen als überlegen. Eine wissenschaftliche Erklärung kann es nicht geben.

Warum sind wir dann versucht, eine wissenschaftliche Erklärung dafür zu fordern, was es für jemanden persönlich bedeutet, bewußt zu sein? Es ist die Gewißheit des Bewußtseins in uns selbst und seine Beziehung zu der Idee des Selbst, die uns von Psychologen mehr fordern läßt als von Physikern oder Kosmologen. Aber der Anspruch ist wissenschaftlich gesehen nicht vernünftig.

Psychologen würden auf die Frage genauso antworten wie Physiker: »Ich habe Ihnen eine Theorie angeboten, die sich auf bekannte Strukturen und Beziehungen beruft und die auf experimentellen Tatsachen beruht. Wenn wir einen Eingriff an Strukturen vornehmen, von denen gesagt wird, sie seien für die Eigenschaften des Bewußtseins wichtig, verändern wir, so sagt die Theorie, diese Eigenschaften in vorhersagbarer Weise; sie können sogar verschwinden. Wenn Sie zum Beispiel eine reziprok gekoppelte Schleife herausschneiden, die für den Teil des Gehirns (und genau für diesen Teil) wichtig ist, der das Wiedererkennen eines Gesichts besorgt, erlebt ein bewußter Mensch Prosopagnosie. Dieser Mensch wird sich (wie die Untersuchung des impliziten Gedächtnisses zeigt) der Tatsache *unbewußt* sein und bleiben, daß er Gesichter noch erkennen kann, von denen ein Beobachter weiß, daß er sie vorher gesehen hat, und ganz ernsthaft leugnen, sie zu erkennen. So ist es auch bei anderen Tests; eine Theorie des Bewußtseins *kann* Komponenten haben, die etwas über das Handeln aussagen. Aber sie muß, wenn sie eine gute Theorie ist, alle wesentlichen Tatsachen vereinheitlichen und unser Verständnis vertiefen.« (Sie sollte zum Beispiel erklären, wie einige Prozesse, obwohl sie unbewußt sein können, doch Verhalten motivieren, das also, was sich dieses Kapitel als Aufgabe gestellt hat.)

Warum bestehen wir dann selbst angesichts dieser Erklärungen auf einer Art göttlicher Sicht? Warum ist das Bewußtsein von einem Geheimnis umgeben – einer Sehnsucht nach universeller Erklärung, nach Bewahrung des Bewußtseins als individueller Erfahrung, als Zeit ohne Ende? Eine vernünftige Antwort scheint zu besagen, daß jedes Bewußtsein von seiner ihm eigenen Geschichte und Verkörperung abhängt. Und angesichts der etwas paradoxen Tatsache, daß sich das menschliche bewußte Selbst durch die Wechselwirkung mit der Gemeinschaft bildet und doch im Lauf der Evolution selektiert wurde, um vor allem die Ziele und Befriedigungen jedes einzelnen Lebewesens zu verwirklichen, ist es vielleicht keine Überraschung, wenn wir als Individuen eine Erklärung wünschen, welche die Wissenschaft nicht geben kann. Es ist vielleicht auch keine Überraschung, daß wir nach Unsterblichkeit streben. Aber wir sind als Wissenschaftler genauso unfähig, eine Erklärung für das individuelle Bewußtsein zu geben, wie dafür, warum es etwas gibt und nicht nichts. Vielleicht gibt es ein Geheimnis, aber es ist nicht wissenschaftlich. Wenn man einzig bei seinem eigenen Geist bleibt, besteht das Geheimnis darin, wie sich dieser Geist vor dem Hintergrund seiner persönlichen Geschichte bildet. Wir sind »eingesperrt«.

Es gibt eine realistische, aber fernliegende Möglichkeit, sich wissenschaftlich mit der Eigenschaft des »Eingesperrtseins« zu beschäftigen, die für das Bewußtsein eines Individuums gilt, also die Quelle dieses »Geheimnisses« aufzuspüren. Wenn wir ein Artefakt konstruieren könnten, das aufgrund seiner Strukturen und Erfahrungen Bewußtsein erlangen und eine Sprache erwerben kann, ließe sich überprüfen, ob es Qualia gibt oder nicht. Wäre es, wenn dieses Artefakt ein Gefühl äußern könnte, vernünftig (und ethisch), es ohne die mutmaßlich für dieses Gefühl wesentlichen Teile nachzubauen? Würde sich dasselbe Artefakt nach einem solchen Verfahren »seltsam« oder »anders« fühlen, wenn es sein Selbst aus der Wechselwirkung der unbewußten Prozesse und bewußten »sozialen« Interaktionen herausgebildet hätte? Wir müssen warten und sehen, aber so phantastisch und unwahrscheinlich ein solcher Vorschlag auch klingen mag, er ist doch zumindest theoretisch denkbar. Dasselbe läßt sich von einem Versuch, die Welt zu erschaffen, nicht behaupten.

Bevor wir uns den unbewußten Prozessen zuwenden, die das Bewußtsein entstehen lassen und es verändern, könnte es nützlich sein, sich anzuschauen, was am Geist schwer vorstellbar ist und was leicht. Wie wir sahen, werden alle Versuche, den Geist zu erklären, von einer überwältigenden Schwierigkeit geplagt. Der Geist entsteht als ein Ergebnis physikalischer Wechselwirkungen auf ungeheuer vielen verschiedenen Organisationsebenen, von der molekularen bis zur sozialen. Diese Wechselbeziehungen sind zudem oft idiosynkratisch oder irreversibel, und unter den für ihr Wirken zentralen strukturellen Eigenschaften gibt es auch parallele Kartierungen, und zwar solche, die eine Karte auf viele Karten abbilden, und solche, die viele auf viele abbilden. Unser Gehirn (und besonders das Gehirn von Philosophen) ist im Visualisieren komplexer Ordnungen nicht sehr geübt. Aber die Lage ist vielleicht nicht hoffnungslos; wie ich später ausführe, kann die Entwicklung immer mächtigerer Computer uns vielleicht dabei helfen, heuristisch Daten zu gewinnen, die uns sehen lassen, wie die Dinge zusammenpassen.

Bis dieser Bereich weiterentwickelt ist, können wir fragen: Was ist am Geist leicht zu erfassen? Ich glaube, die meisten Menschen würden der folgenden Liste zustimmen.

1. Die Schaltkreise des Gehirns *ganz allgemein* mit Input und Output. Das Beispiel ist die klassische Neurophysiologie.

2. Die Beziehung zwischen dem Verhalten eines Lebewesens und seiner Umwelt der Reize. Das Beispiel ist die beschreibende Psychologie.

3. Gewisse soziale Überlieferungen. Beispiele sind die Erforschung der Prägung in der Verhaltensforschung und die Popu-

lärpsychologie – was Menschen zu glauben, zu wünschen oder zu beabsichtigen scheinen.

Und was ist schwer zu verstehen?
1. Das Endergebnis des gleichzeitigen parallelen Wirkens komplexer Populationen von Nervenzellen. Ein Beispiel ist die Schwierigkeit, das Ergebnis der Aktivität vieler neuronaler Gruppen vorherzusagen.
2. Das Gedächtnis als dynamischer Vorgang und Systemeigenschaft, die *nicht* äquivalent ist zur Summe der synaptischen Veränderungen, die ihr zugrunde liegen. Ein Beispiel ist die Gesamtreaktion eines Automaten wie Darwin III nach dem Training.
3. Komplexere psychologische Phänomene wie das Bewußtsein. Dafür wurden in den letzten beiden Kapiteln viele Beispiele gegeben.
4. Die Vorstellung eines sozial konstruierten Selbst, das sich aus den Wechselwirkungen unbewußter und bewußter Prozesse ergibt. Dafür gebe ich weiter unten in diesem Kapitel ein Beispiel.

Zweifellos ließen sich auch andere Listen aufstellen. Um psychologische Vorgänge im Rahmen der Theorie des Gehirns zu verstehen (besonders jene in der zweiten Liste), braucht man jedoch nicht nur eine gute Theorie, sondern auch synthetische Computermodelle, die ihre Mechanismen überprüfen und vielschichtige Interaktionen untersuchen können. Leider kann Mathematik allein unseren Wortgebilden nicht so gut helfen wie unsere Physik. Gegenwärtig scheinen Computersimulationen verheißungsvoller.

Hier schlage ich dem Leser vor, jede Anstrengung zu unternehmen, um zu verstehen, wie Klassifizierungspaare zusammen mit dem Signalaustausch Wahrnehmungskategorisierung ermöglichen und wieso ein dynamisches Gedächtnis eine Systemeigenschaft ist (siehe Kapitel 9 und 10). Wenn diese beiden Prozesse verstanden sind, kann der Leser, so glaube ich, schrittweise die Modelle durchdenken, die ich für primäres und höheres Bewußtsein beschrieben habe, und »sehen«, wie sie die Jamesschen Eigenschaften für das Bewußtsein liefern, die Bedeutung in einer Szene verändern und die Formulierung von Plänen ermöglichen können. Vielleicht läßt sich das am besten durch die Betrachtung der Abbildungen der entsprechenden Kapitel erreichen. Mit dem so erworbenen Verständnis läßt sich dann viel leichter sehen, wie Aufmerksamkeit und Bewußtsein wirken.

Aufmerksamkeit

Meine Darstellung des Bewußtseins hat sich nicht ausdrücklich mit Aufmerksamkeit beschäftigt, die James »als die Inbesitznahme des Geistes in klarer und lebhafter Form durch eines von anscheinend mehreren gleichzeitig möglichen Objekten oder Gedankengängen« beschreibt. Aufmerksamkeit ist nicht dasselbe wie Bewußtsein, aber die Beziehung zum Bewußtsein stellt die Theorie vor einige der schwierigsten Probleme. So muß man Aufmerksamkeit zum Beispiel vom Wachzustand insgesamt unterscheiden, denn sie ist nicht einfach eine Frage der Wachsamkeit und Bereitschaft; vielmehr verleiht sie dem Verhalten eine *Richtungskomponente* und beeinflußt die Empfänglichkeit eines Lebewesens für die Umwelt. Aufmerksamkeit zeigt deutlich die »Zerbrechlichkeit« des Bewußtseins: Sie richtet unseren Geist auf den Gegenstand der Aufmerksamkeit und löscht oder schwächt »Unbedeutendes«. Es scheint nicht möglich zu sein, mehr als einigen wenigen Dingen oder Gedanken besondere Aufmerksamkeit zu widmen. Aufmerksamkeit ist anscheinend notwendigerweise hochgradig selektiv.

Viele Theorien der selektiven Aufmerksamkeit beruhen auf der Vorstellung eines früheren oder späteren »Ausfilterns« von Eingangssignalen. Aber viele Hinweise deuten darauf hin, daß es kein Filtern gibt. Ich habe die von anderen vorgeschlagene Auffassung vorgezogen, daß die Gehirnmechanismen für Aufmerksamkeit sich ursprünglich aus dem evolutionären Druck auf ein Lebewesen herleiteten, aus einer Reihe angemessener Handlungen eine herauszugreifen. Ein Lebewesen, das hungrig ist oder bedroht wird, muß ein Objekt oder eine Handlung aus vielen möglichen auswählen. Es ist klar, daß die Fähigkeit, sich

rasch für eine Handlung entscheiden zu können, die dann unter
Ausschluß anderer ausgeführt wird, einen beträchtlichen selektiven Vorteil darstellt. Eine solche Fähigkeit ermöglicht es, ein
Ziel zu erreichen, das sonst durch den Versuch, zwei miteinander
nicht verträgliche Handlungen gleichzeitig auszuführen, verei-
telt wird. Von dieser Fähigkeit kann das Überleben abhängen.

Aus dieser »motorischen« Theorie des Ursprungs der Aufmerksamkeit folgt nicht, daß Wahrnehmungskomponenten
unwichtig wären. In der Tat ist es klar, daß die Mechanismen der
Aufmerksamkeit vielfältig sind und vom Wettbewerb der Wahrnehmungen bis zur Willkür reichen. Wenn jedoch als Endergebnis eine Reihe von Handlungen oder Plänen für Bewegungen
formuliert werden, sind nach der TSNG ganz unabhängig von
ihrer Ausführung höchstwahrscheinlich globale Kartierungen
und die Basalganglien daran beteiligt (siehe Kapitel 9 und 10,
besonders Abb. 10.2). In einem Lebewesen mit primärem
Bewußtsein muß ein Gleichgewicht zwischen der Reaktion auf
intern bestimmte Wichtigkeit und Bedeutung und extern
erzeugte Neuigkeit gefunden werden. Mit einem Bewußtsein
höherer Ordnung wird die Situation jedoch entschieden vielfälti-
ger. Willentliche Zustände in bezug auf die Wahl von Plänen,
Werten und zeitlichen Projektionen können alle die relativen
Beiträge verschiedener Teile einer globalen Abbildung verändern. In beiden Fällen sind wahrscheinlich große Teile des Nervensystems beteiligt, wenn eine globale Abbildung modifiziert
wird, um die Aufmerksamkeit zu verändern.

So gesehen, könnte man denken, die Aufmerksamkeit würde
dann beeinflußt, wenn in mehreren Schichten einer globalen
Abbildung durch unbewußte und auch bewußte Tätigkeit Veränderungen eintreten. Wie könnte ein solches System im einzelnen
wirken? Jedes Modell, das die Aufmerksamkeit erklären soll,
muß zeigen, wie sie selektiert wurde, wie eine Handlung, die ein
Lebewesen einmal gelernt hat, zu einer automatischen wird, wie
es kommt, daß automatische Handlungen unterbrochen werden,
wenn Neues die Aufmerksamkeit fesselt, und wie ein Lebewesen
in der Lage ist, seine Aufmerksamkeit bewußt auf eine spezielle
Gegebenheit zu richten.

Wir alle wissen, daß bewußte Aufmerksamkeit beim Lernen komplexer Handlungen eine große Rolle spielt. Aber in vielen Fällen erlaubt uns bewußtes Lernen, Handlungen, die Geschick erfordern, durchzuführen, ohne ihnen explizit Aufmerksamkeit zu schenken. Die Ausführung erfolgt dann unbewußt, bis entweder Neues oder eine Bedrohung zusätzliche Anforderungen stellen. Der Leser erinnere sich, daß ich bei der Vorstellung der TSNG behauptete, die Basalganglien seien wichtige Ablauforgane und bestimmten zusammen mit der Großhirnrinde den Bewegungsablauf. Menschen können über die motorische Rinde, die dem Rückenmark Signale schickt, bewußt Pläne für Bewegungen schmieden. Der Output der Großhirnrinde wird auch an die Basalganglien geleitet, deren Verbindung mit der Rinde nur indirekt ist; sie ist jedoch sehr wichtig. Der Output der Basalganglien hemmt und kann deshalb auch die *Hemmung hemmen.* Er kann, anders gesagt, Zielbereiche in der Rinde *enthemmen.* Das erregt sie oder bereitet sie auf eine Erregung vor.

Nach einem vorgegebenen Plan enthemmen die Basalganglien selektiv Kerne im Thalamus, die zur Hirnrinde leiten. Das führt zu vorwegnehmender und selektiver Erregung von Rindenbereichen, die dem motorischen Programm entsprechen. Diese Bereiche sprechen dann leichter auf jene Sinnesdaten an, die über eine globale Karte mit der Durchführung der Aufgabe befaßt sind. Ein solcher Mechanismus kann die gerichtete Aufmerksamkeit erklären.

Was geschieht, wenn automatisches Handeln durch Neues unterbrochen wird? Wenn die Aufgabe nicht in einer bestimmten Zeit erledigt oder ein neues Ereignis wahrgenommen und kategorisiert wurde, können »Alarm«signale zum Wertesystem im Zwischenhirn gelangen, das wiederum Verbindung mit der Hirnrinde und den Basalganglien hat. Diese Systeme können Signale zurückschicken, die den motorischen Bewegungsplan in der Rinde unterbrechen und die Ausführung eines motorischen Programms blockieren. Solange die Durchführung einer automatisierten Handlung problemlos ist, sind diese Zwischenhirnkerne nicht beteiligt. Sonst aber, etwa wenn während eines Gesprächs beim Autofahren »Paß auf!« gerufen wird, bewirken sie eine Verschiebung der Aufmerksamkeit.

Wie kann nun das *Bewußtsein* beim Aufbau globaler Kartierungen Aufmerksamkeit und Prioritäten beeinflussen? Im Fall des primären Bewußtseins kann das ähnlich wie bei dem oben beschriebenen Vorgang durch eine Veränderung der Wichtigkeit unter den mit den Basalganglien verbundenen, parallel gekoppelten Schleifen geschehen. Im Fall des Bewußtseins höherer Ordnung können verbale Schemata in Begriffsbereichen durch die Aktivität der Vorderhirnrinde und des limbischen Systems die Stärke der Enthemmung durch die Basalganglien bestimmen, die mit diesen Bereichen starke Verbindungen haben.

Ein besonders interessantes Thema ist die Störanfälligkeit der Aufmerksamkeit. Wie kommt es, daß die bewußte Aufmerksamkeit so eingeschränkt ist – und sich gewöhnlich nur auf ein oder höchstens zwei Ziele gleichzeitig richten kann? Eine Antwort legt die Motortheorie nahe, nach der die Aufmerksamkeit aus evolutionären Bedürfnissen heraus entstanden ist. Pläne für die Motorik sind mehr oder weniger exklusiv (das heißt, sie lassen keine gleichzeitigen Handlungen zu, die einander widersprechen). Außerdem scheint es in Anbetracht der vielen an jeder globalen Kartierung beteiligten Nervenzellen unwahrscheinlich, daß es zu mehr als nur ganz wenigen komplexen Kartierungen gleichzeitig kommen kann, ohne daß eine die andere stört.

Eine solche Sicht der Aufmerksamkeit schreibt unbewußten Mechanismen und dem von globalen Kartierungen in Reaktion auf Notlagen gesteuerten absichtsvollen Verhalten immer noch eine überragende Bedeutung zu. Doch weil intentional bewußte Zustände außer von Plänen auch von Werten, Kategorien und Gedächtnis abhängen, ermöglicht uns diese auf Selektion beruhende Sicht der Aufmerksamkeit, »absichtsvoll zu beachten«, was geplant oder vorhergesehen wird. Diese Fähigkeit unterliegt jedoch immer dem Wettbewerb unbewußter und nicht gewußter Elemente (letztere sind jene, die *niemals* bewußt werden. Wir machen alle »Freudsche Versprecher« – Parapraxen – und handeln »anders als geplant«. Das legt den Einfluß unbewußter Vorgänge nahe.

Das Unbewußte

Freud (Abb. 13.1) hat bei weitem das Wichtigste dazu beigetragen, die Bedeutung unbewußter Vorgänge für unser Verhalten und unsere Gefühle aufzudecken. In seinem *Projekt einer wissenschaftlichen Psychologie* versuchte er, die Beziehung zwischen bewußten und unbewußten Prozessen und Verhaltensweisen im Rahmen des Nervensystems ausführlich zu erklären, aber er gab den Versuch bald auf. Seine späteren Formulierungen sind psychologische Erklärungen von Verhaltensweisen; sie betonen die Intentionalität, sind aber gleichzeitig erbarmungslos deterministisch.

Die Postulierung eines Unbewußten ist ein zentraler Gedanke aller psychologischen Theorien Freuds. Seit seiner Zeit hat sich bei der Erforschung der Neurosen, der Hypnose und der Parapraxen ein üppiges Beweismaterial angesammelt, das seine Grundthesen über das Wirken des Unbewußten als im wesentlichen zutreffend erweist. Freuds Verwendung des Terminus »unbewußt« bezog sich auf Elemente, die sich leicht in bewußte Zustände transformieren lassen – das »Vorbewußte« –, und auch auf solche, die sich nur mit großen Schwierigkeiten oder überhaupt nicht transformieren lassen – »das eigentliche Unbewußte«. Freud meinte, bedrohliche Ereignisse ließen sich so aus dem Gedächtnis verdrängen, daß sie der bewußten Erinnerung für gewöhnlich nicht zugänglich sind.

Wir dürfen nicht vergessen, daß dieses psychologische und keine strukturellen Begriffe sind. Mein Freund Jacques Monod, ein Molekularbiologe, stritt sich oft heftig mit mir über Freud, wobei er darauf bestand, Freud sei unwissenschaftlich und womöglich ein Scharlatan gewesen. Ich vertrat die Meinung, daß Freud, wenn auch vielleicht nicht in unserem Sinn ein Wissenschaftler, so doch besonders in seiner Sicht des Unbewußten und dessen Rolle für das Verhalten ein großer intellektueller Wegbereiter gewesen sei. Monod, Nachfahre strenger Hugenotten, antwortete: »Ich kenne meine Beweggründe vollständig und bin für meine Handlungen voll verantwortlich. Sie sind alle bewußt.« Verzweifelt sagte ich einmal: »Jacques, sieh es doch

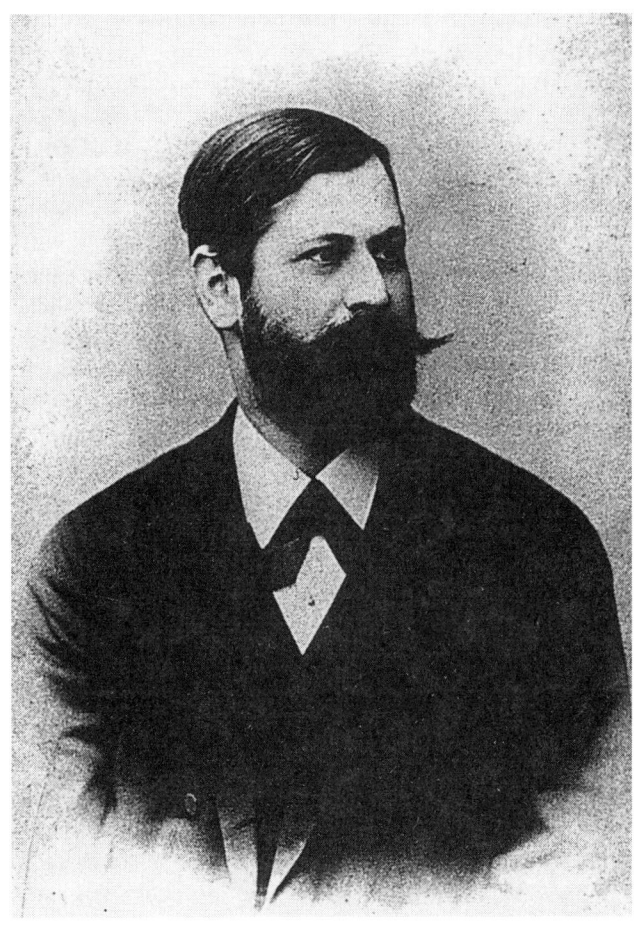

Abbildung 13.1
Sigmund Freud (1856–1939), der Begründer der Psychoanalyse und Erforscher der Verdrängungsmechanismen, über die das Gedächtnis verfügt.

mal so: Alles, was Freud sagt, gilt für mich und nichts davon für
dich.« Er antwortete: »Genau, lieber Freund.«

Freuds Begriff der Verdrängung verträgt sich mit den hier vorgestellten Modellen für das Bewußtsein. Die so erweiterte
TSNG fordert für die Gedächtnisbildung wertabhängige
Systeme. Zur Unterscheidung zwischen Selbst und Nicht-Selbst
sind Gedächtnissysteme nötig, die dem Bewußtsein immer ver-
schlossen bleiben. Verdrängung, die selektive Unfähigkeit, sich
zu erinnern, unterliegt dann Umkategorisierungen, die stark mit
Werten besetzt sind. In Anbetracht der Gemeinschaftsbezogen-
heit des höheren Bewußtseins wäre es im Hinblick auf die Evolution vorteilhaft, wenn es Mechanismen gäbe, die alle Rekategorisierungen verdrängen, welche die Wirksamkeit von Selbstkon-
zepten gefährden. Im Hippokampus und in den Basalganglien
gibt es Schaltkreise, die mit den Wertesystemen in Beziehung
stehen. Für ein sprechendes Wesen sind Symbole wichtig, und
die Evolution einer Möglichkeit, den Zugang zu solchen Zuständen einzuschränken, die das Selbstkonzept gefährden, hätte
selektiven Wert. Das liefert einen wichtigen Hinweis auf die
Eigenschaften von Gefühlsregungen, ein Thema, auf das wir in
einem späteren Kapitel zurückkommen.

Meine Schlußfolgerung gilt für alle Theorien über den Geist:
Wenn das Unbewußte Beweggrund von Handlungen sein kann,
sind möglicherweise solche Schlüsse, die auf bewußter Introspektion beruhen, mit schweren Fehlern behaftet. Anders
gesagt, ist die kartesianische Unkorrigierbarkeit mit den Tatsachen unverträglich. Descartes, ein ausgewachsenes Genie mit
einer meisterhaften Beherrschung der Sprache, zog mehrere
Dinge nicht in Betracht.

Erstens berücksichtigte er nicht das der Entwicklung unterlie-
gende Wesen des Bewußtseins höherer Ordnung. (Man
bedenke, daß auch begabte französische Babies wahrscheinlich
nicht feststellen: »Ich denke, also bin ich.«) Zweitens ist sein linguistisch begründetes Bewußtsein *nicht* selbstgenügsam und
über jeden Zweifel erhaben. Wenn es linguistisch ist, ist es
immer im Dialog mit einem »Anderen«, selbst wenn dieser
Gesprächspartner nicht anwesend ist. Drittens blockieren und

stören unbewußte Mechanismen das, was wir für klare und offensichtliche Gedankenbahnen halten. Indem Descartes die Fragen stellte, die zu seiner Methode des Zweifels führten, und indem er seine Gedanken über das Wesen des Geistes furchtlos offenlegte, wurde er zu einem bedeutenden Wegbereiter der modernen philosophischen und psychologischen Forschung. Seit er uns seine Methode mitteilte, hat uns jedoch das neu erworbene Wissen zu viel mehr Bescheidenheit in bezug auf die Gewißheit unseres Wissens gezwungen.

An diesem Punkt scheint es angebracht, wieder einmal zu sagen, wie wenig wir wirklich wissen. In Anbetracht der Schwierigkeiten, sich den Geist und die komplexen Schichten seiner Wirkung und der in ihm ablaufenden Vorgänge vorzustellen, sollte uns das nicht überraschen. Wir verfügen über viel mehr Hilfsmittel als seinerzeit Descartes. Sie sollten uns endlich erlauben zu würdigen, wie anregend seine »falsche« Theorie für unsere Versuche war, den Geist zu verstehen.

Schichten und Schleifen:
Eine Zusammenfassung

Es kommt mir so vor, als ob die menschliche Rasse vor einem wichtigen Durchbruch steht. Wir sind an den Punkt gelangt, wo wir unsere Hand an den Saum des Vorhangs legen können, der uns hindert, die Natur des Geistes zu verstehen. Ist es vorstellbar, die Hand zurückzuziehen und entmutigt zum Mangel an Durchblick zurückzukehren?

PERCY WILLIAMS BRIDGMAN

Es ist höchste Zeit für eine andere Sicht des Geistigen, für ein neurowissenschaftliches Bild vom Geist. Das Neue an dem hier Vorgeschlagenen ist der rücksichtslose Bezug allein auf Physik und Biologie. Diese neue Sichtweise beruht auch auf der Vorstellung einer evolutionären Morphologie und Selektion und wendet sich gegen die Auffassung, eine syntaktische Beschreibung geistiger Operationen und Darstellungen genüge zur Erklärung des Geistes (siehe das Nachwort). Andere Forscher haben ähnliche Ansichten vertreten, sie jedoch nicht in einer einzigen auf der Evolution gründenden Theorie vereinigt, einer Theorie also, die Embryologie, Morphologie, Physiologie und Psychologie verknüpft. Nur eine solche physikalisch begründete Theorie des Geistes läßt sich mit wissenschaftlichen Mitteln widerlegen.

Der Weg, der diese Disziplinen verbindet, ist holprig und, wie die Leser bemerkt haben werden, gelegentlich anstrengend. Denn der Geist wird auf sehr vielen Organisationsebenen konstruiert, und sehr viele interaktive Schleifen müssen verbinden, was zunächst getrennte Schichten der Beschreibung zu sein

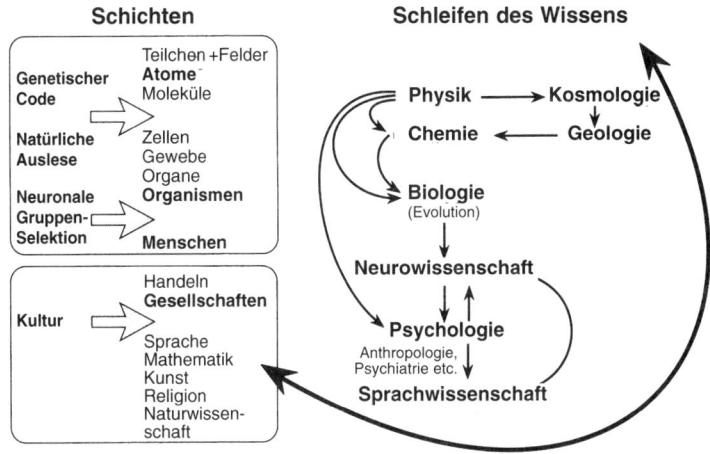

Abbildung 14.1
Schichten biologischer Organisation und Schleifen des Wissens. Abbildung N 1 zeigt die Größenmaßstäbe für diese Schichten und Schleifen.

scheinen. Angesichts der Tatsache, daß der Geist ein Ergebnis der Evolution und nicht der logischen Planung ist, würde ich kein anderes Ergebnis erwarten. Diese Vermischung der Ebenen – und nicht etwa ein neues esoterisches Prinzip, gleich ob physikalisch oder theosophisch – erschwert das Nachdenken über den Geist. Das Gehirn, das den Geist entstehen läßt, ist ein prototypisches komplexes System, eines, das in seinem Baustil mehr einem Dschungel als einem Computer ähnelt. Diese Analogie versagt allerdings an einem Punkt: Während die Pflanzen im Dschungel im Lauf der Evolution einer natürlichen Auslese unterworfen sind, trifft das für den Dschungel selbst nicht zu. Das Gehirn jedoch ist zwei Selektionsvorgängen unterworfen, der natürlichen und der somatischen Auslese.

Das Ergebnis ist subtil und vielschichtig, voller Schleifen und Schichten. Von Genen zu Proteinen, von Zellen zu geordneter

Entwicklung, von elektrischer Aktivität bis zum Freisetzen von Neurotransmittern, von Sinnesschichten zu Karten, von Form zu Funktion und Verhalten, von sozialer Kommunikation zurück zu einer und allen diesen Ebenen stehen wir vor einem System der somatischen Selektion, das fortwährend der natürlichen Selektion unterworfen ist (Abb. 14.1). Ist es ein Wunder, wenn Philosophen, die ohne dieses Wissen über das Problem des Geistes nachdachten, versucht waren, Entitäten zu postulieren, oder wenn Physiker versucht waren, exotische neue Materiefelder zu postulieren, und wenn jene, die Unsterblichkeit erhoffen, weiterhin ewige Geister postulieren?

Vielleicht ist es für solche Denker eine Enttäuschung, daß sich Antworten auf viele grundlegende Probleme des Geistes aus der Erforschung der Komplexität seiner Organisation ergeben, die durch neuartige Ordnungsprinzipien bestimmt ist. Wie reich, wie voller Überraschungen, wie sehr aus dem gleichen Guß mit den großen damit verträglichen Theorien der Evolution und der Physik ist diese Möglichkeit jedoch auf den zweiten Blick!

Das Entwirren der Komplexität hat kaum begonnen, und das jetzige Bemühen um Synthese wird zweifellos armselig erscheinen, wenn es vorüber ist. Aber selbst in diesen Frühstadien erfordert die Frage nach der Materie des Geistes viel Weitsicht, wenn wir überhaupt etwas erreichen wollen. Ein einfacher Vergleich genügt ebenso wenig wie Rationalismus oder Physik allein. Wir brauchen eine Theorie der Materie selbst. Ein Hauptziel der hier beschriebenen Theorie ist es, die Aufstellung alternativer Theorien mit denselben Randbedingungen zu provozieren – es geht nicht um philosophische Hypothesen oder um erhabene Formulierungen, sondern um biologische Theorien, die entweder die hier dargestellten Tatsachen oder die Deutungen, die ich ihnen gab, in Frage stellen.

Inzwischen wird den Lesern, so hoffe ich, eine Zusammenfassung der Schichten und Schleifen aus meiner Sicht willkommen sein. Ich setze das merkwürdige Vokabular jetzt als vertraut voraus und verwende es hier zur Zusammenfassung meiner Gedanken. Dabei gehe ich umgekehrt vor, komme also von der Theorie her zu meiner Kritik der Alternativen. Man bedenke dabei die

Verallgemeinerung, daß das Gehirn (insbesondere die Großhirnrinde) als ein selektives System Beziehungen herstellt. Das
Gehirn verknüpft während seiner eigenen Entwicklung den zeitlichen Input und in seinem ausgereiften Zustand die Eigenschaften von Signalen und Szenen, um Bewußtsein zu bilden.

Zunächst behaupte ich, Bewußtsein sei ein Ergebnis der
natürlichen Auslese. Ohne Bewußtsein kann der Geist weder
sein noch wirken. Damit verwandt ist die Vorstellung, Bewußtsein bewirke etwas, verbessere also unter bestimmten Bedingungen die Anpassung. Bewußtsein entsteht aus Beziehungen zwischen Wahrnehmung, Begriffsbildung und Gedächtnis. Diese
psychologischen Funktionen hängen von Kategorisierungsmechanismen im Gehirn ab. Außerdem wird das Gedächtnis durch
Wertesysteme, die im Verlauf der Evolution aufgebaut wurden,
und durch homöostatische Kontrollsysteme, die jeweils für eine
Art charakteristisch sind, beeinflußt.

Das primäre Bewußtsein bildet sich durch den Signalaustausch zwischen einem Gedächtnis für Wertekategorien und
gegenwärtig ablaufenden Wahrnehmungskategorisierungen, die
gleichzeitig in vielen Modalitäten ablaufen. Das primäre
Bewußtsein verbindet Reize in Zeit und Raum (einschließlich
jener, die nicht unbedingt kausal verknüpft sind) zu einer korrelierten Szene. In einem Lebewesen erhalten die Kennzeichen
dieser Szene aufgrund früherer Werte und der Lerngeschichte
des Lebewesens eine besondere Bedeutung. Das primäre
Bewußtsein ist auf die erinnerte Gegenwart beschränkt. Es ist
für das Entstehen eines Bewußtseins höherer Ordnung notwendig und wirkt auch in Lebewesen, die ein Bewußtsein höherer
Ordnung haben.

Das Bewußtsein höherer Ordnung entsteht im Lauf der Evolution mit dem Beginn semantischer Fähigkeiten und entfaltet
sich mit dem Erwerb von Sprache und symbolischer Bezug-
nahme. Die linguistischen Fähigkeiten erfordern eine neue Art
von Gedächtnis für die Erzeugung und das Hören mitklingender
Laute, die durch die Evolution des oberen Stimmapparats möglich wurden (siehe Abb . 12.1). Die Sprachbereiche, die Kategorisierung und Sprachgedächtnis vermitteln, stehen in Wechselwir-

kung mit bereits entwickelten, mit der Begriffsbildung befaßten Bereichen des Gehirns. Ihre eigentliche Aufgabe in einer Sprachgemeinschaft ist die Verknüpfung von Phonologie und Semantik, wobei Wechselwirkungen mit den begriffsbildenden Bereichen des Gehirns das Lernen leiten. Wenn eben diese Begriffszentren die bei Sprechakten ablaufenden Ereignisse kategorisieren, entsteht eine Syntax. Ist eine Syntax aufgebaut und wurde ein hinreichend großer Wortschatz gelernt, behandeln die Begriffszentren des Gehirns die Symbole und ihre Bezüge wie eine »unabhängige« Welt, die sich weiter kategorisieren läßt. Durch die Wechselwirkung zwischen Begriffs- und Sprachzentren werden eine begriffliche Explosion und eine ontologische Revolution – eine Welt, nicht nur eine Umwelt – möglich.

So entstehen Begriffe vom Selbst und von einer begrifflich faßbaren Vergangenheit und Zukunft. Bewußtsein höherer Ordnung setzt den Aufbau eines Selbst durch affektiven, intersubjektiven Austausch voraus. Diese Wechselwirkungen – mit Elternfiguren, bei der gegenseitigen Hautpflege und beim Sexualverkehr – gleichen jenen, die den Austausch von Zeichen und Gebärden und die Sprachbildung leiten. Affektiv getönter Austausch löst über Symbole semantische Ureingaben aus. Das Ergebnis ist ein Modell einer Welt und nicht nur einer Ökonische. Außerdem ergeben sich Modelle für Vergangenheit, Gegenwart und Zukunft. Während uns ein Bewußtsein höherer Ordnung von der Tyrannei der erinnerten Gegenwart befreit, wirkt das primäre Bewußtsein gleichzeitig weiter und beeinflußt die Mechanismen des Bewußtseins höherer Ordnung. Tatsächlich stellt das primäre Bewußtsein einen starken Antrieb für Prozesse höherer Ordnung dar. Wir leben gleichzeitig auf mehreren Ebenen.

Die Jamesschen Eigenschaften dieser bewußten Prozesse (siehe Kapitel 11) hängen von der Funktion der Großhirnrinde und ihren Anhängen ab. Diese Organe regeln den zeitlichen Ablauf – das Kleinhirn die fließende Bewegung, der Hippokampus das Langzeitgedächtnis und die Basalganglien Bewegungsabläufe und Aufmerksamkeit. Ihr Wirken hängt von den Bewegungen und Handlungen des seine Umwelt erkundenden Lebewesens ab.

Die sich daraus ergebenden Eigenschaften des Bewußtseins, nämlich Subjektivität, Intentionalität, Kontinuität und Veränderung, treten anscheinend als Einheit auf. Auch sie lassen sich durch die TSNG erklären, die keine anderen Annahmen macht als reziproke Kopplung und Selektion im Lauf der Entwicklung und aufgrund von Erfahrung. Neue Funktionen einschließlich des Bewußtseins werden durch neue evolutionäre Morphologie ermöglicht, die mit vorhandenen Gehirnstrukturen auf neue Weisen verknüpft ist.

»Objektive« Wissenschaft und Sprache hängen beide von der Metastabilität oder Dauer von Dingen in der physikalischen Welt ab. Die Theorie des Bewußtseins nimmt an, daß Physik und Evolution zusammen mit den Annahmen der TSNG zur Konstruktion einer Naturwissenschaft vom Geist ausreichen – eine wissenschaftliche Theorie eines einzigen Geistes ist genauso unmöglich wie eine wissenschaftliche Darstellung aller historischen Ereignisse der Welt.

Um wissenschaftlich zu sein, muß die erweiterte TSNG annehmen, daß der Mensch als Subjekt wie als Beobachter, der dieses Subjekt erforscht, Qualia erlebt. Diese Annahme ist notwendig, um sicherzustellen, daß ein sinnvoller, intersubjektiver wissenschaftlicher Austausch möglich ist. Qualia sind nach dieser Theorie Kategorisierungen der »Szenen« und »Gedächtnisinhalte« des primären Bewußtseins durch das Bewußtsein höherer Ordnung. Zu ihnen gehören Rekategorisierungen, die letztlich davon bestimmt sind, wie im Lauf der Evolution selektierte Werte mit dem Gedächtnis wechselwirken.

Geschöpfe, die nur ein primäres Bewußtsein haben, können weder über Qualia berichten noch über sie nachdenken. Wenn sie diese erleben (und wir können nur folgern, daß sie das tun), dann einzig in der erinnerten Gegenwart. Aufgrund morphologischer Vergleiche können wir uns in der Evolution von Lebewesen mit Nervensystemen drei Ebenen von Sinneseigenschaften vorstellen:

1. Reaktionen auf Reize mit aversiven und befriedigenden Reaktionen, die aufgrund evolutionärer Werte direkt durch die Selektion bestimmt werden. Ein Beispiel dafür ist der Hummer, der lernfähig ist und ein Langzeitgedächtnis hat, aber kein primäres Bewußtsein.
2. Reize, die in Tieren mit einem primären Bewußtsein Reaktionen auslösen. Geistiges Leben, das aus Jamesschen Szenen besteht, in denen Werte und Wahrnehmungskategorisierungen korreliert werden, aber kein sozial konstruiertes Selbst vorliegt. Anatomische Grundlagen für Qualia und ihre Unterscheidung nach verschiedenen Modalitäten. Keine Kategorisierung von Qualia im Lauf der Zeit durch ein *Subjekt*, aber Langzeitgedächtnis (als solches unbewußt), das auf Qualia in der erinnerten Gegenwart beruht. Beispiel: Hunde.
3. Lust- und unlustbetonte Reize, die von Lebewesen mit einem Bewußtsein höherer Ordnung auf eine Welt, nicht nur eine Ökonische, übertragen werden. Voll ausgereifte Qualia, die wie bei einer Weinprobe verfeinert, erinnert, verändert und mitgeteilt werden können. Beispiel: Menschen. Extrembeispiel: Heilige, die keinen biologischen Imperativen gehorchen, einschließlich ungewöhnlicher, auf tiefem Glauben beruhender Reaktionen auf qualvolle Qualia.

Im Moment können wir über solche Dinge nur spekulieren. Aber wir wissen, daß ein Bewußtsein höherer Ordnung zur Konstruktion eines Bereichs der Vorstellungen führt, in dem es Gefühle, Emotionen, Gedanken, Phantasie, Selbst und Wille gibt. Es konstruiert künstliche Objekte geistiger Art. Im Rahmen einer Kultur führen diese Handlungen zur Erforschung dauerhafter Beziehungen zwischen Dingen (Wissenschaften), dauerhafter Beziehungen zwischen dauerhaften geistigen Objekten (Mathematik) und dauerhafter Beziehungen zwischen Sätzen, die sich auf Dinge und geistige Objekte anwenden lassen. Ein möglicher Grund für die Unvollkommenheit solcher Bereiche, wie sie Kurt Gödel für die Mathematik gezeigt hat, besteht darin, daß Musterbildung im Geist immer jene Ureingaben höherer Ordnung voraussetzt, die für Bewußtsein nötig sind.

Denken geschieht aufgrund *synthetisierter* Muster, nicht der Logik, und deshalb kann es immer über syntaktische oder mechanische Beziehungen hinausreichen.

Die Analogie zwischen Geist und Computer versagt aus vielen Gründen. Das Gehirn ist nach Grundsätzen konstruiert, die Vielfalt und Zerfall gewährleisten. Anders als ein Computer hat es kein replikatives Gedächtnis. Es ist historisch und wird von Werten bestimmt. Es bildet Kategorien nach inneren Kriterien und Zwängen, die auf vielen Ebenen wirken, und nicht mittels eines syntaktisch konstruierten Programms. Die Welt, mit der das Gehirn wechselwirkt, ist nicht eindeutig und zweifelsfrei im Sinn klassischer Kategorien. (Es stimmt jedoch, daß einige »natürliche Dinge« wegen der interaktiven Eigenschaften unseres Phänotyps und ihrer physikalischen Eigenschaften diesen Kategorien zu folgen scheinen.)

Die Welt gleicht deshalb nicht dem Magnetband eines Computers. Die Physik, die eine solche Welt erforscht, beschreibt ihre formal korrelativen Eigenschaften, enthält aber keine Theorie eindeutiger Kategorien für makroskopische Objekte. Wie ich im Nachwort ausführe, versagt der Objektivismus.

Die Kategorisierungsmechanismen wirken durch globale Kartierungen, die notwendigerweise unsere Körper und unsere persönliche Geschichte einbeziehen. Die Wahrnehmung ist deshalb nicht *notwendig* wahrheitsgemäß (siehe das Kanizsa-Dreieck in Abb. 4.2). Unser Verhalten wird unter dem Einfluß dynamischer Wertänderungen durch ein neu kategorisierendes Gedächtnis angetrieben. Überzeugungen und Begriffe werden nur in bezug auf eine offene Umwelt individualisiert und lassen sich nicht im voraus beschreiben. Das zeigt sich in unserem Denken in den Kategorisierungsvorgängen und durch die Verwendung sprachlicher Bilder.

Ich erörtere im Nachwort ausführlich, wie unbegründet die Sicht der Erkenntniswissenschaft ist, wonach der Geist auf Darstellungen beruht, die einem Computer oder einem Algorithmus entsprechen. Mentale Repräsentationen, die mutmaßlich syntaktisch organisiert sind (in einer »Gedankensprache« ausgedrückt werden) und dann auf ein ungenau spezifiziertes semanti-

sches Modell oder auf ein übermäßig eingeengtes objektivistisches Modell abgebildet werden, entsprechen nicht den Tatsachen der Evolution. Die von diesen kognitiven Modellen
behaupteten Eigenschaften sind mit den Eigenschaften des
Gehirns, des Körpers und der Welt nicht verträglich. Die erweiterte TSNG meint erklären zu können, wie die Verkörperung des
Geistes sich abspielt, und verbindet dadurch Erkenntnis mit Biologie. Sie liefert eine widerspruchsfreie Grundlage für eine
Erklärung, wie sich Bedeutung als Ergebnis der Verkörperung
durch Wechselwirkungen ergibt. Ein reiches Forschungsgebiet,
das sich damit beschäftigt, wie sich unsere Begriffe auf unseren
Körper abbilden, steckt zur Zeit noch in den Kinderschuhen.

Warum lehne ich den Gedanken ab, die augenscheinlich so
eleganten axiomatischen und syntaktischen Systeme seien die
Grundlage des Geistes? Axiomatische Systeme *scheinen* oft den
richtigen Hinweis darauf zu geben, wie der Geist wirkt, besonders wenn sie im Zusammenhang mit der Physik gesehen werden. Aber sie sind soziale Konstruktionen und *Ergebnisse* des
Denkens, nicht seine Grundlage. Ihre Wurzeln liegen in der
mathematischen Logik des neunzehnten Jahrhunderts; sie erleb-
ten ihre Blütezeit unter David Hilbert, wurden von Gödel verändert und umformuliert und werden oft nach Art des Essentialismus typologisch verstanden. Sie sind *kein* gutes Modell für den
Geist, denn es muß schon Geist geben, damit sie entstehen und
wirken können. Für ihre Formulierung und auch für den Platonismus, zu dem sie anregen, ist Bewußtsein nötig, aber Bewußtsein ist offensichtlich evolutionär und nicht typologisch entstanden. Darwin hatte recht: Die Morphologie führt zum Geist, und
in dieser Hinsicht irrte Wallace, der meinte, die natürliche Selektion könne den menschlichen Geist nicht erklären. Platon ist
nicht einmal im Unrecht; er steht einfach nicht zur Diskussion.

Es mag hier sinnvoll sein, Offensichtliches zu erwähnen – die
Evolution des Bewußtseins hängt von bestimmten Temperaturen
ab. Die Stabilität eines physikalischen Objekts, das die Naturwissenschaften und der bewußte Naturwissenschaftler beschreiben, ist dieselbe Stabilität, die eine Zuschreibung eines Namens
»zusammenhält«. Bei 10^6 Grad Celsius kann es kein Bewußtsein

geben. Das Bewußtsein entstand zu einer bestimmten Zeit an einem bestimmten Ort und bei einer viel niedrigeren Temperatur – nämlich einer, die chemische Abläufe zuließ. Mit einer solchen Aussage wird der Panpsychismus als eine Theorie des Geistes widerlegt. (Ich erörtere diese Frage weiter in Kapitel 20, in dem nach dem Ursprung des Geistes gefragt wird.)

Bewußtsein ist für menschliches Verhalten, für Gesellschaft, Sprache und Wissenschaft zentral. Stellt man sich das Gegenteil vor, muß man für die Welt ein vorgegebenes Magnetband fordern, einen »Gehirncomputer« und einen sehr langweiligen »Weltprogrammierer«. Die TSNG scheint mit ihrer Komplexität der Schichten und Schleifen in besserer Übereinstimmung mit den Tatsachen der Biologie zu stehen und ist deshalb vorzuziehen.

Mit dem Bekenntnis zu dieser offensichtlichen persönlichen Vorliebe komme ich zum abschließenden Teil dieses Buches. Ich habe ihn *Harmonien* genannt, um die fruchtbaren Wechselwirkungen zu betonen, die eine Wissenschaft vom Geist mit Philosophie, Medizin und Physik haben muß. Diese Bereiche sind alle verschieden, aber interessante Harmonien beruhen auf dem Zusammenklang verschiedener Größen, nicht auf Gleichheit oder Gleichklang. Wir alle erhoffen uns eine Lösung der widersprechenden Visionen, eine Klärung der Gedanken und eine Harmonie zwischen ihnen. Ich stelle da keine Ausnahme dar und habe nicht die Absicht, die Chance zu verpassen, zunächst über die Philosophie selbst zu philosophieren, danach über die Vorstellung eines Selbst, seine Gedanken und seine Störungen, drittens über die Möglichkeit, bewußte Artefakte herzustellen und schließlich über die großen Themen einer zukünftigen Wissenschaft, die deutlicher die Verbindung zwischen Physik und Psychologie offenbart.

In *Modes of Thought* wies Whitehead darauf hin, daß die Philosophie der Versuch ist, die grundlegenden Hinweise auf das Wesen der Dinge zu verdeutlichen. In demselben Werk bemerkt er, wissenschaftliches Denken werde völlig von der Annahme beherrscht, geistige Vorgänge gehörten nicht eigentlich zur Natur. Er bedauerte das und hoffte, es ließe sich innerhalb der

Naturwissenschaft selbst eine Verbindung zwischen Geist und Körper schaffen. Das war 1933. Jetzt, in den Jahren nach 1990, erhaschen wir vielleicht einen flüchtigen Blick darauf, wie das möglich sein könnte, ohne die Tür zur Philosophie zu verschließen, was vor allem eine Sache der Einstellung ist.

VIERTER TEIL
HARMONIEN

Diese letzten Kapitel fragen danach, was aus unserer neuen Theorie des Gehirns für menschliche (und einige unmenschliche) Belange folgt. Sie plädiert für Aufgeschlossenheit dem Geist gegenüber. Unser Wissen ist aus ihrer Sicht nicht unkorrigierbar, wir sind einzigartige Wesen, die (und das ist wichtig) tief eingebettet sind in weltliche wie in geistige Materie; unser kulturgebundenes Denken ist für unser Menschsein und das Erfassen von Sinn und Bedeutung entscheidend, und unser Geist ist, selbst wenn wir krank sind, wunderbar anpassungsfähig. Zudem scheint die Zeit nicht hoffnungslos fern zu sein, in der wir selbst Artefakte konstruieren können, die einige unserer eigenen psychologischen Eigenschaften aufweisen.

Vor allem legen diese Kapitel nahe, daß eine geeignete Theorie des Gehirns neue Harmonien verheißen könnte, einschließlich jener, mit deren Hilfe wir unseren Ort im Weltall finden können. Im letzten Kapitel versuche ich eine Frage zu beantworten: Angenommen, wir sollten zwei große wissenschaftliche Gedanken oder Begriffe nennen, die gemeinsam beschreiben, worauf wir gründen, und die angeben, welche Stellung wir in der Ordnung der Dinge einnehmen. Welche wären das?

15

Ein Friedhof der Ismen:
Die Philosophie und ihr Anspruch

*Je zwei Philosophen können einander ihr ganzes Wissen in
zwei Stunden mitteilen.*
*Ich sehe nicht ein, warum ein Mann verzweifeln sollte,
wenn er an seinem Kosmos keinen Bart sieht. Wenn er
glaubt, er sei im Inneren seiner Welt und nicht sie in ihm,
weiß er, daß in ihr Bewußtsein, Absicht, Bedeutung und
Ideale möglich sind ... und es ist Aufgabe der Psychologie
zu zeigen, daß wir keine Narren sind, wenn wir tun, was
wir tun möchten.*
OLIVER WENDELL HOLMES, JR.

Von Anfang an hat sich die Philosophie mit dem Geist und dessen Wirken beschäftigt. In seiner Übersicht über philosophische
Begriffe definiert Arthur Danto fast alle philosophischen Haltungen durch eine, wie er sagt, grundlegende kognitive Episode.
Dieser Begriff geht auf Descartes zurück und bezeichnet eine
Beziehung zwischen den drei Komponenten Subjekt, Repräsentation und Welt. Die Beziehung zwischen der Welt und dem Subjekt ist die der Kausalität. Die Beziehung zwischen der Welt und
ihrer Repräsentation ist die der Wahrheit, und die Beziehung
zwischen dem Subjekt und der Repräsentation ist die des Subjekts zu sich selbst. Danto nennt Menschen Repräsentanten von
Wesen oder repräsentationale Wesen, und ich glaube, er gerät in
die Falle, vor der wir schon warnten, wenn er die Ansicht vertritt, der Körper sei »sequentiell strukturiert«, die Neurowissenschaften hätten also die Aufgabe, »zu zeigen, wie Nervengewebe
repräsentiert wird«. Wenn man ihn nicht zu sehr auf diese

Ansicht festlegt, die stark an Kodierung und Instruktion erinnert, ist seine Triade nützlich, denn sie kann uns helfen zu sehen,
wie *wir* als Individuen (nicht unsere Gehirne) die Welt »repräsentieren«.

Für einen Naturwissenschaftler kann die Philosophie recht verwirrend sein. Die Naturwissenschaft soll eine Beschreibung der
Gesetze der Welt und der Möglichkeiten ihrer Anwendung liefern. Die Philosophie dagegen hat kein klar umrissenes Thema.
Sie überprüft nur andere Bereiche auf ihre Klarheit und Widerspruchsfreiheit. Man könnte sie im Gegensatz zur Naturwissenschaft unbescheiden nennen. Es gibt keine Teilphilosophie;
jeder Philosoph erstellt eine ganze. Wie ein Kind, das explosionsartig die Sprache begreift, beschreibt der Philosoph nicht nur
eine Umwelt, sondern konstruiert die ganze Welt. Hinter jedem
philosophischen Gedankengebäude steht eine Weltanschauung,
und eine persönliche dazu. Die Bezeichnung einer solchen Welt-

Tabelle 15.1
*Einige philosophische »Ismen«**

Empirismus	Monismus	Realismus
Rationalismus	Dualismus	Idealismus
Phänomenalismus	Pluralismus	Fundamentalismus
Reduktionismus	Epiphänomenalismus	Essentialismus
Objektivismus	Materialismus	Behaviorismus
Operationalismus	Panpsychismus	(Philosophischer Beha-viorismus)
Instrumentalismus	Determinismus	Repräsentationalismus
Logischer Positivismus	Kompatibilismus	Funktionalismus
Pragmatismus	Inkompatibilismus	Internalismus
Evolutionismus	Okkasionalismus	Externalismus
Selektionismus	Interaktionismus	Existentialismus

*Diese Liste ließe sich immer weiter fortsetzen, wenn man moralische,
ästhetische, klinische, religiöse und politische Ideologien einschließen
würde. Zu den Ismen, welche die wissenschaftliche Forschung ausgeschlossen hat, gehören Geozentrismus, Vitalismus und Mechanismus.
Natürlich sind nicht alle Lehrmeinungen Ismen (und möglicherweise auch
nicht umgekehrt), aber, und das ist die Gefahr, sie könnten dazu gemacht
werden.*

anschauung als »Ismus« (Tab. 15.1) führt zu einer interessanten
Sammlung von Möglichkeiten, wie sich Dantos Dreieck je nach
der Bedeutung, die seinen inneren Beziehungen zugemessen
wird, zerlegen läßt. Ich will sie hier nicht alle behandeln; der in
Kapitel 4 gegebene Überblick sollte ein Gefühl für einige von
ihnen vermittelt haben. Vielleicht finden Leser Vergnügen
daran, mit Hilfe eines Lexikons den Verästelungen nachzuge-
hen. Das Problem besteht darin, daß mit großer Wahrscheinlichkeit ein »Ismus« den vorangehenden ausschließt, wie ja jeder
Philosoph seine ganz einzigartige Sichtweise zu vermitteln sucht.
Die Philosophie ist ein Friedhof der »Ismen«.

Warum soll man sich dann mit ihnen abgeben? Weil die Philosophie versucht, das Denken auf alle Aspekte unserer individuellen und kollektiven Existenz anzuwenden, weil ihre Geschichte
eng mit der der Psychologie verknüpft ist und weil eine neue wissenschaftliche, auf der Biologie beruhende Sicht des Geistes der
Philosophie vielleicht neue Lebensberechtigung gibt.

In ihrem Buch *The Anthropic Cosmological Principle* zitieren
John Barrow und Frank Tipler den Präsidenten einer Universität:

*Warum braucht Ihr Physiker immer eine so teure Ausrüstung? Der Fach-
bereich Mathematik braucht nur Geld für Papier, Bleistifte und Papierkörbe, und der für Philosophie ist noch besser. Sie wollen nicht einmal
Papierkörbe.*

Dem sei Einsteins Aussage entgegengestellt, der einmal sagte,
das wichtigste Hilfsmittel des theoretischen Physikers sei der
Papierkorb!

Die Philosophie dieses Jahrhunderts hat auf die großen syn-
thetischen Ziele der Vergangenheit verzichtet, die wir in Kapitel 4 ansprachen. Seit Wittgenstein widmet sich ein großer Teil
der Philosophie der Aufgabe, Ordnung in Logik und Sprache zu
bringen. Seit Edmund Husserl beschäftigt sich ein anderer Teil
mit absichtlich nichtwissenschaftlichen Überlegungen zu
Bewußtsein und Sein, der sogenannten Phänomenologie. Es ist
also sicherlich der Überlegung wert, ob eine biologisch begründete Theorie des Geistes diesen Gedanken neues Leben und vielleicht sogar der Philosophie eine neue Richtung geben könnte.

Spielen wir dieses Spiel mit und überlegen uns, wie viele Ismen fallen müssen, wenn wir den Geist naturwissenschaftlich sehen. Natürlich müssen wir damit etwas über die Grenzen der Naturwissenschaft und des Wissens selbst sagen. Halten wir zunächst die Voraussetzungen für eine wissenschaftliche Sicht fest.

1. Es gibt eine wirkliche Welt – sie wird durch allgemeingültige physikalische Gesetze beschrieben. (Das ist die physikalische Annahme.)
2. Wir sind in diese Welt eingebettet, gehorchen ihren Gesetzen und haben uns aus frühen Ursprüngen entwickelt. Der Geist entstand auf der Grundlage neuer evolutionärer Morphologie. (Dies ist die evolutionäre Annahme.)
3. Es ist möglich, den Geist zurück zur Natur zu bringen. Eine Naturwissenschaft des Geistes, die auf Biologie beruht, ist vorstellbar. Damit Teufelskreise und Sackgassen vermieden werden, muß eine Theorie des Gehirns auf den Prinzipien der natürlichen Auslese beruhen. (Das ist die Hauptaussage dieses Buches.)

Wenn wir diese Annahmen und die vorausgegangenen Überlegungen dieses Buches bejahen, können wir sofort noch weitere Ismen begraben. Dualismus, Panpsychismus, Epiphänomenalismus, Idealismus, Repräsentationalismus, Empirismus und Essentialismus sind alle sowohl mit den oben angeführten Annahmen wie auch den Hinweisen aus Psychologie und Neurowissenschaften als auch der Biologie selbst unvereinbar. Ich führe die Argumente dafür nicht an, sondern begnüge mich mit den folgenden vermutlich vernichtenden Sätzen, die der Anordnung der Liste folgen. Es gibt keine *res cogitans*; Teilchen haben kein Bewußtsein; Bewußtsein ist evolutionär wirksam; die Welt existiert unabhängig vom Geist und bestand vor ihm; das Gehirn ist ein selektives System und keine Turing-Maschine; Sinnesdaten sind nicht die Grundlage für den Geist; die »Welt« besteht nicht aus klassischen Kategorien; die Biologie zerstört die Typologie. Im Lauf der letzten 300 Jahre hat die Naturwissenschaft schon die engstirnigeren Vorstellungen des Geozentrismus, des Vitalismus und des einfachen Mechanismus zerstört.

So viel, jedenfalls im Augenblick, zur Zerstörung. Was können wir konstruktiv über die Naturwissenschaft und über die Möglichkeit einer auf Biologie beruhenden Theorie des Wissens sagen? Ist eine biologisch begründete Epistemologie möglich?

Um eine vernünftige Darstellung geben zu können, müssen wir zunächst feststellen, daß moderne Teilchenphysik und Feldtheorie eine Sicht der Welt als deterministischen Mechanismus oder Uhrwerk unmöglich machen. Deshalb können Mechanismen natürlich trotzdem beschrieben werden und auch nützlich sein (wie sie es in der Makrophysik und der Biologie sind). Es bedeutet nur, daß sich das Weltall nicht *in jedem Maßstab* vernünftig durch solche Begriffe beschreiben läßt (siehe Abb. N 1). Wir müssen auch erkennen, daß die Darwinsche Evolutionstheorie dem Essentialismus und Platonismus einen Todesstoß versetzte. Schließlich müssen wir die Tatsache in Betracht ziehen, daß die natürliche Auslese durch die Evolution (Systeme also, die eine Geschichte haben) zu somatisch selektiven Systemen führte, die fähig sind, zu Lebzeiten des Individuums mit Neuem umzugehen.

Der letzte Punkt ist nicht gesichert – der Gedanke, daß es Rekognitionswissenschaften gibt, Wissenschaften des Wiedererkennens, zu denen wesentlich die Neurowissenschaft gehört, ist in der Hirnforschung noch nicht allgemein akzeptiert. Wenn wir jedoch annehmen, daß die Hauptaussage des neuronalen Darwinismus zutrifft (und es gibt immer mehr Beweismaterial), lassen sich mehrere interessante Schlüsse ziehen. Zunächst brauchen wir nicht über die Biologie hinauszugehen, um irgendwelche exotischen Erklärungen für den Geist zu widerlegen. Wir erinnern daran, daß die Theorie *nur* die Grundannahmen der TSNG – Selektion und Vielfalt bei der Entwicklung, synaptische Selektion und differentielle Verstärkung in reziprok gekoppelten Systemen – fordert. Zur Erklärung des Bewußtseins brauchen keine neuen Grundsätze herangezogen zu werden – nur neue evolutionäre Morphologien. Zweitens schließen diese Begriffe, falls sie zutreffen, eine *allgemeine* Beschreibung der Wirkung des

Gehirns als Turing-Maschine oder Computer aus. Drittens können wir wohl einen Substanzdualismus (kartesischer Art) und
einen Eigenschaftsdualismus (die Auffassung, daß die Psychologie sich nur in ihren eigenen Begriffen befriedigend beschreiben
läßt) ausschließen, müssen aber einen Unterschied zwischen
selektiven und nichtselektiven materiellen Systemen machen.
Danach sind lebende und geistige Systeme selektiv. So gesehen,
gibt es einen wirklichen Unterschied zwischen der Biologie
(oder Psychologie) und der Physik, denn die Gesetze der Physik
gelten für intentionale wie für nichtintentionale Systeme, die
Theorie bestreitet jedoch, daß eine besonders ausgefallene Physik – etwa die Quantengravitation oder andere Spezialbereiche
der Grundlagenphysik – zur Erklärung des Geistes nötig ist.

Wie steht es also mit den Ismen?

Wenn wir die Einstellung der biologisch begründeten Epistemologie bejahen, sind wir in gewissem Sinn Realisten und auch
anspruchsvolle Materialisten. In Anbetracht der Tatsachen von
Entwicklung und Evolution bestreiten wir die Teleologie (die
Lehre vom letzten Grund und den letzten Zielen). Die Evolution *kann* jedoch, das wird nicht bestritten, Lebewesen in einer
solchen Weise auslesen, daß sie von allgemeinen Zielen, Absichten und Werten bestimmt sind, sie also sogenannte teleonomische Systeme verkörpern. Wie Mayr sagt, ist die Teleonomie eine
Vorhersage des Vergangenen. Die vergangene Erfahrung der
natürlichen Auslese legt die Fixpunkte von Wertesystemen fest
(zum Beispiel jene, die mit Hunger, Durst und Sexualverhalten
zu tun haben), die für das Überleben adaptiv sind. In unserem
Fall eines bewußten menschlichen Wesens benutzt das Gehirn als
somatisch selektives Organ Eingrenzungen der Werte, um die
Zukunft in Form von Kategorien und Zielen zu projizieren.
Wenn wir das Gehirn als ein somatisch selektives System sehen,
schließen wir die Vorstellung vom kleinen Mann oder Homunkulus im Kopf aus. Er ist für die Wissenschaften, die sich mit der
somatischen Rekognition beschäftigen, ebenso wenig nötig wie
ein besonderer Schöpfungsvorgang oder der teleologische Gottesbeweis für die Evolution. Wenn er *res cogitans* ist, wurde er
ausgetrieben.

Der Geist, der sich in stofflichen Systemen entwickelte und doch Zielen und Absichten dienen kann, ist ein Ergebnis historischer Prozesse und von Eingrenzungen, die auf Werten beruhen und mit der Evolution zu tun haben. Welche Schranken setzt das unserem Wissen und unserer Freiheit?

Daß sich das Bewußtsein in der stofflichen Ordnung bildete, behindert nicht den intellektuellen Austausch; die Philosophie selbst bezeugt diesen Schluß. Aber es setzt uns Grenzen, obwohl wir unsere Sinne und unsere Rechenfähigkeit durch physikalische Geräte erweitern können. So, wie wir in diesem Buch Bedeutung und Sinn definieren, müssen wir einen *bedingten* Realismus bejahen. Unsere Beschreibung der Welt ist durch die Art unserer Begriffsbildung bedingt. *Innerhalb* einer Grammatik mag es unbegrenzte Freiheit geben, unsere Sprache und unsere Auffassung von Sinn und Bedeutung gehen jedoch weit über grammatikalische Regeln hinaus. Ich habe schon beschrieben, wie sich Bedeutung meiner Meinung nach durch die Verkörperung der Selektion neuronaler Gruppen und Signalaustausch ergibt. Trotz der bemerkenswerten Erweiterung von Bedeutung durch unsere Berechnungen und unsere Experimente müssen wir zugeben, daß unserem Denken sehr wohl durch die Art, wie wir als Produkte der evolutionären Morphologie beschaffen sind, Grenzen gesteckt sein könnten.

Wir fügen diesem Bild eines qualifizierten Realismus und einer biologisch begründeten Epistemologie drei weitere wichtige Elemente hinzu: (1) Die Ereignisdichte ist in der wirklichen Welt außerordentlich groß. Selbst wenn wir sehr viele Ereignisse kategorisieren, können wir ihre Beschreibung kaum erschöpfend behandeln. (2) Viele Ereignisse sind nicht umkehrbar. (3) Empfindung und Wahrnehmung erfolgen in jedem Individuum auf eindeutigen, unumkehrbaren und jeweils eigenen Wegen.

Aus der Sicht einer biologisch begründeten Epistemologie und eines bedingten Realismus *muß* Wissen bruchstückhaft und korrigierbar bleiben. Es gibt keine kartesianische Sicherheit. Aber wie, so könnte man einwenden, steht es mit mathematischer Gewißheit, analytischen Beziehungen und Tautologien?

Hier ist nicht der Ort für eine ausführliche Behandlung dieser
Fragen. Stellen wir jedoch klar, daß solche Systeme künstlich
sind, vom Geist durch soziale Interaktionen und individuelle
Manipulationen von Symbolen geschaffen. Das Grundlegendste
dieser Systeme, die Arithmetik, ist, wie Gödel zeigte, unvollständig. Ich würde das Studium der Mathematik, wie Philip
Davis und Reuben Hersh es in *Erfahrung Mathematik* so tref-
fend sagten, als Beschäftigung mit stabilen oder invarianten geistigen Objekten beschreiben. Obwohl unser subtiler Materialismus kaum annimmt, daß diese Beziehungen sinnlos sind, spricht
er ihnen eine eigene platonische Existenz ab.

Wir haben schon einige andere Grenzen beschrieben. In
Anbetracht der Beschränkungen unseres Wissen und unserer
»Eingeschlossenheit« ist zum Beispiel der genaue idiosynkratische und unumkehrbare Pfad der Qualia eines Menschen einem
anderen Individuum nicht zugänglich. (Er kann sogar seinem
Besitzer unzugänglich werden.) Zudem müssen wir akzeptieren,
daß der Tod den unvermeidlichen Verlust eines Individuums und
seines Seins bedeutet. Der Tod ist kein Experiment, es gibt
nichts zu berichten. Es gibt keinen Geist ohne Körper. Das alles
setzt den Geistes- wie den Naturwissenschaften offensichtlich
Grenzen. Was wir trotzdem zu tun versuchen ist, uns unseren
Platz innerhalb der von der Wissenschaft gegebenen Weltanschauung klarzumachen.

Wir müssen nicht nur unseren Realismus qualifizieren, sondern auch Fragen zu Geschichte und Kultur und zu Wert und
Absicht betrachten. Das mag beim Nachdenken über die Naturwissenschaft, die ja wertfrei sein soll, merkwürdig erscheinen.
Aber die als wertfrei gepriesene Wissenschaft beruht auf der Haltung Galileis, einer Physik, die ganz absichtlich und zu Recht
den Geist aus der Natur entfernte. Eine biologisch begründete
Epistemologie kann sich solchen Luxus nicht leisten.

Es lohnt sich, noch etwas bei diesem Thema zu verweilen, weil
es zeigt, welchen Platz die Naturwissenschaft in unserem Leben
einnimmt. Die bewußte menschliche Erfahrung führte zur Kultur, und Kultur führte zur Geschichte. Die Geschichte ist nicht
einfach eine Chronik, sondern eine Deutung, die Vermutungen

über Ursachen und Werte anstellt. Die Wissenschaft ist in einem geschichtlichen Rahmen entstanden und versucht mit wesentlich mehr Zuverlässigkeit, als es sie in der Geschichte gibt, die Grenzen der Welt zu beschreiben – ihre Zwänge und ihre physikalischen Gesetze. Aber diese Gesetze können nicht die Geschichte oder den wirklichen Ablauf des individuellen Lebens ersetzen. Eine Reihe von Gesetzen ist kein Ersatz für Erfahrung und sicherlich kein Äquivalent für eine Ereignisfolge. Gesetze können weder die Erfahrung erschöpfen noch die Geschichte oder Ereignisse ersetzen, die im Leben des einzelnen ablaufen, und sie tun das auch nicht. Ereignisse sind dichter als jede mögliche wissenschaftliche Beschreibung. Sie sind im ganz Kleinen undeterminiert und nach unserer Theorie in gewissem Ausmaß auch im ganz Großen.

Es mag so aussehen, als versuchte ich, die Tauglichkeit der wissenschaftlichen Beschreibung *a priori* einzuengen. Das will ich keineswegs. Ich weise nur darauf hin, daß die Wissenschaft selbst dann, falls es ihr gelingt, den Geist zurück in die Natur zu bringen, so, wie die Dinge hier gesehen werden, niemals individuelle oder historische Erfahrung angemessen beschreiben kann. Aber sie liefert eine befriedigende (sogar die beste) Beschreibung für die *Grenzen* der Erfahrung.

Was sind aus der Sicht einer Selektionstheorie des Geistes einige dieser Grenzen und Einschränkungen? Eine ergibt sich aus der auf das Bewußtsein erweiterten TSNG. Kein auf Selektion beruhendes System arbeitet wertfrei. Werte sind notwendige Einschränkungen für die Anpassung einer Art. In unserer Spezies legen die Gemeinsamkeiten der physiologischen Funktionen, Hunger und Sexualität, eine Reihe gemeinsamer Eigenschaften nahe. Das Gehirn spielt bei der Regulierung der im Lauf der Evolution hergeleiteten Wertesysteme, die diesen Eigenschaften zugrunde liegen, eine Schlüsselrolle. Zweifellos unterliegen diese Wertesysteme auch Konstruktionen höherer Ordnung, die individuelle Ziele und Zwecke verfolgen. Wir kategorisieren nach Werten.

Als sich einmal ein Bewußtsein höherer Ordnung entwickelt hatte, ließen sich Werte auf der biologischen Ebene, wenn auch nur bis zu einem bestimmten Grade, verändern. Natürlich müssen wir, wie schon erwähnt, die Möglichkeit einer fast völligen Ablehnung biologischer Werte bei jenen Lebewesen zugeben, die wir Märtyrer und Heilige nennen. Nur Geschöpfe mit einem Bewußtsein höherer Ordnung können die Gegebenheiten der Biologie so transzendieren. Lassen wir Heilige außer Betracht, folgt die Aufnahme von Zielen und Zwecken in soziale Systeme, so weit sie auch von grundlegenden biologischen Wertesystemen entfernt sein mögen, aus dem ursprünglichen Bedürfnis nach Werten als Leitfaden für die Selektionssysteme des Gehirns. In jeder Kultur müssen Entscheidungen, die Werte der Gemeinschaft betreffen, vor jenen Vorrang haben, welche die Interessen der Wissenschaft vertreten, so wichtig es auch sein mag, Wissen zu schaffen.

Die Wissenschaft hat sich als außerordentlich praxisbezogen erwiesen, wie sie es angesichts ihres Dienstes an der verifizierbaren Wahrheit auch sein muß. Die moderne Gesellschaft und ihre Wirtschaft hängen immer stärker von der wissenschaftlichen Technologie ab, und immer mehr Menschen vertreten wissenschaftliche Überzeugungen. Nicht immer jedoch treibt Wissensdurst die Suche nach Wissen an, vielmehr ist es heute oft auch Besitzgier. Das Gute an dieser wie auch immer motivierten Suche ist, daß die Naturwissenschaft unsere materiellen Lebensbedingungen zu unserem Nutzen verändern kann (solange uns die Werte klar sind). Aber es bleibt zwischen dem privaten und dem öffentlichen Gut immer eine Spannung bestehen, wie die Geschichte dieses industriellen und atomaren Jahrhunderts uns in dramatischer Weise gelehrt hat. Macht ist nicht gleich Einsicht, und die Verschiebung von einer allein auf Physik beruhenden Wissenschaft zu einer, die auf Physik und Biologie beruht, kann uns vermutlich tiefe Einsichten vermitteln und die Art und Weise, wie wichtige gesellschaftliche Entscheidungen gefällt werden, verändern helfen. Eine biologisch begründete Epistemologie kann wertvolle Gedanken zu solchen Entscheidungen beitragen, wenn wir mehr über unser Gehirn wissen.

Wenn wir unseren Ort in der Welt auf der Basis einer biologisch begründeten Theorie des Geistes kennen, offenbart uns das Grenzen und Schranken für unseren philosophischen Ehrgeiz. In manche Richtungen bedeuten sie jedoch kaum eine Einschränkung. Der Phantasie bewußter Menschen in der Kultur sind potentiell keine Grenzen gesetzt. Begrenzt, wie wir sind (jeder von uns ist in der eigenen bewußten Erfahrung gefangen), sterblich, wie wir es wohl sind, und bedingt, wie unser Realismus ist, ist unsere Zukunft offen; sie ist nicht vorherbestimmt. Wir können uns nicht in der Sicherheit des Fundamentalismus oder einer ersten Philosophie wiegen, noch haben wir die Fähigkeit, alles das mit Gewißheit zu kennen, was wir zu würdigen wissen oder einordnen können. Die meisten von uns können unsere im Lauf der Evolution selektierten biologischen Werte nicht leugnen, und wir sollten das auch nicht, liefern sie doch eine Basis für unsere moralischen Entscheidungen. Aber die Geschichte der wissenschaftlichen Entdeckungen und die Leistungen der menschlichen Vorstellungskraft verheißen fortwährend Überraschungen und liefern uns mit dem Entstehen einer Wissenschaft vom Gehirn eine immer zuverlässigere Grundlage für Versuche, unseren eigenen Platz in unserer Beschreibung der Welt zu finden.

Nicht alle Ismen, so müssen wir deshalb schließen, lassen sich ausmerzen. Wir haben die von uns bevorzugten vorgestellt und vertreten: einen bedingten Realismus, einen anspruchsvollen Materialismus, Selektionismus und Darwinismus. Es sollte die Philosophie bereichern und ihre Harmonie mit der Naturwissenschaft gewährleisten, wenn ihre Bedeutung und das, was sie mit Physik und Biologie zusammen zu bieten haben, bedacht wird. Schließlich ist Denken nicht dasselbe wie eine Theorie des Geistes, und es muß noch viel über selektive Systeme nachgedacht werden. Ihrem Wesen nach bedingt eine biologisch begründete Epistemologie, wie ich sie hier vertreten habe, daß wissenschaftsfreie Phänomenologie und grammatikalische Regeln unabhängig von ihrem Wert der Philosophie zu enge Grenzen setzen. Die Philosophie braucht eine neue Wendung.

Die Neurowissenschaften können meiner Meinung nach bei einer solchen Entwicklung eine wesentliche Rolle spielen. Aber diese Entwicklung kann nicht in einem einfachen Reduktionis-

mus auf Quantenfelder, exotische Teilchen oder ähnliches bestehen. Ihre Aufgabe wird es vielmehr sein zu sehen, wie die auf
Werten beruhenden Auslesesysteme des Gehirns Sinn verleihen
und zum Selbst führen können und wie das Selbst der Welt Grenzen steckt. Diese Aufgabe wirkt zurück auf die Physik und nach
vorn auf eine Sicht vom Wert des einzelnen hin, die gemein-
schaftsbezogen ist. Erkunden wir einige der Folgerungen.

Gedächtnis und die einzelne Seele: Gegen einen leichtfertigen Reduktionismus

Die Wissenschaft kann nicht die letzten Rätsel der Natur lösen. Und zwar weil wir letztlich selbst Teil des Rätsels sind, das wir zu lösen versuchen.

MAX PLANCK

If I had to live over again, I'd live over a delicatessen. (Wenn ich schon überleben muß, möchte ich über einem Feinkostgeschäft leben.)

WOODY ALLEN

Vom letzten Viertel des siebzehnten Jahrhunderts bis ins letzte Jahrzehnt des achtzehnten hat die Aufklärung, ein Ausbruch schöpferischer Kraft, die Ideengeschichte verändert. Viele Sichtweisen haben sie bestimmt, vor allem jedoch fühlte sie sich der Vernunft, der Wissenschaft, der Freiheit und dem Recht des einzelnen verpflichtet. Die ihr zugrundeliegende Wissenschaft war die Physik, das System Newtons, und ihre Gesellschaftsphilosophie war größtenteils die von Locke. Aber die aufklärerischen Gedanken der Kausalität und des Determinismus untergruben gemeinsam mit der mechanistischen Sicht der Wissenschaft alle Hoffnungen auf eine Theorie des auf Freiheit gegründeten menschlichen Handelns. Wenn wir durch Naturkräfte – Mechanismen also – bestimmt sind, ist es nicht einfach, ein schlüssiges und widerspruchsfreies Bild einer Welt zu gewinnen, in der ein freies Individuum moralisch handelt. Zwar schrieb die Aufklärung Vernunft und Kultur großen Einfluß auf solche Handlungsmöglichkeiten zu, aber man hatte im allgemeinen keine Vorstellung davon, wie stark der Geist der Menschen (auch »vernünftiger« – also »kultivierter« – Menschen) von unbewußten Kräften und Gefühle beeinflußt wird.

Die Ideen der Aufklärung haben zu verschiedenen Zeiten und Orten unterschiedliche Gestalt angenommen, immer aber war ihre Weltanschauung vor allem säkular; die Aufklärung hat viele der Gedanken geprägt, die der modernen Demokratie zugrunde liegen, und sie hat uns ein wertvolles Erbe hinterlassen; jetzt ist sie Vergangenheit. Den ersten großen Stoß erhielt ihr Gedankengebäude durch Humes schweren Angriff auf den Rationalismus und auf die Vorstellung, menschlicher Fortschritt sei an die Naturwissenschaften geknüpft. Ihr größter Mangel war die Unfähigkeit, eine wissenschaftliche Beschreibung des Menschen zu geben, die ihrer Beschreibung des Weltalls als Maschine vergleichbar war. Ihr Mangel an Gemeinschaftsgefühl zeigte sich in der Unfähigkeit, über den Begriff einer Gesellschaft wirtschaftlich erfolgreicher Einzelmenschen hinauszugelangen, die unter dem Schein eines oberflächlichen »Humanismus« sich selbst zu verwirklichen suchten. Sicherlich bemühten sich die Denker der Aufklärung, uns eine größere, inspirierendere Sicht unserer selbst zu vermitteln. Aber ihre Wissenschaft war eine mechanistische Physik; sie verfügte über keine Daten oder Gedanken, mit denen sie die Welt, den Geist und die Gesellschaft in der Art wissenschaftlicher Vernunft miteinander verknüpfen konnte, nach der sie strebte. Trotz aller Schwächen und Widersprüchlichkeiten weckte die Aufklärung jedoch große Hoffnungen für den Platz des einzelnen in der Gesellschaft.

Können wir erwarten, daß es uns mit einer angemessenen wissenschaftlichen Sicht vom Geist besser ergeht? In diesem Kapitel möchte ich zeigen, daß die Art Reduktionismus, die den Denkern der Aufklärung zum Verhängnis wurde, durch Hinweise widerlegt wird, die sich sowohl aus den modernen Neurowissenschaften wie auch aus der modernen Physik ergeben. Ich habe behauptet, ein Mensch ließe sich nicht allein durch molekulare, feldtheoretische oder physiologische Begriffe erklären. Eine Theorie menschlichen Verhaltens auf eine Theorie molekularer

Wechselwirkungen zurückzuführen, wäre einfach lächerlich; das wird deutlich, wenn man bedenkt, wie vielfältig und auf wie vielen verschiedenen Ebenen Physik, Biologie und Gesellschaft zusammenwirken müssen, bevor ein Bewußtsein höherer Ordnung entsteht. Das Gehirn besteht aus 10^{11} Zellen mit mindestens 10^{15} Verbindungen. In jeder Zelle läuft eine phantastisch komplizierte regulatorische Biochemie ab, der Gruppen von Genen Schranken setzen. Diese Zellen finden sich bei der Morphogenese zusammen und tauschen je nach dem Ort, an dem sie sind, Signale aus; so entstehen Körper und Gehirn mit den ungeheuer vielen Kontrollschleifen, die alle den das Überleben regelnden homöostatischen Mechanismen gehorchen. Die Selektion neuronaler Repertoires führt zu Veränderungen in unzähligen Synapsen, wenn Zellen sterben oder sich verändern. Das Überleben und die Bewegung eines Lebewesens ermöglichen fortwährend wahrnehmende und begriffliche Kategorisierung in globalen Kartierungen. Gedächtnis und Wahrnehmungskategorisierung stehen miteinander durch die Rückkopplung in dynamischer Wechselbeziehung. Lernen, zu dem (in subtilster Form innerhalb einer Sprachgemeinschaft) die Verknüpfung von Kategorisierung und Werten gehört, verbindet symbolische und semantische Fähigkeiten mit Zentren für Begriffsbildung, die schon verkörperte Strukturen für den Aufbau von Sinnhaftigkeit zur Verfügung stellen.

Es ist selbst bei eineiigen Zwillingen fast unmöglich, die wesentlichen molekularen Kombinationen einer solchen Ereignisfolge zu berechnen, und in jedem Fall ist es unnütz. Bei der Kartierung werden viele Karten auf viele Karten abgebildet, und die Vorgänge sind individuell und unumkehrbar. Ich wüßte gern, was die Humanisten der Aufklärung mit alledem angefangen hätten. Vermutlich hätte es Diderot gefallen, der, wie wir in Kapitel 3 sahen, in *Le Rêve de d'Alembert* über das Nervensystem seines Freundes Mutmaßungen anstellte. Diderots Sicht des menschlichen Bewußtseins eröffnete die Möglichkeit, daß Menschsein über die reine Physik hinausgeht.

Ich habe hier den Standpunkt eingenommen, es könne keine vollständige Wissenschaft und sicherlich keine Wissenschaft vom

Menschen geben, solange Bewußtsein nicht biologisch erfaßt werden kann. Wie wir das Bewußtsein höherer Ordnung sehen, muß diese Darstellung auch im Grundsatz erklären, wie wir eine Persönlichkeit werden und »Selbstheit« erlangen. Mit Selbstheit meine ich nicht nur die Individualität, die sich im Lauf der Entwicklung und aus sozialen Wechselwirkungen ergibt.

Der Begriff der Selbstheit hat entscheidende philosophische Bedeutung. Einige der mit ihm verknüpften Probleme werden vielleicht durch die von mir in bezug auf die Materie des Geistes angenommene selektionistische Sicht verschärft. Bedenken wir jedoch, daß sich keine wissenschaftliche Theorie eines individuellen Selbst aufstellen läßt (so unsere Qualia-Annahme). Trotzdem, glaube ich, können wir zu einer vollständigeren Auffassung eines freien Individuums kommen, einem Begriff, der für jede philosophische Theorie wesentlich ist, die mit menschlichen Werten zu tun hat.

Die Themen, die ich behandeln möchte, betreffen die Beziehung zwischen Bewußtsein und Zeit, individuelle und historische Aspekte des Gedächtnisses und die Frage, ob unsere Sicht des denkenden, bewußten Subjekts unseren Kausalitätsbegriff beeinflußt. Ich möchte auch kurz die Verbindung zwischen Emotionen und unserer Idee einer Verkörperung der Bedeutung erörtern. Diese Themen haben schließlich mit der Frage der Willensfreiheit und deshalb für Sterbliche auch mit der Moral zu tun.

Nach der erweiterten TSNG ist das entscheidende Element des Bewußtseins das Gedächtnis, das mit Kontinuität und verschiedenen Zeiträumen verbunden ist. In der Wahrnehmungskategorisierung steckt deutlich ein zeitliches Element, das noch deutlicher wird, wenn sich ein auf Begriffsbildung gründendes Gedächtnis gebildet hat. Die Körperbewegungen eines Lebewesens sind ein Antrieb für seine Wahrnehmungskategorisierung, und zeitliche Vorgänge im Hippokampus führen zum Langzeitgedächtnis. Wie wir sahen, lassen sich die Jamesschen Eigenschaften des Bewußtseins aus dem Wirken solcher Elemente ableiten. Im Menschen jedoch bestehen primäres Bewußtsein und höher geordnetes Bewußtsein nebeneinander, und jedes hat eine andere Beziehung zur Zeit. Das Gefühl für vergangene Zeit ist in einem Bewußtsein höherer Ordnung eine *begriffliche* Sache, die mit den früheren Ordnungen von Kategorien in bezug auf eine vom primären Bewußtsein getriebene unmittelbare Gegenwart zu tun hat. Das Bewußtsein höherer Ordnung basiert nicht wie das primäre Bewußtsein auf der gerade gemachten Erfahrung, sondern auf der Fähigkeit, sich Bilder von Vergangenheit und Zukunft zu machen.

Das Zeitgefühl ist, ganz gleich, ob es sich auf einen kurzen oder langen Zeitraum erstreckt, vor allem und immer ein bewußtes Ereignis.

Bewußtsein und »erfahrene« Zeit sind deshalb eng verknüpft. Es ist aufschlußreich, die Definition von William James, Bewußtsein sei etwas, dessen Bedeutung wir kennen, »solange uns niemand bittet, es zu definieren«, mit dem zu vergleichen, was Augustin in seinen *Bekenntnissen* von der Zeit schreibt: »Was also ist Zeit? Wenn niemand mich danach fragt, weiß ich's, will ich's aber einem Fragenden erklären, weiß ich's nicht.« Der Begriff der Kontinuität in der persönlichen, historischen und institutionalisierten Zeit war für das Denken Augustins wesentlich.

Zur Zeit gehört Aufeinanderfolge. Ein faszinierender Vorschlag zum Zusammenhang zwischen der Zeit und der Idee der Zahlen stammt von L.E.J. Brouwer, einem Vertreter des mathematischen Intuitionismus. Er meint, alle mathematischen Elemente (und besonders die Folge der natürlichen Zahlen) rührten von dem her, was er »Zwei-izität« nennt. Zwei-izität ist der Gegensatz zwischen der gegenwärtigen bewußten Erfahrung (bei der das primäre Bewußtsein eine große Rolle spielt) und der direkten Wahrnehmung vergangener Erfahrung (die ein Bewußtsein höherer Ordnung voraussetzt). Der Gedanke fasziniert, denn er legt nahe, der Begriff der Zahl könnte sich nicht nur aus der Wahrnehmung von Mengen von Dingen in der Außenwelt entwickelt haben, sondern auch von innen kommen – von der intuitiven Erfassung der Zweiheit oder Zwei-izität plus Kontinuität. Durch Rekursion kann man zum Begriff der natürlichen Zahl gelangen.

Was auch immer der Ursprung solcher Abstraktionen sein mag, so haben doch das persönliche Gefühl für das Heilige, das Gefühl für Geheimnis, Ordnung und Dauer alle etwas mit der von uns erfahrenen zeitlichen Dauer zu tun. Wir erfahren sie als Einzelwesen, jeder auf etwas andere Weise.

Der Strom der Kategorisierung, ob im primären Bewußtsein oder dem höherer Ordnung, ist individuell und unumkehrbar. Er ist Geschichte. Das Gedächtnis wächst in einer Richtung; in Worte gefaßt, ist das Gefühl für Dauer eine weitere Form der Kategorisierung. Dies ist eine andere Sicht der Zeit als die relativistische Auffassung der Uhrzeit, wie Physiker sie verwenden und die im mikroskopischen Sinn umkehrbar ist. Außer in der Variation und Unumkehrbarkeit *makroskopischer* physikalischer Ereignisse, die Physiker beschäftigen, liegt ein tiefer Grund für die Unumkehrbarkeit der individuell erfahrenen Zeit im Wesen der selektiven Systeme. In solchen Systemen bilden sich erst im nachhinein Muster heraus. In Anbetracht der Verschiedenheit der Gehirnrepertoires ist es äußerst unwahrscheinlich, daß irgend zwei selektive Ereignisse identisch sind, selbst wenn sie anscheinend identische Folgen haben. Jedes Individuum unterliegt nicht nur wie alle materiellen Systeme dem zweiten Hauptsatz der Thermodynamik, sondern auch einer vielschichtigen Menge irreversibler, der Auslese unterworfener Ereignisse in der eigenen Erfahrung und dem eigenen Gedächtnis. Selektive Systeme sind ihrer Natur nach irreversibel.

Diese »Doppelbelichtung« einer Person – sie ist sowohl Veränderungen der wirklichen Welt ausgesetzt, die nichtintentionale Objekte betreffen, wie auch in der Erinnerung als intentionales Subjekt einzelnen historischen Veränderungen – hat wichtige Folgen. Der Strom der Kategorisierungen in einem selektiven System, das zu Gedächtnis und Bewußtsein führt, verändert die üblichen Beziehungen zwischen Ursache und Wirkung, wie Physiker sie beschreiben. Ein Mensch wird wie jedes Ding in der vierdimensionalen Raumzeit durch eine Weltlinie dargestellt. Weil aber jeder einzelne Mensch über absichtsvolles Verhalten, Gedächtnis und Bewußtsein verfügt, können Menschen an einem Punkt dieser Linie Muster entwerfen und sie auf der

Grundlage ihrer persönlichen Geschichte zu Plänen für andere Punkte auf dieser Weltlinie machen. Sie können diese Pläne durchführen und dabei die kausalen Beziehungen zwischen Objekten in ganz bestimmter Weise je nach den Strukturen ihres Gedächtnisses verändern. Es ist, als ob ein Teil der Raumzeit gleiten und sich auf einen anderen Teil abbilden könnte. Der Unterschied ist natürlich, daß die ganze Transaktion keinerlei außergewöhnliche Physik erfordert, sondern einfach die Fähigkeit zur Kategorisierung, zur Erinnerung und dazu, nach einem begrifflichen Modell Pläne zu machen. Eine solche historische Veränderung kausaler Ketten könnte in keiner Kombination unbelebter, nichtintentionaler Objekte in solcher Reichhaltigkeit vorkommen, denn ihnen fehlt das entsprechende Gedächtnis. Das ist, wie ich in Kapitel 20 weiter ausführen werde, ein wichtiger Unterschied zwischen Biologie und Physik.

In manchen Gedächtnissystemen haben Ereignisse, die aus einer Sicht eindeutig historisch sind, aus einer anderen kausale Bedeutung. Wenn der genetische Code eines Vorfahren als Ergebnis von (etwa durch klimatische Veränderungen bedingten) Reisen dieses Vorfahren durch einen Sumpf geändert wurde, könnte die veränderte Anordnung der Nukleotide, falls sie zur Fitness beitrug, heutige Selektionsereignisse und Funktionen beeinflussen. Die physikalischen Gesetze aber, welche die tatsächliche *chemische* Wechselwirkung der genetischen Elemente bestimmten, aus denen der Code besteht (die Nukleotide), sind deterministisch. Deterministische Gesetze auf chemischer Ebene könnten jedoch nicht für sich allein die *dauerhafte* Veränderung des Codes erklären, der durch komplexe selektionale Ereignisse in Lebewesen in ihrer einmaligen Umwelt begonnen und dann über lange Zeiträume hinweg aufrechterhalten wurde.

Von gleicher Art sind Ereignisse, die sich in Gehirnen in der Erinnerung verankern, welche der Selektion unterliegen. Weil die kategorisierte Umwelt voll ist mit Neuem, weil die Selektion im nachhinein passiert und weil die Selektion aus einem sehr vielfältigen historischen Repertoire ausliest, in dem unterschiedliche Strukturen zu demselben Ergebnis führen können, gibt es

viele Freiheitsgrade. Wir können sicher den Schluß ziehen, daß
es in einem vielschichtigen bewußten System noch größere Freiheit gibt. Aus diesen Beobachtungen folgt, daß es bei Systemen,
die so kategorisieren wie Gehirne, makroskopische Unbestimmtheit gibt. Darüber hinaus erlaubt das Bewußtsein, wie wir
oben über die Wirkung des Gedächtnisses auf die Kausalität sagten, ein »Zeitgleiten« aufgrund von Planung, und das hat einen
Einfluß darauf, wie Ereignisse ablaufen.

Trotz des Erfolgs, den der Reduktionismus in Physik, Chemie
und Molekularbiologie hatte, wird er doch lächerlich, wenn er
ausschließlich auf die Materie des Geistes angewendet wird. Die
Wirkung des Geistes geht über die Newtonsche Kausalität hinaus. Die Wirkung eines Gedächtnisses höherer Ordnung geht
über die Beschreibung zeitlicher Abfolgen in der Physik hinaus.
Schließlich ist die individuelle Selbstheit in der Gesellschaft bis
zu einem gewissen Grade ein historischer Zufall.

Diese Schlußfolgerungen haben Konsequenzen für die klassische Frage nach der Willensfreiheit und für den Begriff des »sanf-
ten Determinismus« oder, wie James Mill es nannte, den Kom-
patibilismus. Wenn das zutrifft, was ich gesagt habe, hat ein
Mensch bis zu einem gewissen Grad einen freien Willen. Diese
Freiheit ist jedoch nicht radikal und wird durch eine Reihe innerer und äußerer Ereignisse und Zwänge beschnitten. Damit wird
weder der Einfluß des Unbewußten auf das Verhalten geleugnet
noch unterschätzt, wie entscheidend kleine biochemische Veränderungen oder frühe Ereignisse die Entwicklung eines Individuums prägen können. Wohl aber wird behauptet, daß der von
Freud postulierte starke psychologische Determinismus nicht
gilt. Zumindest sind wir in unserer Grammatik frei.

Diese Überlegungen und die Beziehung zwischen unserem
Modell für das Bewußtsein und den im Lauf der Evolution entstandenen Werten haben auch Folgen für das, was wir unter Sinn
und Bedeutung verstehen. Sinn bildet sich durch die Begriffe,
die von Kategorisierungen abhängen, die wiederum auf Werten
beruhen. Er erwächst aus der Geschichte erinnerter Körperge-
fühle und geistiger Bilder. Wie sich das mischt, hängt vom Individuum ab und ist weitgehend unvorhersehbar. Wenn eine

Gemeinschaft über linguistische und semantische Fähigkeiten und Sätze verfügt und sprachliche Bilder mit Gedanken verbinden kann, nimmt das Vermögen, neue Weltmodelle zu schaffen, geradezu explosionsartig zu. Aber man darf nicht vergessen, daß dieses Bedeutungssystem wegen seiner Verbindung zu Werten und zum Selbstbegriff fast niemals frei ist von Affekten; es ist emotionsgeladen. Hier ist nicht der Ort, über Gefühle, die komplexesten aller geistigen Objekte, zu sprechen, wie ich auch dem Denken selbst nicht mehr Raum widmen kann. Ich betrachte sie im nächsten Kapitel. Aber es ist nützlich, sie hier in Verbindung mit unserer Diskussion des freien Willens und der Sinnfrage zu erwähnen. Wie Philosophen und Psychologen oft bemerkt haben, wird das menschliche Denken durch die Unfähigkeit eines Individuums eingeschränkt, zwischen den Folgen von Gedanken und Gefühlen zu unterscheiden.

Menschen sind zwar durch eine höchst unwahrscheinliche Folge von Ereignissen entstanden und in Geschichte und Morphologie stark beschränkt, sie genießen aber doch eine außerordentliche Freiheit der Vorstellung. Sie sind offenbar ganz anders geartet als nichtintentionale Dinge. Sie können die Welt auf vielfache Weise ordnen. Sie können Pläne machen, Hoffnungen für die Zukunft hegen und durch ihre Entscheidungen die Ereignisse in der Welt kausal beeinflussen. Sie sind auf viele Weisen, zufällig und auch nicht, mit ihren Eltern, ihrer Gesellschaft und ihrer Vergangenheit verbunden. Sie haben eine »Selbstheit«, die getragen ist von Gefühlen und einem übergeordneten Gewissen. Und sie sind tragische Gestalten, denn sie können sich ihr eigenes Ende vorstellen.

Es wird oft behauptet, moderne Menschen hätten in mehreren Episoden der Dezentrierung Verluste erlitten, die nicht wiedergutzumachen seien, angefangen mit der Widerlegung früherer Kosmologien, die den Menschen in der Mitte des Weltalls sahen. Die erste dieser Episoden spielte sich Freud zufolge ab, als der Geozentrismus durch den Heliozentrismus ersetzt wurde, die zweite, als Darwin die Abstammung des Menschen aufzeigte, und die dritte, als gezeigt wurde, daß das Unbewußte sich stark auf das Verhalten auswirkt. Lange vor Darwin und Freud führte die Vorstellung eines Newtonschen Weltalls zu einem lastenden Schicksalsglauben, einer Sichtweise, welche die gesellschaftlichen Hoffnungen aufklärerischen Denkens verstümmelte. Jetzt jedoch sehen wir, daß diese fatalistische Sicht dann, wenn die neuen Vorstellungen über Gehirnfunktion und Bewußtsein zutreffen, nicht unbedingt gerechtfertigt ist. Die Gegenwart geht nicht mit einer fest vorprogrammierten Zukunft schwanger, und das Programm ist nicht in unseren Köpfen. Die Theorien der modernen Physik und die Befunde der Neurowissenschaft schließen ein Maschinenmodell nicht nur für die Welt, sondern auch für das Gehirn aus.

Wir haben Grund zu der Hoffnung, daß hinreichend allgemeine Vorstellungen zu einer zweiten Aufklärung beitragen können, wenn die sich aus der Neurowissenschaft ergebenden Entdeckungen einmal in Einklang gebracht sind. Einer solchen zweiten Aufklärung wird vor allem die Neurowissenschaft und nicht die Physik zugrunde liegen.

Das Problem wird dann nicht die Existenz der Seele sein, denn es ist klar, daß kein Mensch einem anderen gleicht und er keine Maschine ist. Das Problem wird vielmehr sein, die Sterblichkeit des einzelnen Geistes zuzugestehen. Wie können wir als Sterbliche angesichts der säkularen Sichtweise unserer Zeit, die wir von der ersten Aufklärung geerbt haben, die Moral bewahren? Bei den heutigen Maschinenmodellen für den Geist ist das ein sehr großes Problem, denn bei solchen Modellen ist es leicht, Menschen zurückzuweisen oder sie wie eine Maschine einfach auszubeuten. Der Mechanismus ist jetzt ein Nachbar des Fanatismus: Gesellschaften sind entweder in den Händen der wirtschaftlich Mächtigen, aber spirituell Leeren oder, in geringerem Ausmaß, in den Händen fanatischer Eiferer, im Bann unwissenschaftlicher Mythen und Gefühle. Vielleicht können uns, wenn wir Wissen darüber schaffen, wie unser Geist in der Welt entstand, eine reichere Sicht unserer Natur und sanftere Mythen helfen.

Wie würde es sich auf die Menschheit auswirken, wenn sie davon überzeugt wäre, daß Wahrnehmung und Bewußtsein allein auf dem Gehirn beruhen? Was wäre das Ergebnis, wenn wir uns den Gedanken zu eigen machten, daß der »Geist« jedes einzelnen wirklich verkörpert ist? Daß er wertvoll ist, *weil* er sterblich und in seiner schöpferischen Kraft unvorhersagbar ist? Daß wir skeptisch in bezug darauf sein müssen, wieviel wir wissen können? Daß es entscheidend darauf ankommt, die psychische Entwicklung unserer Kinder zu verstehen? Daß Vorstellungskraft und Toleranz miteinander zu tun haben? Daß wir zumindest auf der Ebene evolutionärer Werte alle Geschwister sind? Daß zwar moralische Werte allgemeingültig sein mögen, Einzelfälle aber, falls überhaupt, höchstens gelöst werden können, wenn die lokale Geschichte in Betracht gezogen wird? Kann sich unter den Bedingungen der Sterblichkeit eine überzeugende Moral ausbilden? Dies ist eine der größten Herausforderungen unserer Zeit.

Bis die Neurowissenschaft ausgereifter ist, wird unklar bleiben, wie diese Themen mit unserer Geschichte als Einzelwesen in einer immer in Entwicklung begriffenen Spezies zusammenhängen. Jedenfalls sind schlichter Reduktionismus und einfacher Mechanismus unangebracht. Eine Theorie des Handelns, die auf der Idee menschlicher Freiheit beruht – genau das, was in den Tagen der Aufklärung fehlte –, scheint sich immer besser durch wissenschaftliche Tatsachen belegen zu lassen. Wir können jetzt die Verknüpfung dieser Tatsachen mit den Gedanken selbst untersuchen.

Höheres: Gedanken, Urteile, Gefühle

Etwas in uns ist klüger als unser Kopf.

ARTHUR SCHOPENHAUER

Wie kann ein Buch über die Materie des Geistes dem Denken, Wollen und Urteilen oder Gefühlen, Empfindungen und Träumen so wenig Aufmerksamkeit widmen? Zum Teil hat dies mit meiner ursprünglichen Absicht zu tun, die notwendigen Grundlagen für Bewußtsein und Bedeutung wissenschaftlich zu beschreiben. Ich versuchte es in der Überzeugung, daß eine immer befriedigendere psychologische Forschung möglich wird, wenn diese Beschreibung einmal fundiert ist. Es würde ein weiteres Buch erfordern, wollte man eines dieser höheren Zeugnisse geistiger Arbeit genauer verfolgen. Trotzdem möchte ich hier einige Bemerkungen dazu machen, wie sich unsere Thesen über den Geist mit psychologischem Handeln verknüpfen lassen.

Für manchen scheint Bewußtsein dasselbe zu sein wie Denken. Ich meine, diese Gleichsetzung ist zu grob, denn zum Denken gehören weitere erworbene Eigenschaften, ein Komplex von Bildern, Absichten, Vermutungen und logischen Überlegungen. Es ist eine Mischung mehrerer Ebenen geistiger Tätigkeit. Im höchsten und abstraktesten Bereich ist es eine Fertigkeit, die von symbolischen Fähigkeiten abhängt. Mit Ausnahme räumlicher Fähigkeiten, wie sie sich im Werk darstellender Künstler zeigen, und der tonalen und rhythmischen Fähigkeiten von Musikern hängt höheres Denken stark von Sprache und Logik ab, von einem inneren Dialog zwischen dem Denker und einem anderen »Gesprächspartner«, dessen Existenz sich der Denker nicht bewußt zu sein braucht. Dies ist das »zwei in eins«, auf das sich Hannah Arendt in ihrem Buch *Vom Leben des Geistes* bezieht. Sie verweist auf den Unterschied zwischen *Vernunft*, dem reinen Denken, und *Verstand*, der Erkenntnis aufgrund der Sinneserfahrung.

Ich weiß nicht, ob diese Unterscheidung bei wissenschaftlichen Begriffen nützlich ist, aber sie hilft zu erkennen, wie weit das Denken gehen kann. Wer sich dem reinen Denken hingibt, ist so versunken in einen auf das Projekt des Denkens bezogenen Zustand der Aufmerksamkeit, daß er wahrlich »abstrahiert« ist – und weder Zeit noch Raum, noch Selbst, noch Wahrnehmungen bewußt erlebt. Man könnte sagen, auf diesen Sinn- und Abstraktionsebenen sei das »Denken nirgendwo«. Aber das ist einfach eine Umschreibung, die ausdrücken soll, wie weit jemand davon entfernt ist, andere parallele geistige Aktivitäten wahrzunehmen.

Welche Fähigkeit auch beim Denken gebraucht wird – ob Logik, Mathematik, Sprache, räumliche oder musikalische Symbole –, wir dürfen nicht vergessen, daß es von Jamesschen Eigenschaften angetrieben wird, Ausflüge macht und verweilt, großen Schwankungen der Aufmerksamkeit unterworfen ist und im allgemeinen von sprachlichen Bildern und Begriffsvertauschungen zehrt. Erst wenn die Ergebnisse vieler paralleler, fluktuierender, in der Zeit ablaufender Wahrnehmungen, Begriffsbildungen, Erinnerungen und der Aufmerksamkeit in einem symbolischen Objekt »gespeichert« sind – in einer Folge von logischen Behauptungen, einem Buch, einem Kunstwerk, einem Musikstück –, haben wir den *Eindruck*, das Denken sei rein. Weil Gedanken durch andere Gedanken, Veranschaulichungen und ein imaginäres Ziel angetrieben werden, meinen wir, es gebe einen Bereich für die *Vernunft* – einen Ort, wo der Denker (in einem absorbierten Zustand der Aufmerksamkeit) im Nirgendwo und Irgendwann ist. Der Weg von diesem Eindruck zum Platonismus und Essentialismus, beide biologisch unhaltbar, ist kurz.

Gedanken lassen sich nur vor einem bewußten Hintergrund verfolgen. Aber eine biologische Theorie des Bewußtseins liefert nur eine notwendige Bedingung für das Denken, keine hinreichende. Das Denken ist ein aus der Welterfahrung auf parallelen Ebenen und Kanälen des wahrnehmenden und begrifflichen Lebens gewobenes Vermögen. Letztlich wird dieses Vermögen durch gesellschaftliche und kulturelle Werte eingeschränkt. Ihr Erwerb erfordert mehr als Erfahrung im Umgang mit Dingen; er braucht soziale, affektive und linguistische Wechselwirkungen. Gedanken, Begriffe und Überzeugungen werden nur in bezug auf Ereignisse in der äußeren Welt und in bezug auf Wechselwirkungen mit anderen Menschen persönlich, besonders solche, zu denen Sprache gehört.

Noch so viele neurowissenschaftliche Daten allein können also das Denken nicht erklären. An dieser Aussage ist nichts Geheimnisvolles oder Mystisches. Eine neurowissenschaftliche Erklärung ist notwendig, aber als letzte Erklärung nicht hinreichend. Das läßt sich mit der Aussage vergleichen, daß eine vollständige Kenntnis der Embryologie nötig ist, um zu erklären, wie ich als Mann aussehe und handle, und doch nie erklären kann, warum ich ein Mann *bin*. Die Erklärung kann nur befriedigen, wenn zusätzlich die Evolution so dargestellt wird, daß geschichtliche Ereignisse und natürliche Auslese einbezogen sind.

An einem bestimmten praktischen Punkt müssen deshalb alle Versuche versagen, die Psychologie auf die Neurowissenschaft zu reduzieren. Da das Denken als eine Fertigkeit von gesellschaftlichen und kulturellen Beziehungen, Konventionen und Logik und auch von einer bildhaften Sprache abhängt, sind die zur Zeit bekannten rein biologischen Methoden ungenügend. Das ist zum Teil so, weil Denken auf seiner höchsten Ebene rekursiv und symbolisch ist. Weil jeder von uns eine idiosynkratische Quelle semantischer Interpretation ist und weil intersubjektive Kommunikation (ob mit einem wirklichen oder einem vorgestellten Gesprächspartner) für das Denken wesentlich ist, müssen wir diese Fähigkeiten in ihrem eigenen Kontext gebrauchen und erforschen. Das widerspricht nicht unbedingt unserer Einstellung, nach der sich die kognitive Psychologie nicht ohne eine gesunde, biologisch fundierte Erklärung des Bewußtseins und der Prozesse verstehen läßt, durch die Sinn verkörpert wird.

Jerome Bruner führt in seinem Buch *Acts of Meaning* starke Argumente für die zentrale Rolle der Sinngebung in der Psychologie an. Er betont, wie sich das Selbst unter dem Einfluß von erzählten Geschichten in einer Kultur in der zwischenmenschlichen Beziehung bildet, und er drängt auf die Verwendung strenger deutender Methoden in der Sozialpsychologie. In diesem Beispiel sind wir unsere eigenen wissenschaftlichen Instrumente, die nicht durch Meßgeräte ersetzt werden können. Das vorliegende Werk möchte eine biologische Grundlage für die Bedeutungsfindung liefern, die solchen Bemühungen zugrunde liegt. Auf dieser Grundlage können wir dann sehen, wie Bewußtsein, das auf einem entwickelten Wertesystem beruht und von Sprache angetrieben wird, in einer Kultur zur Ausweitung und Veränderung dieser Systeme führt.

Wenn wir jedoch erforschen wollen, was das Denken *antreibt*, und auch, womit es in einem Menschen einhergeht, müssen wir den biologischen Zustand des Menschen untersuchen und das Gedächtnis dieser Person auf der Ebene des Denkens erkunden, wenn es anderes Denken auslöst oder motiviert. Seinem Wesen nach ist dieser Ansatz eingeschränkt. Wir müssen deshalb auch die intrinsische Bedeutung invarianter geistiger Konstruktionen wie Mathematik, Invarianz in bezug auf lexikalische Substitution, wie sie sich in der Logik findet, und allgemein eine Reihe von Erfahrungen untersuchen, die sich aus der Gesellschaft und durch die Erfahrung herleiten. Wir könnten sogar den Philosophen Raum lassen, ohne ihnen jedoch ihr mißverstandenes, aber altbewährtes Vorrecht zuzugestehen, die Entstehung des Geistes *allein* mit Hilfe des Denkens verstehen zu wollen.

Genauso wie Wissenschaften miteinander verträglich sind, aber nicht voll aufeinander reduziert werden können – eine ist notwendig, aber nicht hinreichend für die andere –, liefert auch eine Beschreibung der Materie des Geistes eine Grundlage für die Analyse relationaler und symbolischer Fragen. Angesichts dieser Beschreibung kann man nicht anders, als von der vielfältigen, parallelen und sich verändernden Natur der Bewußtseinszustände betroffen zu sein. Es ist Aufgabe der Erkenntniswissenschaften herauszufinden, wie Zustände zu deuten sind, bei

denen es um symbolische Formen vernünftiger Überlegung und
Zustände der Beurteilung oder des Wollens geht, in denen sich
das Subjekt der Beziehung zur Zeit unmittelbarer bewußt ist.
Selbst wenn eine Analyse solcher Fragen Erfolg hätte, würde sie
doch noch keine angemessene Darstellung der möglicherweise
endlosen Argumentationsmethoden darstellen, nämlich der
Induktion, des Analogieschlusses und der formalen Logik. Eine
solche Analyse könnte die Erklärung historischer Fragen nicht
erschöpfen.

All diesen Aktivitäten liegen biologische Regelmäßigkeiten
zugrunde, die untersucht werden können und sollten. Bis wir in
Zukunft einmal bewußte und sprachfähige Gebilde gebaut
haben, sind biologische Methoden zu schwerfällig, als daß wir
mit ihrer Hilfe eine Beziehung zwischen dem Nervensystem und
der Bedeutung der Gedanken eines »reinen Denkers« während
einer vernünftigen Überlegung herstellen könnten. Wir können
jedoch die grundlegenden neuralen Vorgänge untersuchen, die
diesen Handlungen zugrunde liegen, und wir können das tun,
ohne zu Eigenschaftsdualisten zu werden. In der Praxis jedoch
wäre es töricht, im Namen der wissenschaftlichen Reinheit nur
biologische Methoden zu verwenden.

Es ließe sich noch vieles mehr sagen, aber das würde der Klärung unserer Belange nicht helfen, bei denen es ja um die biologischen Grundlagen des Geistes geht. Allerdings könnten
Bemerkungen zu einigen verwandten Themen nützlich sein, insbesondere zu jenen, die mit Gefühlen und Emotionen zu tun
haben. Gefühle sind ein Teil des Bewußtseins und der Vorgänge,
die wir mit den Qualia verbinden, so wie sie sich auf das Selbst
beziehen. Sie sind keine Emotionen, denn Emotionen haben
starke kognitive Komponenten, die Gefühle in außerordentlich
komplizierter Weise mit Wollen und Urteilen verknüpfen. Emotionen lassen sich als die kompliziertesten geistigen Zustände
oder Vorgänge sehen, insofern sie sich (gewöhnlich, je nach der
Emotion, auf ganz bestimmte Weise) mit allen anderen Vorgängen mischen. Sie werden dadurch, daß sie auch historische und
gesellschaftliche Grundlagen haben, nicht einfacher.

Am außerordentlichsten ist beim bewußten Menschen wohl

der künstlerische Ausdruck – die Fähigkeit, Gefühle und Emotionen symbolisch und formal etwa in Form von Gedichten, Gemälden oder Symphonien anderen zu vermitteln. Diese durch Geschichte, Kultur, Ausbildung, Begabung und Können eingeengten Bewußtseinszustände, die sich in Kunstwerken zeigen, sind den Methoden der wissenschaftlichen Untersuchung nicht zugänglich. Wieder liegt in dieser Absage keine Mystifizierung, denn Verständnis und Reaktion auf diese Objekte erfordern einen an Symbole und die Gesellschaft gebundenen Bezug zu *uns selbst*. Eine externe, objektive Analyse kann, selbst wenn sie möglich ist, weder die Reaktionen des einzelnen noch den intersubjektiven Austausch ersetzen, der sich innerhalb einer bestimmten Tradition und Kultur abspielt. Eine sehr schöne Untersuchung dieser psychologischen Prozesse gab Suzanne Langer in ihrem Meisterwerk *Mind: An Essay on Human Feeling*.

Neben *Vernunft* und *Verstand* macht ein anderes Wortpaar eine Unterscheidung, auf die zuerst Wilhelm Dilthey hinwies. *Naturwissenschaft* bezieht sich auf Wissen, das sich auf die Kenntnis der Natur bezieht – Physik, Biologie und ähnliches. *Geisteswissenschaft* bezieht sich auf Wissensgebiete, die mit den Gesellschaftswissenschaften, der Kultur, abstraktem Denken und auf Symbolen und Gefühlen basierenden Untersuchungen historischer Ereignisse zu tun haben. Wenn wir diese Unterscheidung machen, dürfen wir nicht dem Idealismus Georg Wilhelm Friedrich Hegels erliegen, der zu den hervorragenden Vertretern derer gehört, die im *Geist* die Quelle aller Erkenntnis sehen. Wir dürfen auch nicht denken, die Psychologie fiele aus der evolutionären Biologie heraus, daß es also einen *Geist* für sich und eine *Natur* für sich gäbe, denn das führt zu endlosen, unnötigen Komplikationen.

James, ein nachdenklicher Erforscher der Themen dieses Kapitels, sagte über diese Fragen:

Was uns all die Spekulationen Kants und seiner Nachfolger lehren, ist, so scheint mir, eine Lehre der Einfachheit. Bei Kant war die Komplikation sowohl des Denkens wie der Aussage eine angeborene Schwäche, die

durch den muffigen akademischen Formalismus seines Lebens in
Königsberg noch verstärkt wurde. Bei Hegel war es ein wildes
Fieber. Die sauren Trauben, die diese Väter der Philosophie ver-
speisten, lassen uns deshalb schrecklich das Gesicht verziehen.

Angesichts des hier Gesagten erwarte ich, daß die philosophische Psychologie mit einer Einschränkung weiter ihren Weg
geht: Trotz der methodologischen Unterschiede zwischen den
Geistes- und Naturwissenschaften kann die Psychologie nicht
länger ihre Unabhängigkeit von der Biologie behaupten und
muß sich immer den Ergebnissen der Biologie unterordnen.

Ich habe mich früher gelegentlich gefragt, warum in einem
Vorlesungsverzeichnis so viele Themenangebote stehen. Warum
ist das Wissen so heterogen? Die hier vertretene Sicht gibt einen
möglichen Grund an. Unter der Voraussetzung der parallelen
konstruktiven Gehirnprozesse, die dem Bewußtsein zugrunde
liegen, der rekursiven symbolischen Eigenschaften der Sprache
und schließlich der unumkehrbaren historischen Grundlagen für
bestimmte symbolische und künstlerische Verwirklichungen in
Gesellschaft und Kultur kann es keine völlig reduzierbare
Beschreibung menschlichen Wissens geben. Wissenssphären und
Themenbereiche können miteinander verträglich sein, und ihre
biologischen und kulturellen Grundlagen in der Evolution sind
verstehbar. Menschen scheinen jedenfalls dann, wenn sie sich
mit diesen Bereichen beschäftigen, ziemlich genau das zu tun,
was sie tun sollten.

Kritischer wird es, wenn Menschen unter Störungen des Nervensystems leiden. Wie ich im nächsten Kapitel zu zeigen hoffe,
offenbaren diese Beschwerden auch die enorme Vielfalt von
Reaktionen und die Schichten der Komplexität, derer das Nervensystem fähig ist.

Geentsekrankheiten:
Die Wiederherstellung des Selbst

Tatsächlich ist eine befriedigende Gesamtauffassung der neuro-psychotischen Störungen unmöglich, wenn man nicht an klare Annahmen über die normalen psychischen Vorgänge anknüpfen kann.

SIGMUND FREUD an Wilhelm Fließ

Geisteskrankheiten hatten schon immer etwas Geheimnisvolles. Sie wirken sich auf die »Seele« des Menschen aus und kommen demjenigen, der die Person kennt, vielleicht auch ihr selbst, merkwürdig vor, weil sie eine Abweichung von der früheren Lebensweise und dem zuvor beobachteten Verhalten darzustellen scheinen. Es ist oft schwierig, ihre Ursachen zu ergründen, und wenn man auch überzeugt sein mag, daß sie das Ergebnis von Veränderungen der Gehirnfunktion sind, so haben sie doch nicht die symptombezogene »Direktheit« vieler neurologischer Störungen, die sich ebenfalls aus einer veränderten Gehirnfunktion ergeben. Was ist der Unterschied, und wo verläuft die Trennlinie? Der Unterschied ist subtil, hat aber fast immer mit Veränderungen der Intentionalität, des Bewußtseins, der Bedeutungswerte oder der Sinnhaftigkeit zu tun. Eine Theorie vom Geist wie die unsrige macht deutlich, daß alle Geisteskrankheiten auf körperlichen Veränderungen beruhen.

Ich habe nicht die Absicht, mich länger mit diesem faszinierenden und schwierigen Thema aufzuhalten. Es würde jedoch den Verzicht auf eine naturgegebene Möglichkeit der Prüfung einiger unserer Modelle für den Geist bedeuten, wenn wir alle seine vielen Facetten ignorieren würden. Deshalb will ich mich aus der

in diesem Buch vertretenen Sicht vor allem mit einigen ehrwür-
digen medizinischen Themen beschäftigen. Es gibt keine bessere
Möglichkeit, die vielschichtigen, auf Gehirn und Geist wirkenden Kontrollmechanismen aufzudecken. Zunächst möchte ich
erörtern, was bei einer Geisteskrankheit eigentlich der Begriff
Krankheit bedeutet – ob also eine Geisteskrankheit körperlich
bedingt ist oder nicht. Dann möchte ich betrachten, warum sie
anscheinend etwas anderes ist als eine Nervenkrankheit. Danach
möchte ich einige Krankheiten des Bewußtseins behandeln –
neurologische wie psychiatrische –, weil sie Licht auf unsere
Modelle werfen. Schließlich möchte ich Geisteskrankheiten als
Anpassung sehen, als die Wiederherstellung des Ichs unter läh-
menden Bedingungen. Ich habe einiges davon in *The Remembered Present* behandelt, aber nicht in derselben Weise. Die Leser
sind eingeladen, die Darstellungen zu vergleichen.

Freud beschäftigte sich viel mit einem Problem, das für die von
uns gestellten Themen zentral ist. Während er die Neurosen
erforschte, geriet er nämlich in das Dickicht der Intentionalität.
Freud sah in Neurosen jene Veränderungen des Verhaltens oder
der Gefühle, zu denen zwar nicht der Verlust der Fähigkeit
gehört, die Wirklichkeit zu überprüfen, die aber wohl der
Arbeitsfähigkeit und Zufriedenheit im Wege stehen. Ihm schienen diese Störungen nicht von Gehirnstörungen zu stammen,
sondern vielmehr *funktionell* zu sein und von psychologischen
Faktoren herzurühren, aus einer sowohl bewußten wie unbewußten Bildersprache. Aus seiner Sicht waren sie Störungen der
psychologischen *Entwicklung*. Er gründete seine Psychologie
auf die Ergebnisse einer therapeutischen Methode, der Psychoanalyse. Zu dieser Methode gehört die Wechselwirkung zwischen einem Patienten und einem ausgebildeten Analytiker, der
eine bestimmte Theorie darüber vertritt, wie sich die Persönlichkeit des Menschen bildet und wie sich das Ich eines Menschen
entwickelt. Der Patient wird aufgefordert, mit dem Analytiker
zusammen unter Verwendung der Techniken der freien Assoziation, der Traumdeutung und ähnlichem seine Verdrängungs- und
Abwehrmechanismen zu erforschen.

Obwohl Freud anfangs einen strengen, alles andere ausschließenden Materialismus vertrat (eben die Art von Reduktionismus, über die ich im letzten Kapitel klagte), bekehrte er sich später zu einer Art Eigenschaftsdualismus. Er blieb ein strenger Determinist und Materialist, behauptete jedoch, Neurosen seien trotzdem nur psychologisch zu sehen. Freuds Einstellung zur Psychose, in der die Beziehung des Patienten zur Wirklichkeit tatsächlich gestört ist und für die sich organische Ursachen finden lassen, war unbestimmter. Gewisse Psychosen waren und werden als »funktionell« gesehen; zum Beispiel haben die Schizophrenie, einige Formen der manisch-depressiven Psychose und die Paranoia Ursachen oder Krankheitsgeschichten, die sich von jenen organischer Psychosen oder degenerativer Hirnkrankheiten, die ebenfalls zur Psychose führen können, stark unterscheiden. Diese Beobachtungen stellen für jede Theorie des Gehirns Schwierigkeiten dar.

Nach der TSNG ergeben sich diese Probleme, weil es so schwierig ist herauszufinden, auf welchen Ebenen die Gehirnfunktionen kontrolliert werden. Eine weitere Schwierigkeit rührt von der statistischen Natur der synaptischen Entladungen her – von ihrer Vielfalt und Individualität. Das *wirkliche* Problem ist jedoch nicht diese Verwickeltheit, sondern die falsche Zuordnung der Ebenen der Verursachung. Alle psychiatrischen Störungen, selbst solche, die sich auf Schwierigkeiten in individueller und sozialer Kommunikation zurückführen lassen, haben körperliche Ursachen. In Anbetracht der vielschichtigen reziprok gekoppelten Systeme im Gehirn, die bewußte und unbewußte Zustände kontrollieren, überrascht es nicht, daß verschiedene Krankheitsursachen zu Überschneidungen oder ähnlichen Störungen von Reaktionsmustern führen. Früher oder später werden alle Abweichungen an Synapsen reflektiert. Gleichzeitig verflechten sich jedoch auf allen diesen Ebenen komplexe Signale und Wechselwirkungen mit der Umwelt mit Gedächtnis und Verhalten. Geisteskrankheiten lassen sich oft sinnvoller als Störungen von Kategorisierung, Gedächtnis, Signalaustausch und Integration sehen denn als Störungen der »Wirklichkeitsprüfung«.

Wir können uns dieses etwa dadurch veranschaulichen, daß wir die in den Kapiteln 11 und 12 betrachteten Diagramme über das Bewußtsein unseren jetzigen Bedürfnissen anpassen (Abb. 18.1). Wenn wir zum Beispiel bedenken, daß Faktoren, die Neuronen

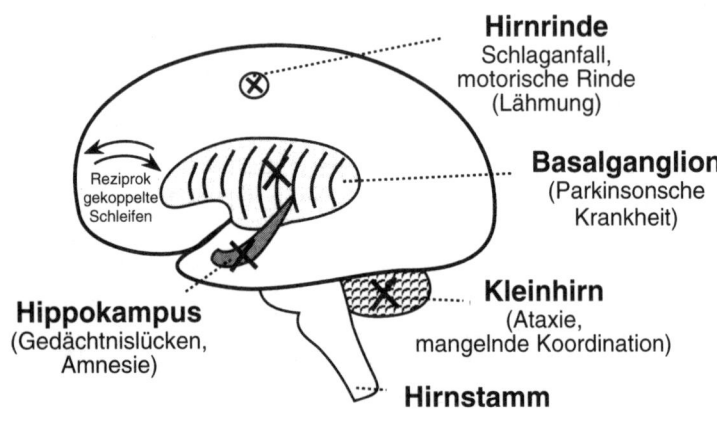

Hirnrinde
Schlaganfall,
motorische Rinde
(Lähmung)

Basalganglion
(Parkinsonsche
Krankheit)

Reziprok
gekoppelte
Schleifen

Kleinhirn
(Ataxie,
mangelnde Koordination)

Hippokampus
(Gedächtnislücken,
Amnesie)

Hirnstamm

Nervenkrankheiten

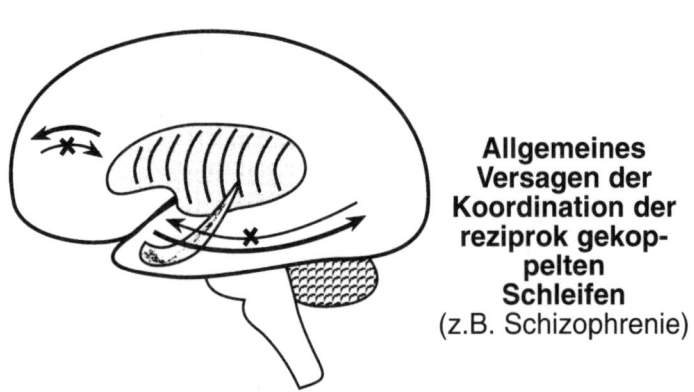

**Allgemeines
Versagen der
Koordination der
reziprok gekop-
pelten
Schleifen**
(z.B. Schizophrenie)

Geisteskrankheiten

in Basalganglien zerstören oder beeinflussen, zur Parkinsonschen Krankheit führen können oder daß andere Faktoren, welche die motorische Hirnrinde beeinflussen, eine motorische
Lähmung bewirken, können wir ohne Schwierigkeit eine Krankheit als Nervenkrankheit bezeichnen – also als »nicht geistig«.
Wenn jedoch zur Krankheit Wechselwirkungen zwischen den
stark parallel reziprok gekoppelten Schaltkreisen des Gehirns
gehören oder wenn die Krankheit die Verknüpfungen zwischen
Werte- und Verhaltenssystemen beeinflußt, diagnostizieren wir
die Störung vermutlich als eine Veränderung geistiger Funktionen (siehe Abb. 12.4). In beiden Fällen reichen körperliche
Ursachen zur Erklärung der Störungen aus.

Geisteskrankheiten lassen sich somit als Veränderungen in
den reziprok gekoppelten Bahnen und in der Kategorisierung
sehen. Störungen und Krankheiten des Bewußtseins stellen
Umordnungen und Anpassungen an Veränderungen in reziprok
gekoppelten Karten, homöostatischen Bereichen und den Hirn-
anhängen dar, die für Wahrnehmung, Begriffsbildung und
Gefühlsreaktionen verantwortlich sind.

Jedenfalls stellt die Lebensgeschichte eines Menschen mit solchen Beschwerden sicher, daß keine zwei Patienten je gleich
sind. Zum Bewußtsein höherer Ordnung gehören begriffliche,
semantische und soziale Integrationen, die alle an der Konstruk-

Abbildung 18.1
*Nervenkrankheiten und Geisteskrankheiten. Die Bezeichnung »Nerven-
krankheit« bezieht sich auf Störungen des Seh- oder Bewegungsvermö-
gens und ähnliches. Sie sind das Ergebnis von Veränderungen in den
Bereichen des Gehirns, die diese Funktionen betreffen. »Geisteskrankheit« bezieht sich auf Veränderungen in der Kategorisierung, Geistestätigkeit, Qualia und so weiter, bei denen die Reaktionen symbolisch abwei-
chen oder bei denen kein »Realitätsbezug« mehr gegeben ist. Diese Krankheiten werden durch funktionale Veränderungen auf vielen Ebenen, von
Synapsen bis zu reziprok gekoppelten Schleifen, bewirkt. Beide Kategorien sind ihrem Ursprung nach körperlich und überlappen sich. Geisteskrankheiten wirken sich über reziprok gekoppelte Schleifen in höherem
Maße auf Kategorisierung, Gedächtnis und symbolische Prozesse aus.*

tion eines sozialen Selbst beteiligt sind. Viele dieser Integrationen werden durch bestimmte synaptische Populationen vermittelt oder moduliert. Es überrascht deshalb nicht, daß Drogen,
die Funktionen von Synapsen verändern, sich bei der Behandlung von Geisteskrankheiten als außerordentlich hilfreich erwiesen haben. Aber die Individualität des Patienten ergibt sich aus
einem enorm komplizierten, für diese Patienten charakteristischen Muster synaptischer Verbindungen. Die Aufgabe, sich mit
einem Patienten verbal und emotional zu verständigen, läßt sich
deshalb nicht allein mit Drogen lösen. In den meisten Fällen wird
eine Kombination von Drogen und Psychotherapie nötig sein.

Eine Theorie des Gehirns, die Kategorisierung, Gedächtnis
und Begriffsbildung so sieht, kann selbst bei rein psychotherapeutischen Formulierungen nützlich sein. Vor einigen Jahren
untersuchte ein Psychiater, der eine Theorie der psychoanalytischen Behandlung aufstellen wollte, die TSNG unter diesem
Gesichtspunkt. In *Other Times Other Realities* sieht Arnold
Modell das Gedächtnis als Neukategorisierung, um die Beziehung zwischen Patienten und Therapeuten neu bewerten zu können. Er verwendet wieder den Ausdruck *Nachträglichkeit*, mit
dem Freud die Vorstellung bezeichnete, das Gedächtnis werde
aufgrund späterer Erfahrung umgeschrieben. Modell betont,
das Ich als Struktur habe mit der Verarbeitung und Reorganisation der Zeit zu tun, was er mit der Vorstellung vom Gedächtnis
als Rekategorisierung verknüpft (siehe Kapitel 10 und 16).

In seiner Kritik an Begriffen, die mit der Übertragungssituation in der Psychoanalyse zu tun haben, behauptet Modell, eine
selektionistische Sicht der Gehirnfunktionen biete eine alternative Deutung des von Freud beschriebenen Wiederholungszwangs. Die Erschaffung eines kategorischen Gedächtnisses ist
aus seiner Sicht ein grundlegendes biologisches Prinzip, da es
unter Umständen sogar Freuds Lustprinzip überlagern kann. Er
meint, der Wiederholungszwang stelle »einen Zwang dar, zwischen gegenwärtigen und vergangenen Objekten eine Wahrnehmungsidentität zu suchen«. Dabei ist der Patient sich der Beziehung zwischen dem Selbst und der Zeit, wie sie in Kapitel 16
angesprochen wurde, unterschiedlich stark bewußt. Geist zeigt

sich nach Meinung Modells auch darin, daß das Denken im psychoanalytischen Prozeß selbstverständlich in sprachlichen Bildern abläuft. Schließlich meint er, die von der TSNG vertretene Sicht vom Gedächtnis könne ein Ersatz für die Vorstellung Freuds von festen Gedächtnisspuren sein und eine neue Behandlungsmöglichkeit bieten. Sie wäre dann darauf ausgerichtet, »die vielfachen Ebenen der Wirklichkeit zu betonen, um so das Potential sowohl für alte Wahrnehmungen als auch für Neufassungen neuer Wahrnehmungen zu vergrößern«.

Auch der Psychiater Edward Hundert benutzte die TSNG als Prüfstein für die Beziehung zwischen Psychiatrie, Philosophie und Neurowissenschaft. Er behauptete, alle drei Disziplinen müßten durch eine solche Theorie verknüpft sein, damit eine ganzheitliche Sicht des Menschen gewährleistet sei. Ich möchte interessierte Leser ermuntern, seine Bemerkungen mit denen zu vergleichen, die ich im vorigen Kapitel und an anderen Stellen in diesem Buch dazu gemacht habe.

Obwohl ich kaum qualifiziert bin, mit Autorität über Fragen der psychoanalytischen Theorie zu sprechen, scheint es mir wichtig, daß erste Versuche gemacht werden, die psychoanalytische Theorie mit einer körperlich begründeten Gehirntheorie in Verbindung zu bringen, bei der es um Probleme der Kategorisierung geht. Meist wird eine Beziehung zwischen pharmakologischen Wirkungen und Hirntheorien gesucht. Wir brauchen beides, wenn wir eine Psychiatrie haben wollen, die fest in der Biologie verankert ist.

Nach diesen allgemeinen Bemerkungen möchte ich einige Nerven- und eine Geisteskrankheit besprechen, weil beide Krankheitsarten die hier aufgestellten Behauptungen über die Wichtigkeit reziprok gekoppelter Schleifen für das Bewußtsein in einem neuen Licht sehen lassen. Die neurologischen Störungen, die ich erörtern will, gehören zu einer Reihe von Syndromen, die mit dem sogenannten impliziten Gedächtnis zu tun haben. Die Geisteskrankheit ist die Schizophrenie, die blühendste, vielfältigste und geheimnisvollste der Psychosen.

Zunächst also die neuropsychologischen Syndrome (hier muß der Leser etwas klinische Fachsprache über sich ergehen lassen;

ich übersetze die Ausdrücke jeweils, wenn sie zuerst vorkommen). David Schacter und seine Kollegen haben eine Reihe von Dissoziationen zwischen explizitem, bewußtem Zugang zum Wissen und der impliziten Fähigkeit, eine Aufgabe zu erfüllen, untersucht. Eine solche Spaltung – bei der fast normales implizites Wissen mit stark beeinträchtigtem expliziten Wissen einhergeht – wurde bei Patienten mit ganz unterschiedlichen Krankheitsbildern beobachtet. Bevor ich sie aufführe und einige Fälle beschreibe, erläutere ich die Erscheinung am Beispiel des Blindsehens. Solche Patienten unterscheiden visuelle Reize im Raum, obwohl sie in dem Teil des Gesichtsfeldes blind sind, in dem diese Reize angeboten werden. Sie machen Wahrnehmungen, obwohl sie nicht wahrnehmen können oder sich nicht bewußt sind, daß sie es können.

Ähnliche Dissoziationen wurden bei Patienten mit Amnesie (Gedächtnisschwund), Dyslexie (Lesestörung), Aphasie (Verlust des Sprachvermögens), Prosopagnosie (Unfähigkeit, Gesichter zu erkennen), Hemineglekt (Unfähigkeit, die Gegenseite der Hirnschädigung im Raum wahrzunehmen) und Anosognosie (Nichtwahrnehmung oder Leugnung grober neurologischer Mängel selbst angesichts direkter Hinweise auf ihre Existenz) beobachtet.

Dies ist eine außergewöhnliche Liste. Patienten mit Gedächtnisschwund zeigen Lernleistungen auf Auslösereize, die auf das Vorliegen von Wissen hinweisen, obwohl die Patienten behaupten, sich eines solchen Wissens nicht bewußt zu sein. Prosopagnostiker zeigen implizit ein Wiedererkennen von Gesichtern, von denen man weiß, daß sie sie vor Krankheitsbeginn gesehen haben, die sie jetzt jedoch nicht bewußt erkennen können. Unter bestimmten Umständen können Dyslexiker Texte lesen, ohne sich gewahr zu werden, daß sie es tun. Und bei Patienten mit Hemineglekt beeinflussen bei der Lösung einer Aufgabe Reize, die der geleugneten Seite präsentiert werden, die Leistung des Patienten, ohne daß sich der Patient dessen bewußt ist.

Diesen Störungen liegen unterschiedliche Verletzungen zugrunde. In keinem dieser Fälle gibt es eine globale Bewußtseinsveränderung. Im Gegenteil, die Patienten verhalten sich abgesehen von den Bereichen, wo sich der Mangel zeigt, ganz normal. Der Fehler ist, anders gesagt, in jedem Fall bereichsspezifisch. Es gibt anscheinend keinerlei Hinweise darauf, daß sprachliche Behinderung für die dissoziativen Reaktionen der Patienten verantwortlich ist. Vor allem gibt es keine Hinweise darauf, daß Patienten mit diesen Syndromen an Neurosen oder Psychosen leiden.

Diese Krankheiten sind Krankheiten des Bewußtseins. Sie lassen sich durch die Annahme erklären, daß die reziprok gekoppelte Schleife beeinträchtigt ist, die ein wertekategorisierendes Gedächtnis mit Klassifizierungspaaren verbindet, welche die Wahrnehmungskategorisierung durchführen (Abb. 18.1; siehe auch Abb. 12.4). Diese Störung betrifft im allgemeinen keine *anderen* Bahnen, die zum wertekategorisierenden Gedächtnis führen und die Durchführung einer speziellen Aufgabe ermöglichen. Das Ergebnis ist ein Auslöschen dieses Bereichs aus der Bewußtseinsszene, aber *nicht* aus dem Repertoire der Fähigkeiten des Individuums, diese Aufgaben zu erfüllen. Wenn diese reziprok gekoppelten Bahnen eine nach der anderen in allen Modalitäten durchschnitten würden, bliebe vermutlich keinerlei primäres Bewußtsein übrig. Das ist außer als Resultat einer sehr starken Verletzung höchst unwahrscheinlich; aus ethischen Gründen würde sich ein solches Experiment kaum durchführen lassen, selbst wenn einige weniger traumatische Mittel zur Verfügung stünden, die seine Durchführung erlaubten.

Ich habe diese *neurologischen* Störungen beschrieben, um zu zeigen, daß sie wie die eigentlichen Geisteskrankheiten auch *geistig* sein können – also die Intentionalität beeinflussen. Zur besseren Veranschaulichung schließe ich dieses Kapitel mit der Beschreibung des Falls einer Anosognosie, einer schlichtweg mysteriösen Dissoziation. Zunächst jedoch wenden wir uns der ungeheuerlichsten, vielgestaltigsten und geheimnisvollsten der Psychosen zu, der Schizophrenie. Die Schizophrenie zeichnet sich durch eine Mischung bizarrer Symptome aus. Dazu gehören Halluzinationen, bei denen Stimmen gehört werden, die Wahnvorstellung, von feindlichen Mächten kontrolliert zu werden, Gedankeneingebung, Sperrung des Denkens oder das Abreißen der Gedanken, Gedankenentzug, Gedankenlautwerden. In den akuten Stadien dieses Syndroms werden die Symptome von einem traumähnlichen Zustand und einem leicht umwölkten Bewußtsein und auch von Zerfahrenheit begleitet. Die Patienten sind einem Schwall von Reizen ausgesetzt, die nur bruchstückhaft und durch Bewußtseinsinseln vermittelt Sinn machen. Manche Patienten zeigen ein Abstumpfen der Gefühle. Einige sind leicht ablenkbar, beurteilen Wahrgenommenes falsch, erleben visuelle Halluzinationen oder haben eine mangelhafte Gestaltwahrnehmung. Andere zeigen schlechtes Urteilsvermögen, reagieren langsam oder beharren auf immer gleichen Reaktionen. In extremen Fällen sind die Patienten manchmal kataton; sie reagieren nicht und verharren lange in bizarren Haltungen. Wenn sie sich von akuten Schüben erholt haben, erinnern sich manche Patienten gut an das, was im katatonen Zustand von anderen gesagt oder getan wurde, während andere ein schlechtes Gedächtnis für ihre psychotischen Erlebnisse haben.

Die Schizophrenie ist eine vielfältige und wandelbare Krankheit des Bewußtseins, die sich auf Wahrnehmung, Denken und Qualia auswirkt. Es ist eine bewegende und schmerzliche Erfahrung, einen Patienten mit seinen jeweils ihm eigenen Symptomen in den Klauen dieses Leidens zu erleben. Es war nicht einfach, die Vielfalt der Symptome, ihre individuellen Kennzeichen und die bizarren Züge dieser Krankheit aufzuklären.

Ich habe oben bereits die Möglichkeit erwogen, daß die Schizophrenie auf einer Störung des Signalaustauschs beruhen könnte (siehe Abb. 18.1, unten). Eine Störung in der Produktion von Neurotransmittern oder der Reaktion auf sie könnte nach meiner Hypothese eine allgemeine Unmöglichkeit der Kommunikation zwischen reziprok gekoppelten Karten verursachen. Wenn die entsprechenden Kartierungen versagen oder es zu einer zeitlichen Verschiebung zwischen den Karten kommt, kann die Wahnvorstellung möglicherweise den Wahrnehmungsinput überlagern; die Modalitäten sind dann nicht länger koordiniert. Das könnte zu Halluzinationen führen und zu einem Versagen bei der Koordinierung von Signalen aus der wirklichen Welt. Die gleiche Störung kann in einem anderen Patienten zu Störungen in der reziproken Kopplung zwischen verschiedenen Begriffssystemen und den Organen führen, die den zeitlichen Ablauf regeln. In wieder anderen kann es Störungen beim Signalaustausch zwischen Bereichen geben, die mit dem Wortspeicher, den Begriffszentren und jenen, die Bildvorstellungen vermitteln, zu tun haben.

Faktoren, die den Lebenslauf und den Menschen selbst betreffen, können zu Schwankungen im Verhaltensrepertoire führen und ebenfalls die bei verschiedenen Patienten gefundenen unterschiedlichen Reaktionen erklären. Jeder Patient hat einzigartige Verhaltensmuster und reagiert auf seine Weise auf eine Störung des Signalaustauschs. Ich sage damit nicht, daß bei der Schizophrenie alle Neuronen normal sind (ich bezweifle, daß es so ist), sondern nur, daß der *wichtigste* psychologische Fehler das Ergebnis eines Fehlers bei der reziproken Kopplung ist. Er könnte durch jeden der Faktoren verursacht sein, die einzelne Karten oder ihre Verbindungen untereinander beeinflussen, wozu auch neuronale Störungen oder Verluste gehören.

Es ist nicht schwer zu erkennen, wie ein Patient, der noch über ein Bewußtsein höherer Ordnung verfügt, sich dann, wenn ihn diese Krankheit befällt, als ein Selbst an die neue Wahrnehmung anpassen wird. Dieses Verhalten wird offensichtlich nach normativen und physiologischen Kriterien unnormal erscheinen, aber wahrscheinlich ist die Reaktion des Patienten insgesamt doch ein Versuch der Anpassung oder der Wiederherstellung. Daß es nicht die bestmögliche Anpassung ist oder auch für das Selbst und andere destruktiv sein kann, steht nicht in Frage. Aus der Sicht der erweiterten TSNG ist es durchaus sinnvoll, vom Geist eines Schizophrenen zu sprechen, besonders wenn man die Geschichte des individuellen Patienten kennt. Dieser »Sinn« zeigt sich jedoch in bezug auf die Vorhersagen der Theorie, nicht in bezug auf die sozialen oder affektiven Zusammenhänge, die eine Gesellschaft kennzeichnen.

Wir unterschätzen die Fähigkeiten von Psychotikern ebenso leicht, wie wir die scheinbaren Absonderlichkeiten normaler Menschen mißverstehen. Ich weiß nicht, wo ich von dem Mann las oder hörte, der während der Besetzung von Paris durch die

Nazis wußte, daß die Gestapo ihm auf der Spur war, und meinte, man würde ihn am allerwenigsten in einem Irrenhaus suchen. So kultivierte er die Kunst, sich wie ein Verrückter zu benehmen, und wurde, nachdem er auf der Straße einen »halluzinatorischen Schub« gehabt hatte, eingeliefert. Das Leben lief dort eine Zeit-lang ohne Terror ab; von Zeit zu Zeit verhielt er sich vor den Ärz-ten und seinen Mitpatienten absichtlich bizarr. Eines Tages erschienen zwei düster dreinblickende Männer in langen schwar-zen Ledermänteln in Begleitung des Oberaufsehers an der Tür seines Zimmers. Er war sicher, es sei die Gestapo, sprang auf, nahm eine bizarre Haltung an, rollte mit den Augen und gab merkwürdige Rülpslaute von sich. Woraufhin der Mann im näch-sten Bett, fast immer in einem tranceähnlichen Zustand, die Augen öffnete und sehr bestimmt zu ihm sagte: »Taisez-vous, simulateur« (Schweigen Sie, Sie Simulant).

Was das normale »Simulieren« betrifft (nicht das wirkliche Fälschen), muß ich an meinen guten Freund Lars Onsager den-ken, einen der außerordentlichsten physikalischen Chemiker unserer Zeit und den bei weitem begabtesten Wissenschaftler, dem ich je begegnet bin. Innerhalb von fünf Minuten, nachdem er bei irgendeiner hochgelehrten Vorlesung seinen Platz einge-nommen hatte, nickte sein Kopf in Schlafhaltung zur Seite. Wenn der Vortragende jedoch in einer Gleichung einen Fehler machte, stand Lars gewöhnlich auf, ging an die Tafel, wischte den Fehler aus, korrigierte ihn, lächelte, ging zurück zu seinem Platz und schlief wieder ein. Ich fragte ihn einmal: »Lars, warum grinst du immer und kicherst und nickst mit dem Kopf und sagst unverständliche Dinge, wenn Leute dir tiefschürfende Fragen stellen?« Er wurde ernst, fast streng und sagte: »Ich bin faul.« »Faul!«, rief ich, »das verstehe ich nicht.« Darauf antwortete er: »Ich will *meine* Fragen beantworten, nicht *ihre* Fragen.«

Ich habe absichtlich zwei extreme Beispiele aus dem »neurolo-gischen Lager« und dem »psychiatrischen Lager« behandelt – implizit-explizite Dissoziation und Schizophrenie. Beide sind Bei-spiele für Krankheiten des Bewußtseins. Wir müssen uns vor dem Kartesianismus hüten, wenn wir Patienten mit diesen Krankhei-ten analysieren. Um das zu verdeutlichen, beschreibe ich einen

Fall, den der italienische Neurologe Eduardo Bisiach berichtet hat. Er stellt eine ebenso wesentliche Herausforderung für die Gehirntheorie dar wie die, vor der Freud in den ersten Tagen der Psychoanalyse stand, als er seiner Patientin Anna O. begegnete.

Bisiachs Patient hatte eine Anosognosie; er leugnete also die Existenz einer neurologischen Ausfallerscheinung, selbst wenn ihm direkte Belege für ihr Vorhandensein vorgelegt wurden. In diesem Fall ging das Syndrom mit linksseitiger Hemiplegie (Lähmung der linken Körperhälfte) und linksseitiger Hemianopie (der Unfähigkeit, das linke Gesichtsfeld wahrzunehmen) einher. Die Ursache war ein plötzlicher Gefäßverschluß, der die Funktionen seines rechten Schläfen-, Scheitel- und Okzipitalhirns beeinträchtigte. (Grob gesagt, vermitteln diese Gehirnbereiche visuelle Aufgaben und auch einige motorische Fähigkeiten.)

Der Patient war intelligent, aufgeschlossen und in keiner offensichtlichen Weise emotional gestört. Er zeigte keine Hinweise auf eine Sprachstörung. Aber er war in bezug auf die Einschränkungen seines Gesichtsfeldes und seine Lähmung anosognosisch. Wenn ihm die Aufgabe gestellt wurde, linksseitig etwas zu tun, behauptete er, er habe es ausgeführt, obwohl er es gar nicht ausführen konnte. (Seine linksseitige Lähmung machte die Durchführung ganz offensichtlich unmöglich.) Man legte dann die gelähmte linke Hand in die Hände des Untersuchenden und brachte sie in das rechte Gesichtsfeld des Patienten, so daß er sie sehen konnte. Er wurde gefragt, wessen Hand es sei, und er behauptete, sie gehöre dem Untersuchenden. Nach dem Vorhandensein von drei Händen gefragt, antwortete er mit fehlerfreier Logik: »Eine Hand ist die Extremität eines Arms. Da Sie drei Arme haben, folgt daraus, daß Sie auch drei Hände haben.«

Wenn wir den Verdacht, der Patient sei neurotisch, psychotisch oder habe eine Sprachstörung, zurückweisen können, bleibt nur ein außerordentlicher Schluß zu ziehen: Auf Sprache beruhendes Bewußtsein läßt sich durch die Entfernung von Quellen für nichtverbale Signale im Gehirn des Individuums verändern. Dabei überrascht, daß dieser Patient seine gesamte semantische Deutung der Wirklichkeit ohne emotionale Störung reintegrieren konnte. Er machte eine radikale *begriffliche* Neu-

ordnung und Wiedereingliederung durch. Man hätte denken
können, daß – wären sein Körperschema und die Fähigkeit zum
Kategorisieren im Gedächtnis »gespeichert« – die Diskrepanz
zwischen dem gespeicherten Gedächtnis und seiner jetzigen
Wahrnehmung und Motorik entweder zu einem widerspruchs-
freien »realistischen« Bericht über sein Leiden oder zu einer tief-
greifenden emotionalen Störung geführt hätte. Wenn jedoch
unsere Theorie zutrifft, hat der Patient kein solches festes
Gedächtnis. Teile seines persönlichen Raums sind ihm nicht
zugänglich, und er hat sich einer begrifflichen und semantischen
Reintegration unterzogen, die nicht nur diese Unfähigkeit
widerspiegelt, sondern in gewisser Weise auch ein angepaßtes
Bild seiner Umgebung aufbaut.

Dieser Fall zeigt deutlich, wie Veränderungen der Intentionalität mit Nervenkrankheiten einhergehen können. Er stellt auch
eine starke Herausforderung für unsere Auffassung vom Geist
dar. Wie wird das Selbst wiederhergestellt? In diesem Zusammenhang sollte ich auch die bemerkenswerten Reaktionen eines
Patienten mit durchtrennten Verbindungsbahnen zwischen lin-
ker und rechter Hirnhälfte erwähnen, dessen linke Gehirnhälfte
offenbar zu einer mehr oder weniger normalen Person mit einem
Bewußtsein höherer Ordnung gehört. In einigen Fällen reagiert
die rechte Gehirnhälfte auf visuell präsentierte Wörter mit links-
händigen Reaktionen, indem wie beim Scrabble einzelne Buch-
staben zusammengesetzt werden. Manchmal stimmen die Reaktionen mit denen der linken Gehirnhälfte überein, manchmal
nicht. Man muß zumindest die Möglichkeit bedenken, daß die
rechte Gehirnhälfte primäres Bewußtsein vermittelt. Leider
wird eine vollständige Analyse durch solche Faktoren wie früheres Lernen und die frühere Verknüpfung der Gehirnhälften ver-
mischt. Jedenfalls sitzt die *Person*, die mit einem Bewußtsein
höherer Ordnung berichtet, in der linken Hirnhälfte und deutet
alle Ereignisse entsprechend.

Diese Beobachtungen werfen Probleme auf, die eng mit jenen
verknüpft sind, die Freud untersuchte. Wodurch wird die Dispo-
sition bewußter und unbewußter Reaktionen bestimmt, so daß
eine ganzheitliche Persönlichkeit möglich wird? Welcher Mini-

malapparat ist für das Auftreten eines Bewußtseins höherer Ordnung nötig? Was bestimmt den Verlauf der Reintegration, wenn das Individuum erkrankt?

Die Erforschung von Geisteskrankheiten auf allen Ebenen ist offensichtlich ebenso wichtig für ein Verständnis der Wirkungsweise des Gehirns wie für das Verständnis dessen, was es bedeutet, ein Einzelwesen in einer Gesellschaft zu sein. Diese Erforschung hat in Anbetracht ihrer kulturellen Bedeutung offensichtlich praktische Relevanz. Sie ist jedoch ungeheuer komplex, und es ist unwahrscheinlich, daß sich die normalen und anormalen Wirkungsweisen des Gehirns allein durch die Psychiatrie entwirren lassen; sie erfordert die Mitwirkung vieler Disziplinen. Am weitesten von der Psychiatrie entfernt sind wohl die Versuche, solche Objekte und Gebilde künstlich herzustellen, die psychologische Funktionen wahrnehmen und absichtsvolles Verhalten zeigen. Falls diese Bemühungen Erfolg haben, werden sie wesentlich dazu beitragen herauszufinden, welchen Platz wir als Gesunde und als Kranke in der Natur haben. Ich wende mich also jetzt von der Forschung an intentionalen Menschen der Möglichkeit der Erschaffung intentionaler Dinge zu. Die Aussicht ist aufregend und ungeachtet ihrer Grenzen praktisch und theoretisch äußerst wichtig.

Ist es möglich, ein Artefakt mit Bewußtsein zu konstruieren?

Offensichtlich gibt es in dieser Welt nur eine Substanz, und ihr endgültiger Ausdruck ist der Mensch. Im Vergleich mit Affen und den klügsten der Tiere ist er wie Huygens' Planetenuhr im Vergleich zur Uhr des Königs Julien. Wenn es auch mehr Räder und Federn braucht, um die Bewegung der Planeten anzuzeigen, als die Uhrzeit nachzuahmen, und wenn auch Vaucanson größere Kunstfertigkeit benötigt hätte, einen Flötisten zu erzeugen als eine Ente, so hätte seine Kunst doch noch viel mehr Schwierigkeiten gehabt, eine »sprechende Maschine« zu bauen, und eine solche Maschine darf man sich, besonders in den Händen dieser neuen Art von Prometheus, nicht länger als unmöglich denken.

JULIEN OFFRAY DE LA METTRIE

Nachdem wir in den letzten Kapiteln Fragen erörtert haben, die den Menschen betreffen, erscheint die Überschrift dieses Kapitels vielleicht unpassend. Ich möchte darüber nachdenken, ob wir, wenn wir die Hirnfunktionen verstehen, intentionale Objekte konstruieren könnten. Ich möchte auch erörtern, ob wir in Anbetracht der vielen Ebenen, auf denen das Gehirn wirkt, unser Wissen über das Gehirn vielleicht nur zusammenfassen können, indem wir ein Modell bauen. Dazu brauchen wir die fortschrittlichsten Computer. Die Konstruktion »bewußter« Artefakte hat eine, wenn auch nur dürftige Geschichte, wie das Motto und die Abbildung 19.1 bezeugen.

Ist es nicht eigentlich ein Widerspruch, wenn in einem Buch, das behauptet, das Gehirn sei *kein* Computer, gefordert wird, es

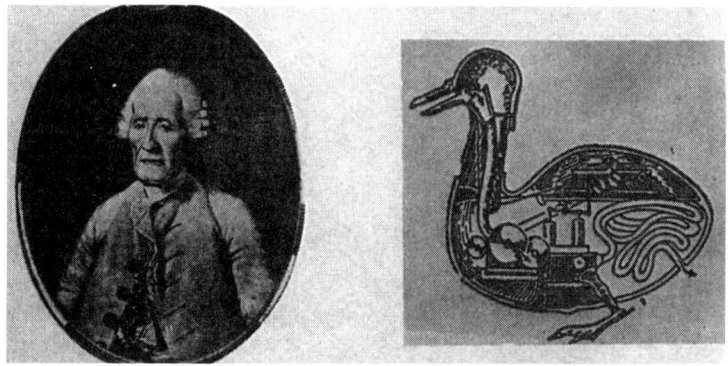

Abbildung 19.1
Jacques de Vaucanson (1709–1782), ein berühmter Mechaniker, baute Automaten, die Verhalten nachahmten. Seine hier abgebildete Ente konnte quaken, watscheln und »verdauen«.

müsse Computer geben? Um diese Frage beantworten zu können, muß ich etwas über Computer sagen. Dann möchte ich erwägen, ob es möglich ist, die folgenden künstlichen Gebilde zu konstruieren: eine Wahrnehmungsmaschine, einen Automaten mit primärem Bewußtsein und einen mit höherem Bewußtsein. Falls sich eine dieser Fragen bejahen läßt, müssen, wie in jedem Fall, in dem wissenschaftliche Befunde angewendet werden, moralische Fragen bedacht werden.

Computer sind logische Maschinen. Im Prinzip können sie jedes effektive Verfahren durchführen, das eindeutig durch eine Anweisung definiert ist und für ein vorgegebenes Problem eine eindeutige Lösung hat. Ich sagte, das Gehirn sei kein Computer und die Welt sei nicht so eindeutig festgelegt, daß sie als Anweisung dienen könnte. Aber Computer lassen sich dazu benutzen, Teile des Gehirns zu *simulieren*, und sie können sogar beim Bau von Wahrnehmungsmaschinen helfen, die nicht auf Selektion, sondern auf Instruktion beruhen.

Ich kann den scheinbaren Widerspruch auflösen, indem ich aufzeige, was eine Simulation leistet. Bei einer Simulation gibt es ein Programm, das die geforderten Struktureigenschaften und Handlungsgrundsätze der zu simulierenden Größe festlegt. Das Programm ist so konstruiert, daß Teile der simulierten Einheit in dem Moment, wo das Programm läuft, ihre eigentlichen Funktionen ausführen. Wenn ich zum Beispiel den Flug einer Boeing 747 unter turbulenten Bedingungen simulieren will, muß ich in das Programm den Bauplan des Flugzeugs und auch die Grundsätze einbauen, die ihm das Fliegen ermöglichen – die Eigenschaften der Tragflächen, die Anforderungen, die nötig sind, ein bestimmtes Gewicht in die Luft zu bringen und so weiter. Wenn das Programm gut ist, kann ich das Flugzeug bei günstigen und auch unter turbulenten Bedingungen »fliegen« lassen. Mein Ziel ist vielleicht zu sehen, ob das Flugzeug unter bestimmten Bedingungen die Kontrolle verliert oder ob ein Flügel zu stark vibriert und abschert. Hat der Versuch Erfolg, ist er billiger und lehrreicher als der Test eines echten Flugzeugmodells im Windkanal.

Läßt sich ein auf Auslese beruhendes System simulieren? Die Antwort hat zwei Teile. Wenn ich ein *bestimmtes* Lebewesen als Ergebnis der natürlichen Auslese im Lauf der Evolution und der Entwicklung betrachte, also seine Struktur und die Grundlagen der Selektionsprozesse kenne, kann ich seine Struktur in einem Computer simulieren. Aber ein System, das der Selektion unterliegt, hat zwei Teile: das Lebewesen oder Organ und seine Umwelt (siehe Kapitel 8). Die Ereignisse der Welt geben dem System, auf das die Selektion wirkt, keine Instruktionen. Darüber hinaus sind Ereignisse, die sich in der Umwelt des Lebewesens abspielen, unvorhersagbar. Wie können wir dann Ereignisse und ihre Wirkung auf die Selektion simulieren? Eine Möglichkeit ist die folgende:

1. Man simuliert das Organ oder Lebewesen wie oben beschrieben und sorgt dafür, daß das System selektiv ist, also einen Generator für Vielfalt enthält – Mutationen, Veränderungen der neuralen Verdrahtung oder synaptische Veränderungen, die unvorhersagbar sind.

2. Unabhängig davon simuliert man eine Welt oder eine Umwelt, in der die bekannten physikalischen Grundsätze

gelten, läßt aber zu, daß unvorhersagbare Ereignisse eintreten.

3. Man läßt das simulierte Organ oder Lebewesen mit der simulierten oder der wirklichen Welt ohne vorherigen Austausch von Information wechselwirken, so daß Selektion möglich ist.
4. Man wartet ab, was passiert.

Jetzt haben wir eine Situation, in der in jedem von zwei getrennten Systemen oder Bereichen unvorhersehbare Ereignisse eintreten können. Wenn diese Bereiche in der Simulation außerdem wechselwirken, haben wir keine Möglichkeit, das Ergebnis vorherzusagen (wenn wir nicht die gleiche Simulation in einem anderen Computer durchführen). Deshalb kann kein Verfahren, das einfacher ist als die Simulation selbst, das Ergebnis vorhersagen. Anders gesagt, *legt* das für einen Bereich benutzte Programm jeweils Zwänge und Strukturen *fest*, *nicht* aber das Verhalten bei Variation und Selektion. Veränderliche Bedingungen werden durch einen sogenannten Pseudo-Zufallszahlengenerator in die Simulation eingegeben. Diese Formel erzeugt Zahlen auf eine Weise, die Zufälligkeit simuliert! Ihr Erfolg ist nicht absolut: Wenn wir die Zufälligkeit absolut einfangen wollten, müßten wir zum Beispiel die Verbindung mit einer radioaktiven Quelle herstellen, die Alphateilchen an einen Zähler schickt, der *dann* mit dem Computer verbunden wird. Aber sehr wahrscheinlich vermeiden wir schon, daß eine vorhersagbare Gewichtigkeit in das System gelangt, wenn wir zwei getrennte Zufallszahlengeneratoren wählen, einen für die Variation im Lebewesen und einen für die Variation in der Umwelt, und Selektion zulassen. Schließlich können die beiden Systeme nicht »wissen«, welche Variation wem entspricht, und wir können die beiden Zufallszahlengeneratoren ja auch immerzu austauschen.

Unter diesen Umständen können wir kein wirksames Verfahren *für die Folgen der Selektion* angeben, das unabhängig ist von unserer Wahl der Pseudo-Zufallszahlengeneratoren. Insofern dies gilt, ist es nicht sinnvoll, das System und seine zukünftigen Ergebnisse *als Ganzes* als Computer (oder Turing-Maschine) zu beschreiben. Natürlich läßt sich jedes einzelne frühere Ergebnis

der Selektion, *wenn es einmal bekannt ist*, so beschreiben. Durch
das oben angegebene Verfahren haben wir unserem simulierenden Computer Eigenschaften verliehen, die ihn etwas tun lassen,
was strenggenommen nicht Sache eines Computers ist. Dies ist
das Ergebnis der Wahl von Methoden zur Erzeugung von
Zufallszahlen, die sich nicht in vorhersagbarer Weise mit den
Ereignisfolgen in den simulierten Systemen paaren lassen, so
daß die theoretische Wahrscheinlichkeit für das Eintreten eines
Ereignisses in der Folge der Pseudo-Zufallszahlengeneratoren
liegt und nicht in der Simulation selbst.

Jetzt sind wir in der Lage, uns der ersten Frage zuzuwenden:
Ist es möglich, eine Wahrnehmungsmaschine zu konstruieren?
Ja, auch wenn die bisher konstruierten noch primitiv sind. Ich
habe schon in Kapitel 9 einiges über eine der ersten dieser
Maschinen angeführt. Dieser Automat, Darwin III, hat einen
viergliedrigen Arm mit Tastrezeptoren am körperfernsten Teil
seines Armes, simulierte bewegungsauslösende Neuronen in
den Gelenken und ein bewegliches Auge. Er enthält in zahlrei-
chen Repertoires simulierte Neuronen, die auf vielfache Weise
sowohl auf lokale Verbindungen als auch auf synaptische Stärken
reagieren können. Obwohl der Automat als Ganzes unbeweglich
ist, kann er sein Auge und seinen Arm innerhalb der ihm durch
die Mechanik auferlegten Grenzen beliebig bewegen. Objekte
mit zufällig gewählten Formen bewegen sich zufällig durch sein
Gesichtsfeld und kommen gelegentlich in Reichweite seines
Arms und seines Tastsinns. Die synaptischen Stärken seiner
Neuronen sind ursprünglich durch einen Zufallszahlengenerator
vorgegeben. Nachdem der Automat Objekten begegnet ist (und
auf sie reagiert hat), zeigt er Verhalten, das sehr an Wahrnehmungskategorisierung erinnert (siehe Abb. 9.6). Das gilt
solange, wie seine neuralen Schaltungen so konstruiert sind, daß
sie auf Wertigkeit reagieren (zum Beispiel ist Licht besser als
Dunkelheit oder Berührung besser als keine). Er kategorisiert
also nach Werten.

Hier ist eine Bemerkung angebracht – die Grundlage für
Werte *ist* in den Plan der Maschine einprogrammiert. Dieser
Wert jedoch ist nicht einfach dasselbe wie eine nicht program-

mierte Kategorie. Die Programmierung von Werten ist erlaubt, denn es wird angenommen, Wertigkeit habe sich aus der *evolutionären* Selektion von Vorlieben einer Art entwickelt, weil sie den Individuen einer Art selektive Vorteile brachten. Wenn wir eine Katze simulieren wollten, könnten wir Wertesysteme oder Einschränkungen für Schaltkreise vorgeben, die solche Bewegungen, die zum Lecken des Fells führen (wie sie von einfachen Teilen des Nervensystems einer Katze selbst entdeckt werden), eher belohnen als andere. Die Auswirkungen solcher Einschränkungen auf das Verhalten müssen letztlich beobachtet, nicht programmiert werden. In unsere Automaten haben wir *nicht* die Art von Kategorisierung einprogrammiert, die sich aus wirklicher somatischer Selektion ergibt, weil diese Veränderungen epigenetisch sind.

An Werten ist übrigens nichts besonders Geheimnisvolles. Damit zum Beispiel Darwin III Werte erhält, die für beleuchtete Objekte in seinem zentralen Sehbereich positiv sind, wurden spezialisierte Neuronen konstruiert, deren Eingänge im mittleren Teil der »Netzhaut« dichter und am Rand weniger dicht verdrahtet sind. Das Bild eines beleuchteten Objekts, das auf den mittleren Bereich der Netzhaut fällt, löst in diesen Neuronen starke Reaktionen aus. Diese Reaktionen werden dann in Richtung der Synapsen geschickt, welche die visuellen Neuronen mit den motorischen Neuronen verbinden, die das Auge bewegen. Aktivität in diesen Systemen hinterläßt eine »chemische Spur«. Solange es diese Spuren gibt und nach jeder Bewegung, die den Reiz zum Zentralbereich des Auges bringt, führt ein Wertesignal nach Wahrscheinlichkeitsgesetzen zur Stärkung der beteiligten Synapsen. Das vergrößert die Wahrscheinlichkeit, daß eine ähnliche Bewegung abläuft, wenn das nächste Mal an einer ähnlichen Stelle ein Reiz auftritt.

Das Verhalten von Darwin III ist recht eingeschränkt. Er kategorisiert nur wenige verschiedene Reizkennzeichen und zeigt kein wirkliches Lernen, obwohl Experimente, die ihn mit einem »Geschmackssystem« versorgen, vermuten lassen, daß er sein Ausleseverfahren verändert, wenn sich seine Werte ändern. Auf jeden Fall wünscht man sich zur Überprüfung solchen Verhaltens

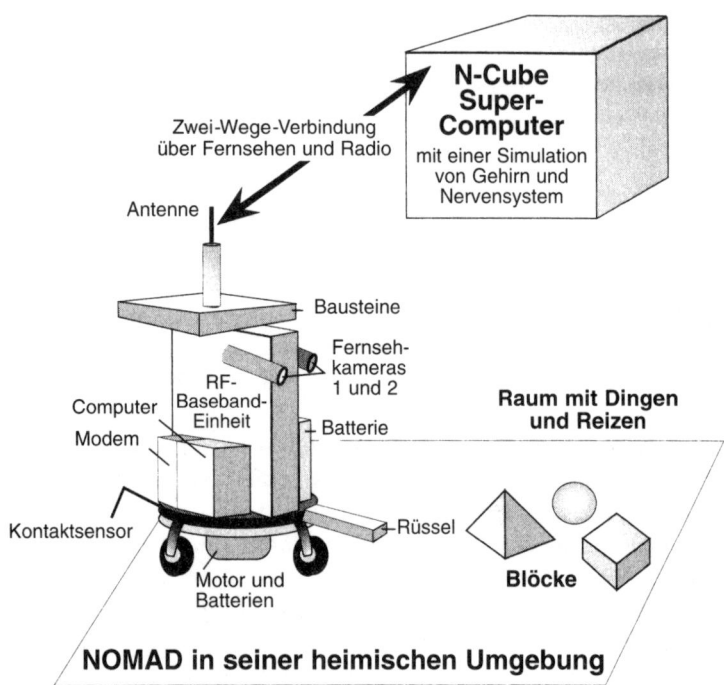

Abbildung 19.2

Der neural organisierte, vielfach angepaßte Roboter NOMAD (Neurally Organized Multiply Adaptive Device) ist ein Artefakt der wirklichen Welt, der nach ähnlichen Grundsätzen gebaut wurde wie Darwin III. Obwohl NOMADs Gehirn von einem großen Supercomputer simuliert wird, verhält er sich nicht wie ein Computer. NOMAD »wohnt« im Neurosciences Institute und ist das erste nichtlebende Gebilde, das in der Lage ist, im biologischen Wortsinn zu »lernen«. Mit seinem »Rüssel« hebt er magnetische Blöcke verschiedener Formen und Farben hoch; bei Berührung erhalten sie einen »Wert« (elektrische Stimulierung). Während NOMAD einem Roboter nicht unähnlich sieht, verhält er sich unter der strikten Kontrolle eines Programms nicht wie ein Computer, sondern wie ein rein intellektuelles Gebilde, das neural organisiert ist und nach selektiven Prinzipien funktioniert. Die von NOMADs simuliertem Gehirn an ihn übertragenen Impulse (die in einem Lebewesen Muskeln aktivieren würden) werden von einem eingebauten Computer in Signale für die Räder übersetzt.

eine viel reichere Umwelt, eine, die aus wirklichen Objekten besteht. Gegenwärtig wird an einer Wahrnehmungsmaschine gearbeitet, bei der ein Supercomputer das Nervensystem simuliert; sie verfügt über ein »richtiges« Auge und einen Bewegungsapparat, die zu einem »Geschöpf« gehören, das in einem anderen Zimmer »lebt« (Abb. 19.2). Dieser NOMAD (Neurally Organized Multiple Adaptive Device) steht über Fernsehen und Radio mit seinem Gehirn in Verbindung, einem Gehirn, das komplexer ist als das von Darwin III, aber doch als selektionales System geplant ist. Die NOMAD gestellten Aufgaben koppeln Kategorisierung mit Lernen – er soll zum Beispiel unterschiedlich geformte Objekte heraussuchen, denen er einen Wert zuschreibt. Anders als bei gewöhnlichen Robotern ist seine Wahl nicht programmiert; sie ist das Ergebnis von Training.

Ich habe die Erforschung solcher Geräte nach dem griechischen Verb *noein*, wahrnehmen, *Noetik* genannt. Anders als kybernetische Geräte, die sich innerhalb vorgegebener Grenzen anpassen können, und anders als Roboter, die unter programmierter Kontrolle kybernetische Prinzipien anwenden, wirken noetische Geräte durch Selektion und Wertekategorisierung auf ihre Umgebung. Dieses Gebiet steckt noch in den Kinderschuhen, verspricht aber schon, uns viel darüber zu lehren, wie wir die Schichten und Schleifen neural organisierter Systeme untersuchen sollten. Im Lauf der Zeit wird der Noetik beträchtliche praktische Bedeutung zukommen.

Können wir diese Begriffe auf die Konstruktion eines primär bewußten Artefakts ausdehnen? Es gibt keine direkte Antwort. Aber man könnte eine Vermutung wagen und sagen, die Antwort laute aller Wahrscheinlichkeit nach Ja. Im Prinzip gibt es keinen Grund, warum man nicht mit selektiven Grundsätzen ein Gehirn simulieren können sollte, das ein primäres Bewußtsein hat, wenn die Simulation über die geeigneten Teile verfügt. Aber es gibt noch viel zu tun, bevor ein bewußtes Artefakt entworfen werden kann. So ist zum Beispiel bisher niemand in der Lage gewesen, ein Gehirn zu simulieren, das Begriffe bilden und damit Teile globaler *Kartierungen rekonstruieren* kann. Das ist an sich schon eine große Herausforderung. Wenn dann noch die

Notwendigkeit vielfacher Sinnesmodalitäten, komplizierter
motorischer Anhänge und vieler simulierter Neuronen hinzu-
kommt, ist es gar nicht sicher, ob die heute zur Verfügung stehen-
den Supercomputer und ihre Speicherfähigkeit der Aufgabe
gewachsen sind.

Mit Hilfe einer solchen theoretisch möglichen Simulation läßt
sich die Widerspruchsfreiheit dieser Gedanken überprüfen, falls
das vorgeschlagene Modell für primäres Bewußtsein zutrifft.
Wie? Dieser Automat würde ja durch reziproke Kopplung zwischen Wertekategoriengedächtnis und Wahrnehmungskategorisierungen in einer Szene Beziehungen herstellen und sich so verhalten, daß er Kombinationen kausal nicht verbundener äußerer
Ereignisse *für seine eigenen adaptiven Bedürfnisse* nutzen kann;
das tut er entsprechend der Wichtigkeit, die er ihnen zuschreibt,
und aufgrund seiner eigenen Geschichte. Zur Überprüfung des
Verfahrens müssen bei intaktem Schaltkreis entscheidende reziprok gekoppelte Schleifen eine nach der anderen durchtrennt
werden, damit man sieht, ob eine solche Unterbrechung für das
adaptive Verhalten des Automaten möglicherweise eine Ver-
schlechterung bedeutet. (Ein solches Verfahren erinnert an die
im letzten Kapitel erörterte Aufspaltung in implizites und explizites Wissen.) Das veranschaulicht einen der Hauptwerte der
Simulation, wie schon bei Wahrnehmungsmaschinen wie Darwin
III aufgezeigt wurde. Angesichts der Komplexität der neuralen
Muster, des Verhaltens und der vielen Ebenen der Wechselwirkung könnte nur ein schneller Computer mit einem riesigen
Gedächtnisspeicher all die Muster enthalten, die auf jeder
Ebene für einen wissenschaftlich fundierten Vergleich nötig
sind. Computer sind keine guten Hirnmodelle, aber sie sind die
mächtigsten heuristischen Mittel, mit denen wir versuchen kön-
nen, die Materie des Geistes zu verstehen.

Beim Nachdenken über das gerade Gesagte läßt sich die Antwort auf die Frage nach der Existenz von Automaten mit
Bewußtsein höherer Ordnung bereits erraten. Es könnte eines
Tages möglich sein, solche Gebilde zu konstruieren, aber heute
ist es so unwahrscheinlich, daß es sich nicht lohnt, viel darüber
nachzudenken. Nicht nur müßte schon vorher ein Gerät mit

einem primären Bewußtsein gebaut worden sein, sondern wir müßten dann auch schon verstanden haben, wie *mindestens zwei* solcher Systeme beabsichtigen könnten, »zu sein, was es für den anderen unter der Obhut eines Symbols ist«, wie es der Schriftsteller Walker Percy ausdrückte (siehe das Nachwort). Mit anderen Worten, Automaten mit einem Bewußtsein höherer Ordnung müßten über Sprache und das Äquivalent von Verhalten in einer Sprachgemeinschaft verfügen. Es ist noch vieles unverstanden, was die Organisation eines Gedächtnisses für Sprache betrifft, und eine rasche Lösung dieses Problems scheint eher unwahrscheinlich. Für den Moment können wir uns mit dem Wissen zufriedengeben, daß wir Menschen bis jetzt die einzigen bekannten Systeme mit auf Sprache beruhendem Bewußtsein höherer Ordnung sind; rivalisierende Automaten bleiben in weiter Ferne.

Im Prinzip jedoch gibt es keinen Grund anzunehmen, daß wir eines Tages nicht doch solche Automaten bauen könnten. Ob wir es sollten oder nicht, ist eine andere Sache. Die moralischen Fragen sind mit schwierigen Entscheidungen und unvorhersagbaren Konsequenzen belastet. Wir haben genug mit uns selbst und unserer menschlichen Umwelt zu tun; das rechtfertigt ein Aufschieben der Urteile und Gedanken über die Fragen nach bewußten Automaten. Es gibt Dringenderes zu tun.

Wenn wir über diese Fragen nachdenken, müssen wir bedenken, wie jung eine wirklich integrierte Wissenschaft vom Geist ist. Natürlich ist die beobachtende Psychologie eine der ältesten »Wissenschaften«. Aber die psychologisch begründete Neurobiologie steckt noch in den Kinderschuhen. Deshalb müssen wir wohl noch eine Weile, vielleicht auch eine lange Weile, auf die in diesem Kapitel angesprochenen Entwicklungen warten. Meine persönliche Überzeugung ist, daß eines Tages unter besseren Umständen und mit Achtung vor dem Wohlergehen der Menschheit bewußte Automaten gebaut werden. Das wird wohl noch lange dauern. Der Pop-Künstler Andy Warhol kam einmal bei einer Party auf mich zu und erzählte mir, er sammele wissenschaftliche Zeitschriften, könne sie aber nicht verstehen. Später kam er zurück und sagte: »Darf ich Sie etwas fragen?« – »Ja,

natürlich!« sagte ich. Und er fragte: »Warum braucht die Naturwissenschaft so lange?« Ich antwortete: »Mr. Warhol, wenn Sie
ein Bild von Marilyn Monroe malen, muß es ihr dann genau
gleich sein, so ähnlich, wie Sie es nur machen können?« Er sagte:
»Oh nein. Und außerdem habe ich diesen Platz, die Fabrik, wo
meine Helfer daran arbeiten.« Ich sagte: »Nun, in der Wissenschaft muß es genau sein, so genau wie möglich.« Er schaute
mich mit einem Ausdruck müder Sympathie an und sagte: »Ist
das nicht schrecklich?«

Eines der Themen, die ich bis jetzt noch nicht erörtert habe, ist
das, was einige Philosophen »Chauvinismus« versus »Liberalismus« genannt haben. *Müssen* Automaten der von mir beschriebenen Art aus organischen Molekülen bestehen? Für Wahrnehmungsmaschinen liegt die Antwort schon auf der Hand: Nein.
Aber die genaue Nachahmung einzigartiger biologischer Strukturen *wird* erforderlich sein. Falls wir jedoch die richtige Einstellung zum Geist haben, ist Liberalismus niemals das Gebot der
Stunde. Selbst bei vollständiger Kenntnis der Gehirnstrukturen
ist Verlaß darauf, daß wir nicht in der Lage sein werden, für
jeden hinreichend mächtigen Computer Software für das
Bewußtsein so zu entwickeln, wie der Funktionalismus fordert
(siehe das Nachwort). Die Zwänge der Morphologie und des
Selektionismus wirken diesen Hoffnungen entgegen.

Die Antwort auf die in der Überschrift dieses Kapitels
gestellte Frage ist also: Im Prinzip ja, aber die praktischen Probleme, welche die »Herstellung« von Bewußtsein höherer Ordnung betreffen, liegen so weit außerhalb unserer Reichweite,
daß wir uns zur Zeit gar nicht mit ihnen zu beschäftigen brauchen. Die Antwort auf die Frage nach einem Automaten mit primärem Bewußtsein ist ein etwas stärkeres Ja, mit dem Vorbehalt, daß wir noch viel darüber lernen müssen, wie ein neurales
System in einem Körper Begriffe vermittelt. Es gibt schon Proto-
typen wahrnehmender Maschinen.

Wir haben es in weniger als 50 Jahren weit gebracht mit der
Entwicklung von Computern, indem wir nur *eine* Gehirnfunktion imitierten: die Logik. Es gibt keinen Grund, warum wir bei
dem Versuch, im Lauf des nächsten Jahrzehnts andere Gehirn-

funktionen zu imitieren, versagen sollten. Die Erforschung synthetischer Modelle des Nervensystems (der für Darwin III benutzten Art) ist verheißungsvoll; vielleicht sind wir bald in der Lage zu sehen, welche Art von Leistung sich ergibt, wenn wir zehn W- oder Wahrnehmungsmaschinen, die Neues kategorisieren können, an eine T- oder Turing-Maschine anschließen, die logisch denken kann. Die Kombination, eine WT-Maschine, verhält sich dann vielleicht in Hinsicht auf das Erkennen von Neuigkeiten etwa wie ein Jäger und seine Hunde, wenn nur die W-Maschinen gut trainiert und die T-Maschine durch einen menschlichen Operator gut programmiert wurden. Die Ergebnisse von Computern, die an Maschinen wie NOMAD oder an noetische Apparate angeschlossen sind, werden, wenn sie erfolgreich sind, enorme praktische und gesellschaftliche Folgen haben. Ich weiß nicht, wie nahe diese Dinge ihrer Verwirklichung sind, aber ich weiß, daß wir, wie wir es in den Wissenschaften gewohnt sind, auf Überraschungen gefaßt sein sollten.

Symmetrie und Erinnerung:
Vom Ursprung des Geistes

Das Unverständlichste am Universum ist, daß es verständlich ist.

ALBERT EINSTEIN

»L'Homme pense; donc je suis«, dit l'Univers.

PAUL VALÉRY

Die Kosmologie gehört zu Mythos und Naturwissenschaft vieler Kulturen. Immer spielte in ihr der Geist eine zentrale Rolle, ob innerlich, äußerlich oder jenseitig. Für Geschöpfe wie uns ist es ganz natürlich, zu fragen, wie alles entstand, wie wir selbst wurden und wie wir uns der Welt bewußt werden konnten, in der wir uns befinden.

In vielen Kulturen sind die religiösen Kosmologien der Vergangenheit durch eine wissenschaftliche Kosmologie ersetzt worden; sie hat bemerkenswerte Bindungen zu den entferntesten Gebieten der theoretischen Physik. Aber so großartig und geheimnisvoll und wunderbar diese wissenschaftliche Kosmologie auch sein mag, es gibt in ihr kein Prinzip, das uns zu uns selbst führen könnte, also zu Beobachtern, die Bewußtsein haben, Physik formulieren und eine Verbindung zwischen ihr und der Kosmologie herstellen, und die den Drang haben, ihren eigenen Platz in der von ihnen errichteten wissenschaftlichen Sicht der Welt zu finden. Selbst eine »Theorie für alles«, wie manche Physiker sie nennen, wäre unvollständig, wenn sie uns nicht ein solches Prinzip vermitteln könnte.

In diesem Buch habe ich behauptet, daß der Geist in ganz bestimmter Weise durch das Wirken evolutionärer Morphologie entstanden ist. Ich habe zu zeigen versucht, daß Bewußtsein zumindest in diesem kleinen Fleck des Kosmos zu einem bestimmten Zeitpunkt unserer Vorgeschichte entstanden ist. Auch wenn es sich aus bestimmten Anordnungen der Materie des Gehirns bildet, muß es nicht mit ihnen identisch sein, denn wie wir gesehen haben, hängt Bewußtsein von der Beziehung zur Umwelt und in seiner höchsten Form in einer menschlichen Gemeinschaft von Symbolen und Sprache ab.

Bewußtsein höherer Ordnung führt zu einem reichen kognitiven, affektiven und imaginativen Bereich – zu Gefühlen (Qualia), Gedanken, Emotionen, Selbstbewußtsein, Willen und Vorstellungskraft. Es kann zu künstlichen geistigen Dingen wie Phantasien führen und im Rahmen einer Kultur ebenso zur Beschäftigung mit bleibenden Beziehungen zwischen Ereignissen (Naturwissenschaft) und gedachten Dingen (Mathematik) wie zur Untersuchung der Beziehungen zwischen Sätzen, die sich auf Geschehen und Gedachtes beziehen (Logik).

Der von mir vorgeschlagene Weg der Entstehung des Geistes mag seltsam erscheinen. Zum Teil ist das so, weil er sich anscheinend nicht in der gleichen Weise entwickelt hat, wie die uns liebsten Errungenschaften und Erfindungen – also nicht durch regelhafte Beziehungen wie jene der Logik, Arithmetik und Physik, die uns den Bau von Computern und anderen Möglichkeiten des Umgangs mit Information ermöglichten.

Trotzdem könnte sich der tiefste Grund für Evolution und Bewußtsein in der Natur finden lassen. In diesem letzten Kapitel möchte ich darüber mutmaßen, welches Prinzip das sein könnte, um es dann mit einem besser begründeten Prinzip in Verbindung zu bringen, das, wie die meisten Physiker zustimmen werden, zu den grundlegendsten in Physik und Kosmologie gehört. Anschließend möchte ich fragen, wie die beiden Prinzipien gemeinsam zukünftiges wissenschaftliches Denken bestimmen und unsere Sicht davon prägen könnten, welche Stellung wir im Kosmos einnehmen.

Physik und Biologie werden einander sicherlich im nächsten

Jahrhundert und womöglich schon vorher in sehr enger Weise
»entsprechen«. Zumindest werden sie ihre Ideen darüber austauschen, wie der menschliche Beobachter physikalische Messungen beeinflußt und in welcher Beziehung die Wahrnehmungen des Beobachters zu ihrer physikalischen Beschreibung stehen. Das ist ein entscheidendes Problem der Quantenmechanik
(siehe das Nachwort).

Diese Bemerkungen klingen vielleicht vage und utopisch; die
Leser müssen sich ihr eigenes Urteil bilden, wenn sie über das
nachdenken, was hier gesagt wurde und gesagt werden wird.
Mein Wissen und meine Erfahrung waren wie die jedes wissenschaftlichen Spezialisten gelegentlich weniger als befriedigend,
wenn ich versuchte, die Beziehungen der Wissensbereiche untereinander zu beurteilen. Der Vergleich der jeweiligen besonderen
Erfahrungen von Wissenschaftlern hat gelegentlich auch in Sackgassen geführt. George Uhlenbeck, ein sehr großer Physiker,
der mich Quantenmechanik und statistische Mechanik lehrte,
bat mich einmal, ihn mit dem ebenso großen Biochemiker Fritz
Lipmann, dem Mentor meiner letzten Studienjahre, bekannt zu
machen. Ich arrangierte ein gemeinsames Abendessen. Fritz aß
gerade mit Genuß seine Suppe, als George, ein ernster, würde-
voller Mann, sagte: »Ich habe aus einer Berechnung der Gibbs-
potentiale in unterschiedlichen Phasen geschlossen, daß Leben
in der ganzen Geschichte des Universums nur ein einziges Mal
entstanden ist.« Fritz löffelte seine Suppe weiter, schaute aber
zwischendurch kurz auf und sagte mit seinem charmanten
Akzent sehr entschieden: »Passiert immerzu.« George entgegnete mit sehr wohl durchdachten physikalischen Überlegungen.
Fritz hörte zu, aß weiter und leerte schließlich den Teller. Dann
sagte er, während er den Löffel hinlegte: »Als wir den Brustmus-
kel der Tauben zermalmten, hat man behauptet, wir würden
keine oxidative Phosphorylierung finden. Als wir das Mikrosom
fanden, sagte man, wir würden keine Eiweißsynthese finden.
Wir haben sie doch. Machen Sie sich keine Sorgen, es passiert
immerzu.« Sie lächelten einander an, aber ich bin sicher, daß
jeder voller Enttäuschung über die intellektuellen Grenzen des
Fachgebiets des anderen den Tisch verließ.

Unser Jahrhundert hat die wohl größte Revolution wissenschaftlichen Denkens aller Zeiten erlebt. Die Revolution
besteht nicht nur in der Verwendung ungewöhnlicher Begriffe,
die zum Verständnis des Weltalls und seiner fundamentalen
Teilchen nötig sind. Sie zeigt sich in unserem Begriff vom wissenschaftlichen Beobachter und dem weiten Geltungsbereich wissenschaftlichen Denkens. Seit Plancks Entdeckung des Quantums
und weiter seit den ersten Formulierungen der Quantentheorie
durch Bohr und Heisenberg und der Relativitätstheorie durch
Einstein werden Beobachter nicht länger als völlig getrennt von
ihren Messungen gesehen. Bei Quantenmessungen bestimmt
die Art, wie Beobachter den Versuch anordnen und aufbauen,
das Ergebnis. In der Relativitätstheorie hängen die Messungen
von Ort und Länge von der Relativgeschwindigkeit und
-beschleunigung der Beobachter ab. Im einen Fall müssen also
die bewußten Entscheidungen des Beobachters und im anderen
seine eigene physikalische Situation ausdrücklich in Betracht
gezogen werden. Das Ergebnis der Bemühungen, diese Ergebnisse vernünftig zu begründen, ist wohlbekannt: Quantenmechanik und Allgemeine Relativitätstheorie sind die beiden
größten theoretischen Konstruktionen der Naturwissenschaft.
Ihre Beschreibung umfaßt alles, von den kleinsten und kurzle-
bigsten fundamentalen Teilchen bis zum Rand des meßbaren
Weltalls.

Außerhalb der Physik wird vielleicht nicht deutlich genug
anerkannt, daß diesen beiden Beschreibungen ein außerordentlich wichtiges mathematisches Prinzip zugrunde liegt, nämlich
die Symmetrie. Hier ist nicht der richtige Ort, näher auf die
Mathematik einzugehen, aber ich will genug darüber sagen, um
einen Eindruck zu vermitteln. Die Symmetrie ist ein verblüffendes Beispiel dafür, wie sich ein nach Vernunftregeln durchgeführ-
ter mathematischer Beweis auf Naturbeschreibungen anwenden
läßt und wie er zu sehr allgemeinen Einsichten führen kann. Ich
möchte mich ein wenig mit der Symmetrie beschäftigen, weil ich
vorhabe, sie etwas anderem gegenüberzustellen, von dem ich
glaube, daß es dem Geist, ja sogar aller Biologie zugrunde liegt,
nämlich dem Gedächtnis. Später werde ich erklären, warum ein

Verständnis dieser beiden, die in gespannter Harmonie miteinander wechselwirken, uns besser erkennen läßt, welchen Platz unser Geist in der Natur einnimmt.

Wir alle sind als näherungsweise spiegelsymmetrische Wesen aus dem täglichen Leben mit Symmetrie vertraut. Wir kennen die Eigenschaften unseres Spiegelbilds und wissen, daß unsere rechte und linke Hand Spiegelbilder voneinander sind (Abb. 20.1).

Kein wirklich durchführbarer Vorgang kann eine rechte Hand in eine linke Hand umwandeln, ohne sie zu zerstören. Aber wir können einen rechten Handschuh zu einem linken machen, indem wir das Innere nach außen stülpen. Das legt nahe, daß bestimmte Handlungen, *Operationen*, nötig sind, um bestimmte Arten von Symmetrie aufzuzeigen.

Symmetriegrundsätze und die Regeln für diese Operationen sind Bestandteil der mathematischen Gruppentheorie, die bei der Konstruktion moderner physikalischer Theorien eine wesentliche Rolle spielt. Diese mathematische Theorie wurde Anfang des neunzehnten Jahrhunderts von einem jungen französischen Genie, Evariste Galois, aufgestellt, der im Alter von gut zwanzig Jahren in einem Duell um eine Frau sein Leben verlor.

Galois' Gedanken über Gruppen zeigten, daß Gleichungen fünften Grades nicht allgemein lösbar sind. (In solchen Gleichungen kommt die fünfte Potenz der Unbekannten vor. Nichtspezialisten sind gewöhnlich nur zu quadratischen Gleichungen, also zur zweiten Potenz, vorgedrungen.) Die Überlegungen erwiesen sich als ganz allgemein anwendbar. Bei der Gruppe der Spiegelungen handelt es sich, wie wir sahen, um unstetige Änderungen (Abb. 20.1). Andere Gruppen – beispielsweise Verschiebungen im Raum – weisen stetige Symmetrien auf. (Diese Theorie wurde in der zweiten Hälfte des 19. Jahrhunderts ganz besonders von dem norwegischen Mathematiker Sophus Lie entwickelt.) Die höchsten Symmetrien haben im allgemeinen relativ eigenschaftslose Objekte, etwa Kreise in einem zweidimensionalen Raum und Kugeln im dreidimensionalen. Im allgemeinen (aber nicht immer) nimmt die Symmetrie solcher Objekte ab, wenn ihnen Eigenschaften hinzugefügt werden.

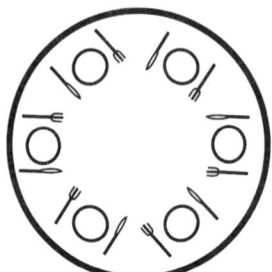
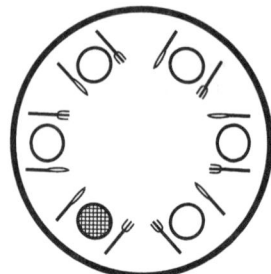

Rotationssymmetrie
(nach sechs Drehungen
ist man wieder
am alten Platz)

**Gebrochene
Rotationssymmetrie**
(die Vertauschung eines Messers und
einer Gabel bricht die Symmetrie)

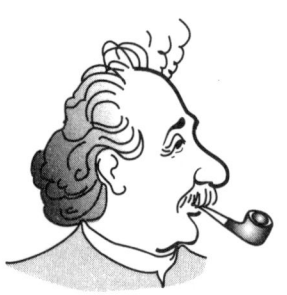

Achse

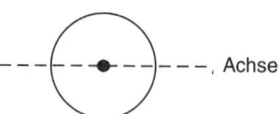

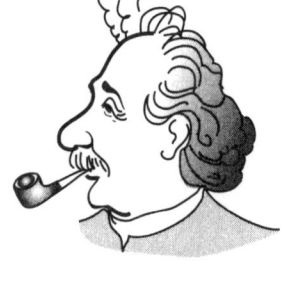

, Achse   Achsen

Spiegelsymmetrie

Abbildung 20.1
Einige Arten von Symmetrie

Hier kommen wir zu einer der formalen Einschränkungen, die zu tiefen Einsichten in die physikalischen Gesetze führen, nämlich dem Zusammenhang zwischen dem Symmetriegedanken und den sogenannten Erhaltungssätzen der Physik. Die Physik hat gezeigt, daß in der Mechanik und in elektrischen und Teilchenfeldern eine Reihe von Grundgrößen erhalten bleiben. Für Energie, Impuls und Drehimpuls gelten Erhaltungssätze; danach kann keine innerhalb des Rahmens einer physikalischen Beschreibung je erschaffen oder zerstört werden. Das Erhaltungsgesetz für die elektrische Ladung besagt: Die Anzahl der positiv geladenen Teilchen im Weltall ist gleich der Anzahl der negativ geladenen Teilchen. Analoge Gesetze gelten für fundamentale Teilchen. Die Anzahl der Baryonen (also schwerer Teilchen wie Proton und Neutron) bleibt immer gleich, wie auch die Anzahl der Leptonen (Elektronen und ähnlicher Teilchen) gleich bleibt.

Die Folgerungen aus dem Symmetrieprinzip sind wirklich schön, denn diese Gesetze schränken die Wechselwirkung zwischen den Teilchen ein. Die Regeln, welche die *Wechselwirkungen* zwischen Teilchen beschreiben, sind, anders gesagt, durch Erhaltungssätze eingeschränkt. Teilchen können also in gewissen Fällen nur paarweise erzeugt oder zerstört werden, in anderen jedoch können Teilchen ohne diese Einschränkungen erzeugt und zerstört werden.

So kommen wir zu einem der großen Themen der Physik: *Es gibt einen tiefen Zusammenhang zwischen Erhaltungsgesetzen und Symmetrie.* Raum und Zeit sind symmetrisch, das heißt, sie bleiben unter vielen Veränderungen gleich. Der leere Raum bleibt unabhängig von Verschiebungen, Drehungen und Richtungsänderungen immer derselbe. Die Umkehrung der Zeit (die Zeit der Physiker, nicht unser persönliches Zeitgefühl) verändert sie nicht. In Quantenmechanik und Relativitätstheorie sind die Bewegungs*gesetze* selbst unter solchen Symmetrieoperationen wie Rotation und Translation invariant. Diese Invarianzen stellen sicher, daß das Ergebnis physikalischer Ereignisse nicht von den Koordinatensystemen abhängt, die bei ihrer Messung benutzt werden.

Ohne die Einwirkung einer Kraft ändern Körper oder Teilchen weder ihre Geschwindigkeit noch die Bewegungsrichtung (den Impuls) oder die Energie. Als erste zeigte die Göttinger Mathematikerin Emmy Noether, daß die Erhaltung dieser Größen *formal* mit Symmetrieprinzipien gleichgesetzt werden kann. Die Impulserhaltung zum Beispiel entspricht der Symmetrie des Raumes bei Translationen, die Drehimpulserhaltung der Symmetrie des Raums bei Drehungen und die Energieerhaltung der Symmetrie der Zeit bei Richtungsumkehr. (Die Zeitumkehr läßt sich nicht durchführen, aber die physikalischen Gesetze lassen sich auf ihre Invarianz gegenüber solchen Operationen überprüfen.)

Es war Einstein, der als erster die Bedeutung der Invarianz der physikalischen Gesetze und damit ihrer Symmetrie begriff. Seine allgemeine Relativitätstheorie läßt sich sogar als das Mittel sehen, mit dessen Hilfe er nach den Bedingungen für *absolute* Invarianz suchte!

Vor kurzem rückte durch eine Reihe von Entdeckungen eine Vereinheitlichung aller Teilchenwechselwirkungen in einer einzigen Theorie, einer Großen Vereinheitlichten Theorie (oder GUT), in Sichtweite. Noch sind nicht alle vier Naturkräfte – die starke, schwache, elektromagnetische und die Gravitationskraft – vereinheitlicht worden. Aber es wurden erstaunliche Theorien für Teile dieses Programms aufgestellt, die vor zwanzig Jahren noch unvorstellbar gewesen wären. Wenn es eine Sprache für diese Theorien gibt, dann ist es die der Symmetrie. Es ist zu hoffen, daß schließlich einmal die ganze Natur (lies »Physik«) durch eine Symmetrie beschrieben werden wird, die auf eindeutige Weise zu allen Feldern und Kräften führt.

Eine Erörterung all dieser Themen würde zu weit führen. Ich erwähne jedoch noch zwei Begriffe, die für die Bemühungen der Physiker um eine einheitliche Feldtheorie grundlegend sind. Es sind dies die – auch für die moderne Kosmologie wichtigen – lokalen Eichtheorien und die spontane Symmetriebrechung. Die lokale Symmetrie ist der globalen Symmetrie gegenüberzustellen. Damit in einem Bereich globale Symmetrie herrscht, muß jede Transformation *überall* gleich ablaufen. Lokale Symmetrie erlaubt es dagegen, daß sich in verschiedenen Teilen des Raums und der Zeit verschiedene Transformationen abspielen. Eine von C.N. Yang und F.E. Mills entwickelte Theorie der lokalen Symmetrie spielte bei späteren Versuchen der Vereinheitlichung eine entscheidende Rolle. Wenn man zum Beispiel in einem Feld durch Veränderung der lokalen Symmetrie Invarianz erreichen will, muß die Anordnung so sein, daß ein *anderes* Feld alle durch die erste Operation bewirkten lokalen Veränderungen genau kompensiert.

Um das Wesen der Symmetriebrechung zu verstehen, betrachten wir die untere Hälfte einer leeren Weinflasche, also eine symmetrische, nach oben gewölbte Kuppe mit einem Abfluß für Ablagerungen. Wenn eine Kugel genau auf die Mittel gelegt wird, ist die Anordnung symmetrisch. Die Kugel kann die Symmetrie jedoch spontan brechen und von der Kuppe an alle Punkte der Rinne rollen, wo die potentielle Energie am niedrigsten ist. Dann ist die Symmetrie insgesamt zerstört, obwohl Flasche und Kugel je für sich ihre Symmetrie behalten. Auf eine physikalische Theorie angewendet, folgt aus diesem Gedanken, daß eine *bestimmte Lösung* der Gleichungen der Theorie weniger symmetrisch sein kann als die Theorie selbst. Solche Auffassungen liegen den Theorien der elektroschwachen und der starken Wechselwirkung zugrunde, beide Triumphe der modernen Physik.

Eine andere Entdeckung unseres Jahrhunderts ist die verblüffende Allgemeinheit der physikalischen Gesetze. Symmetriebegriffe lassen sich sogar auf Theorien über die Entwicklung des Weltalls zu seinem heutigen Zustand anwenden. Moderne kosmologische Theorien (zum Beispiel die Inflations- und die Urknalltheorie) behaupten, Teilchen hätten sich durch symmetriebrechende Ereignisse gebildet, als durch die Ausdehnung des Weltalls die Temperatur im Lauf der Zeit abnahm. Zu späterer Zeit (und lange nachdem sich die uns bekannten Teilchen und Felder gebildet hatten) kamen dann im Lauf dieser Entwicklung Galaxien, Sterne und unser Sonnensystem mit seinen Planeten ins Bild. Durch einen Vorgang, den wir im einzelnen noch nicht kennen, entstand auf der Erde Leben, und die Evolution konnte ihren Lauf nehmen, was schließlich zur Entstehung des Geistes

Einige Arten von Gedächtnis

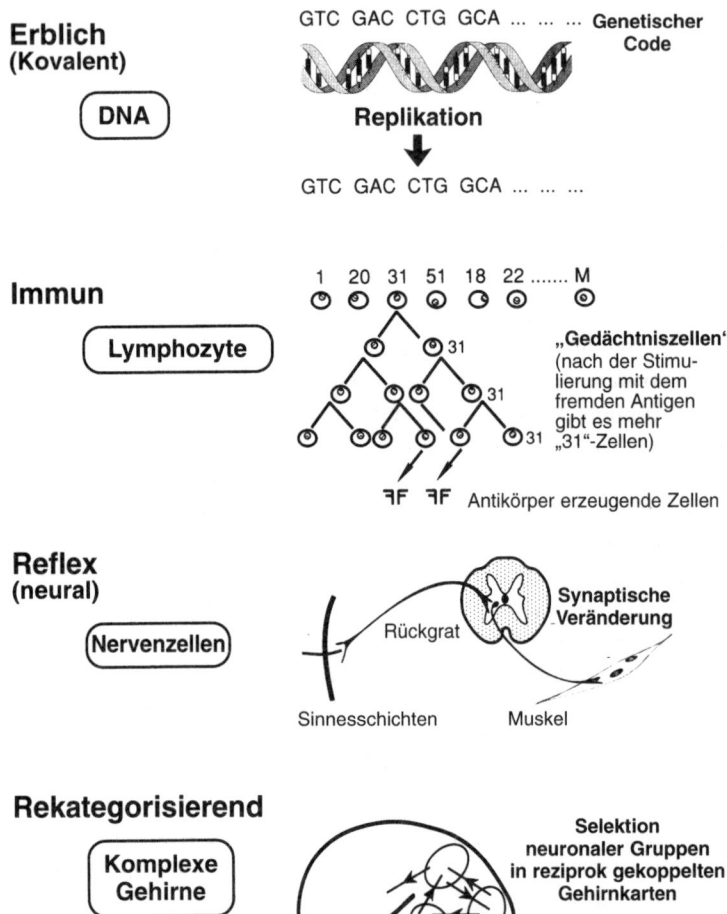

Erblich
(Kovalent)

GTC GAC CTG GCA ... ...   Genetischer
                               Code

DNA   Replikation

GTC GAC CTG GCA ... ...

Immun

                1 20 31 51 18 22 ...... M

Lymphozyte   „Gedächtniszellen"
                              (nach der Stimu-
                              lierung mit dem
                              fremden Antigen
                              gibt es mehr
                              „31"-Zellen)

                              Antikörper erzeugende Zellen

Reflex
(neural)
                                        Synaptische
                                        Veränderung
Nervenzellen   Rückgrat

Sinnesschichten   Muskel

Rekategorisierend
                              Selektion
                              neuronaler Gruppen
Komplexe   in reziprok gekoppelten
Gehirne   Gehirnkarten

Abbildung 20.2
Einige Arten von Gedächtnis

führte. Wie gern doch Fritz Lipmann gewußt hätte, welcher Vorgang es war!

In welchem neuen Prinzip läßt sich in dieser Ereignisfolge die Grundlage der evolutionären Entwicklung von Geist und Intentionalität sehen? Ich behaupte, sie habe mit dem Gedächtnis zu tun, das viele Formen annehmen kann, aber Kennzeichen hat, die sich in allen seinen Variationen wiederfinden. Ich verwende das Wort »Gedächtnis« hier umfassender als gewöhnlich. Das Gedächtnis ist ein Vorgang, der erst entstehen konnte, als es Leben und Evolution gab, und der zu den Systemen führte, welche die Erkenntniswissenschaften beschreiben. Wie ich den Ausdruck Gedächtnis verwende, beschreibt er Aspekte der Vererbung, Immunreaktionen, Reflexlernen, Lernen aufgrund von Wahrnehmungskategorisierung und die verschiedenen Formen des Bewußtseins (Abb. 20.2).

In all diesen Fällen entwickeln sich Strukturen, die wichtige Beziehungen zwischen gegenwärtig ablaufenden dynamischen Mustern und solchen, die sich früher herausbildeten, herstellen. Diese Strukturen sind alle verschieden, und das Gedächtnis entwickelt seine Eigenschaften in Abhängigkeit von dem System, in dem es auftritt. Gemeinsam sind allen Gedächtnissystemen Evolution und Selektion. Gedächtnis ist eine wesentliche Eigenschaft eines biologisch angepaßten Systems.

Diese Erweiterung des Terms mag als viel zu weitgehend erscheinen. Wenn wir jedoch auf das achten, was all diesen Phänomenen gemeinsam ist, stoßen wir auf etwas ganz Besonderes, denn bei beiden ist die *Struktur unter selektiven Kartierungen relativ stabil.* Zur Verdeutlichung muß ich hier etwas über Struktur, Stabilität und Karten sagen. Das physikalische Gesetz, das mit Struktur und Stabilität zu tun hat, ist der Zweite Hauptsatz der Thermodynamik. Er besagt, daß die Entropie, ein Maß für die Unordnung eines Systems, sich spontan vergrößert oder gleichbleibt, aber in einem geschlossenen System niemals abnimmt. (Ein geschlossenes System ist eines, in das Energie und Materie nicht hinein- und aus dem sie nicht hinausgelangen.) Das höchstmöglich geordnete System ist ein vollkommener Kristall (bei dem alle Atome in einem symmetrischen Gitter absolut gleiche Abstände voneinander haben) bei einer Temperatur von 0 Kelvin.

Die Entropie des Weltalls hat seit dem Beginn seiner Entwicklung ständig zugenommen. In Teilen der Welt jedoch, die *offene* Systeme sind (wie wir selbst zum Beispiel), kann die Entropie lokal *auch abnehmen*, wenn Materie und Energie ineinander umgewandelt werden. Manche chemischen Reaktionen führen zu stabilen Strukturen, einschließlich der Moleküle in Lebewesen. Die Stabilität von Strukturen und die Umwandlung der Energie werden von den Gesetzen der Thermodynamik, auch dem Zweiten Hauptsatz, geregelt. Wir wissen heute, daß es auch ohne Leben und Lebewesen stabile chemische Strukturen geben kann. Sogar im Weltraum wurden Hinweise auf organische Moleküle gefunden, die denen in unserem Körper ähnlich sind – Moleküle, die sich zum Beispiel durch Zusammenstöße von Stickstoff, Sauerstoff und Kohlenstoff bildeten. Die Bedingungen für ihre Bildung und Auflösung, also ihre Stabilität, werden von Energie und Entropie bestimmt.

So stabil diese Moleküle auch sein mögen, es fehlt ihnen doch die Möglichkeit der Vererbung. Sie zeigen keinerlei Fähigkeit, eine Kopie von sich selbst zu bilden – also zur Herstellung von Molekülen, die man ihre Nachkommen nennen könnte und für die ihre eigene Struktur als Schablone dient. Ich möchte klarstellen, wie ich das Wort Stabilität in Verbindung mit Gedächtnis verwende. Es gibt ja in nichtbelebten Bereichen (zum Beispiel in Gestein) periodische Kristalle, die ihrer Struktur Atome hinzufügen, um sich nach denselben Symmetrieregeln zu vergrößern. Solche Kristalle *pflanzen sich nicht fort*, sie *wachsen*. Worin liegt der Unterschied?

In Systemen mit Fortpflanzung gibt es eine *aperiodische* Struktur, die einer Art Kartierung unterliegt; man denke an die DNA-Folgen in Kapitel 6. Eine chemische Reaktion kopiert die aperiodische Struktur getreulich, und das führt zu Tochterstrukturen. Aber diese getreue Wiedergabe ist nicht absolut, denn auch Mutanten werden kopiert. Das Ergebnis ist eine Schwankungsbreite der Population. Schließlich *kartiert* die stabile aperiodische Struktur mittels weiterer chemischer Prozesse andere

Strukturen, die diese Struktur enthalten, so daß günstige Varianten bei der Herstellung weiterer Kopien einen selektiven Vorteil haben.

Diese Abstraktion entspricht einem Lebewesen: Es ist ein sich selbst replizierendes System, das der natürlichen Auslese unterliegt (siehe Kapitel 6). Die aperiodische Struktur ist DNA oder RNA, und die Struktur, auf die sie abbilden, besteht aus Eiweißprodukten. Der Hauptvorgang aber, der bei nicht lebenden Formen fehlt, ist die Vererbung. Dieses Prinzip, das in der Population im Lauf der Zeit eine Zunahme günstiger Varianten ermöglicht, hängt von der Stabilität der chemischen Bindungen ab. Im Fall der DNA sind dies die kovalenten Bindungen zwischen Nukleotidbasen, die einen genetischen Code von jeweils drei zusammenhängenden Codons darstellen, von denen jedes einer der zwanzig Aminosäuren entspricht, aus denen Proteinketten bestehen.

Die Energie- und Entropiebedingungen in dem Temperaturbereich, in dem Leben gedeiht, stellen sicher, daß eine Weitergabe durch Vererbung stattfindet. Historische *Selektionsereignisse* jedoch führen zu den in Populationen tatsächlich vorgefundenen Molekülfolgen in der DNA.

Dieser Vorgang der Vererbung ist etwas Neues – eine Form von Gedächtnis. Abgesehen von den Abweichungen, die in diese Folgen eingeführt werden und sich als günstig erwiesen, wird diesen Systemen das Weiterbestehen vor allem durch die Fähigkeit ermöglicht, viel von der Ordnung oder Kartierung der aperiodischen Elternstruktur beibehalten zu können. Ihre Struktur ist unter selektiven Kartierungen stabil. Man beachte jedoch, daß dieses »Gedächtnis« nicht vollkommen ist (wie es im Gegensatz dazu bei Computermitteilungen sein muß). Es *muß* sogar bis zu einem gewissen Grad Fehler (Veränderungen der Entropie) oder Mutanten enthalten, damit das System selektiv sein kann – sich also an unvorhergesehene Ereignisse in seiner Umwelt anpaßt, weil es in der Population Vielfalt gibt.

Als sich diese Strukturen herausbildeten und aus Zellpopulationen Tiere mit vielen untereinander verbundenen Zellen und mit Nervensystemen wurden, trat eine neue Art von Gedächtnis

auf, das auf synaptischen Veränderungen im Nervensystem dieser Tiere beruhte. Durch die Selektion neuronaler Gruppen
wurde Verhalten, das sich als anpassungsfähig erwies, zu Lebzeiten eines einzigen Tieres stabilisiert. Für solche Verhaltensformen ist ein auf synaptischer Veränderung basierendes Gedächtnis wichtig.

Bei Wirbeltieren führte die Forderung, ihr Immunsystem
müsse zwischen Selbst und Nichtselbst unterscheiden können,
zur Auslese von Individuen, die eine Variante des Gens für das
neurale Zelladhäsionsmolekül N-CAM aufwiesen. Durch die
Einführung somatischer Variation in das, was später zu Immun-
globulinmolekülen (Antikörpern) wurde, und durch die Kombination dieses Vorgangs mit der getreuen Verdopplung von Zellen, die durch fremde Moleküle ausgelesen wurden, trat ein
neues Erkennungssystem auf (siehe Abb. 8.1). Dieses System
hatte ein Immungedächtnis: Die Selektion von Lymphozyten
durch Antigene führte zu Veränderungen, die über die ganze
Lebensdauer des Individuums anhielten.

Dann machte die evolutionäre Ausformung von Sinnesrezepto-
ren und motorischen Schichten in Tieren mit immer höher entwik-
kelten Gehirnkarten ein auf Wahrnehmungskategorisierung beruhendes Gedächtnis möglich. Mit der Möglichkeit zur Begriffsbildung und noch höher entwickelter Kartierung konnten synaptische Veränderungen auf Neues reagieren, und das führte in Populationen neuronaler Gruppen zu neuen Formen von Gedächtnis.

Jedes Gedächtnis spiegelt eine Systemeigenschaft innerhalb
eines somatischen Selektionssystems wider, und jede Eigenschaft dient einer anderen Funktion, die auf der Evolution einer
geeigneten neuroanatomischen Struktur beruht. Diese Systeme
höherer Ordnung sind selektiv und beruhen auf Umwelteinflüs-
sen auf Populationen neuronaler Gruppen, die in Karten angeordnet sind. Sie sind Systeme, die Wiedererkennen ermöglichen.

In einem transzendenten Augenblick der Evolution entstand
eine Variante mit einer reziprok gekoppelten Schleife, die das
Gedächtnis für die Wertekategorisierung mit Klassifizierungspaaren verknüpfte. In diesem Augenblick wurde das Gedächtnis
zum Substrat und Diener des Bewußtseins. Mit dem Auftreten

von Sprache in der Spezies *Homo sapiens* ermöglichte die erneute Anwendung dieses Prinzips in einem spezialisierten linguistischen Gedächtnis ein Bewußtsein höherer Ordnung. Mit der kulturellen Entwicklung führte das Bewußtsein höherer Ordnung schließlich zu einer wissenschaftlichen Beschreibung der Natur, die es uns ermöglicht, die Ursprünge unserer eigenen Existenz im Weltall zu erforschen.

Diese Beschreibung der Vorgänge, durch die sich das Gedächtnis entwickelte, ist völlig anders als die von der Entwicklung des Kosmos nach Symmetrieprinzipien; die beiden scheinen sogar unvereinbar zu sein. Die biologische Geschichte ist eine *lokale* Sache: Sie ist geschichtlich, spielt sich in einem sehr engen Temperaturbereich ab, ist außerordentlich komplex und an bestimmte Strukturen gebunden, nimmt unerwartete und unterschiedliche Formen an und macht schwindlig, wenn man die Einzelheiten betrachtet. Aber sie beginnt in einer von Symmetrie beherrschten Welt. Nur durch Symmetriebrechung, nur durch die Entstehung der Chemie, nur mit dem Auftreten großer, stabiler Moleküle, nur mit dem Auftreten unumkehrbarer Selektionsereignisse, nur mit der Entwicklung von Mitteln, wie sie die Wissenschaft vom Wiedererkennen beschreibt, konnte das Gedächtnis zur Entstehung von Geist führen. Es waren Symmetrieprinzipien notwendig, damit Gedächtnis entstehen konnte, aber erst als Symmetriebrechung zur Chemie und zu lebenden und sich verändernden Organismen geführt hatte, konnte sich das Gedächtnis entwickeln.

Das Gedächtnis ist die Grundlage der Sinnfindung. Mit der Transformation von Sinn und Bedeutung, wie sie durch die von der TSNG beschriebenen Verkörperung von Begriffen ermöglicht wurde, konnten sich im Rahmen der menschlichen Kulturgeschichte informationsverarbeitende Systeme ausbilden. Die historische Entwicklung der Naturwissenschaften in der gesellschaftlichen Überlieferung und Weitergabe hat es uns ermöglicht, entlang von Wissensketten zurück zur Wahrheit zu gelangen (siehe Abb. 14.1). Diese explosive Weitergabe ist jedoch im Unterschied zur Entwicklung des Gedächtnisses nicht länger darwinistisch. Für sie gelten aufgrund der Eigenart von Informa-

tionssystemen und von Sinn und Bedeutung die Regeln von
Lamarck. Die Inhalte von Informationssystemen werden durch
Gebrauch weitergegeben; dazu ist kein genetisch verankertes
Vererbungsprinzip nötig. Sie werden an somatische Systeme
weitergegeben, die alle einzigartig sind, und die Ergebnisse – die
Umgestaltung der Umwelt durch den menschlichen Geist in
sowohl wertvoller als auch schrecklicher Weise – sind erstaunlich. Wir können stolz sein auf die Ergebnisse; sie sollten uns
ebenso zur Vorsicht mahnen.

Ich habe in diesem Buch eine auf wissenschaftlichen Tatsachen
beruhende Darstellung des Geistes zu geben versucht. Angesichts des Standes unseres Wissens muß dieser Überblick speku-
lativ bleiben. Obwohl die Sichtweise philosophische Konsequenzen hat, ist sie doch im wesentlichen wissenschaftlich und
kann widerlegt werden. Trotz unseres Unwissens in bezug auf
das Wirken des Gehirns ist es meiner Meinung nach wichtig, jetzt
zur Formulierung solcher Sichtweisen aufzufordern. Eine von
ihnen wird uns helfen, eine Weile in die richtige Richtung zu
gehen. Mehr läßt sich über das Verständnis hinaus, das eine wissenschaftliche Theorie vermittelt, nicht erwarten. Eine Theorie
ist dazu da, uns eine bessere Theorie finden zu lassen.

Auch wenn wir auf dieser Reise schon so weit gekommen sind,
schadet es wohl nicht, noch einmal zu betonen, daß wir es hier
mit einer Theorie zu tun haben – und noch dazu mit einer
umstrittenen. Sie muß weiterhin kritisch überprüft werden, und
dazu habe ich in meiner früheren Trilogie über Morphologie und
Geist Vorschläge gemacht. Wie alle mir bekannten Theoretiker
halte ich meine Theorie für richtig, bis der gegenteilige Nachweis
erbracht wird. Die Einheit der Selektion ist bei der Erschaffung
einer erfolgreichen Theorie gewöhnlich ein toter Wissenschaftler. Hundert von uns sterben in der Überzeugung, recht zu
haben, aber nur bei einem stellt sich das als richtig heraus. Noch
seltener ist ein lebender Wissenschaftler, dem solche Befriedigung zuteil wird. Aber jeder von uns muß so tun, als ob Theorien, so riskant sie auch sein mögen, wissenschaftlich genau so
wichtig sind wie jedes andere wissenschaftliche Unterfangen.
Hoffnung und Glaube sind in der Wissenschaft so wichtig wie

sonstwo; der Unterschied ist, daß sie sich in der Wissenschaft dem Experiment stellen müssen.

Die von mir hier vertretene Theorie vom Geist verneint die Möglichkeit eines über alle Zweifel erhabenen Wissens. Das sollte uns in Anbetracht der Erfolgsgeschichte der Naturwissenschaft in den letzten drei Jahrhunderten nicht enttäuschen. Wenn die Zukunft der Wissenschaft überhaupt mit ihrer jetzigen Reichweite zu tun hat, sollten wir im nächsten Jahrhundert zu einer bemerkenswerten Synthese kommen. Aber eine »Theorie für alles« wird sicherlich sowohl eine Theorie vom Geist wie auch eine umfassendere Theorie des Beobachters einschließen müssen. Physik und Neurowissenschaften werden sich zu einem umfassenderen Verständnis der Beziehung zwischen den Grundsätzen von Symmetrie und Gedächtnis vereinen. Sie werden in gespannter Harmonie leben, die es nicht nur ermöglichen wird, die Welt, sondern auch menschliche Beobachter und deren Platz in der Welt zu verstehen.

Epilog

Ich habe am Anfang dieses Buches gesagt, sein Thema sei das wichtigste, das sich denken läßt. Diese Aussage ist offensichtlich insofern wahr, als es ohne Geist weder ein Subjekt (Sie oder mich) noch ein Thema gäbe. Aber ich hoffe, unsere Reise durch Schichten und Schleifen – von Molekülen bis zum Geist und wieder zurück zu Fundamentalteilchen – hat Sie auch von einem anderen, weniger offensichtlichen Aspekt der Wichtigkeit der Neurobiologie überzeugt: Zwischen wissenschaftlicher Erkenntnis und dem Wissen von uns selbst bleibt eine gewaltige Kluft, solange wir nicht verstehen, wie der Geist in der Materie begründet ist.

Diese Kluft läßt sich überbrücken. Aber Biologie und Psychologie lehren uns, daß die Brücke aus vielen Teilen besteht. Die Lösung des Problems, wie wir wissen, fühlen und bewußt sind, findet sich nicht in einem philosophischen Satz, und sei er noch so tiefschürfend. Sie muß sich aus einem Verständnis für die biologischen Systeme und Beziehungen ergeben, die sich in der physikalischen Welt entwickelt haben.

Als diese Evolution zur Sprache führte, wurde die vorstellbare Welt unendlich. Es liegt große Schönheit und viel Hoffnung in der Erkenntnis der offenen Unendlichkeit der Vorstellungskraft. Aber wir müssen auch fortwährend aus dieser Welt in die Welt der Materie zurückkehren, damit wir sehen, welchen Platz wir als bewußte Beobachter innerhalb unserer eigenen Beschreibungen haben. Diese Analyse wird eines der Hauptziele der Wissenschaft der Zukunft sein.

Es wäre töricht, vorhersagen zu wollen, welche Form diese Wissenschaft haben wird. Es reicht aus und ist tröstlich zu wissen, daß das von ihr beschriebene bewußte Leben, welche Form es auch hat, immer reicher bleiben wird als die Beschreibung.

Geist ohne Biologie:
Ein kritisches Nachwort

Niemand verwendet gern viel Zeit auf Kritik, wenn es Schöpferisches zu tun gibt. Um zu erklären, warum eine biologische Theorie nötig ist, wie sie in diesem Buch vertreten wird, muß ich den Versuch wagen, mich mit einigen allgemein anerkannten Vorstellungen und gut eingeführten Ansichten auseinanderzusetzen. Wie ich im eigentlichen Text ausführte, sind eine Reihe der vorherrschenden Ansichten zu Bewußtsein und Geist schlicht unhaltbar, so verbreitet sie auch sein mögen. Warum soll man sich mit ihnen abgeben? Aus zwei Gründen. Erstens sind sie gefährlich verführerisch; früher oder später wird selbst der uneingeweihte Leser auf die eine oder andere dieser Auffassungen stoßen. Und zweitens hilft uns eine kritische Untersuchung dieser Begriffe, die Aufgabe, die ich mir gestellt habe, genauer zu fassen. Diese Aufgabe besteht darin zu zeigen, wie der Geist verkörpert ist.

Es gibt noch einen dritten Grund: So falsch sie auch sein mögen, sind diese Ansichten – daß eine seltsame Physik der Schlüssel sein könnte, daß das Gehirn ein Computer ist, daß wir eine Art eingebauter Sprachmaschine in unserem Kopf haben – doch ungeachtet ihrer Mängel interessant. Hätte ich das vermitteln wollen, hätte ich meine Beschreibung der Biologie des Gehirns mit einigen recht schwierigen Gedanken und ziemlich abstrakten Überlegungen unterbrechen müssen. Deshalb habe ich mich entschlossen, meine Kritik an diesen Auffassungen für dieses Nachwort aufzusparen.

Mein Ziel ist es, die Auffassung zu widerlegen, daß sich der Geist ohne Biologie verstehen läßt. Ich stelle hier keine Überlegungen dar, die sich nachträglich einstellten, sondern erläutere gewisse im Buch angeführte Punkte, die für Fachleute, aber auch für Wißbegierige überhaupt bestimmt sind.

Die Leser sollten nicht überrascht sein, wenn diese Betrachtungen viele Fachbereiche umfassen und von einem zum nächsten springen. Am schwierigsten sind wohl die Erkenntnis- und Sprachwissenschaft zu begreifen, beides abstrakte und interdisziplinäre Bereiche. Sowie jedoch die Hindernisse aus dem Weg geräumt sind, faszinieren auch diese geradezu herausfordernden Theorien. Bevor wir uns ihnen zuwenden, kehren wir wieder zur Physik zurück.

Physik: Ein Ersatz für Spuk

Ein Spuk ist etwas Gespenstisches, Geisterhaftes, Körperloses, das angst macht und uns verfolgt. Es muß seltsam erscheinen, daß ich die am vernünftigsten begründete Naturwissenschaft, die Physik, einen Ersatz für Spuk nenne. Das aber wird sie, wenn sie direkt auf den Geist angewendet wird. Lassen Sie mich erklären, was ich damit meine.

Ein Ausweg aus dem Dilemma, zu dem die Verkörperung des Geistes und das anscheinend Geheimnisvolle des Bewußtseins führen, besteht darin, Geist und Bewußtsein direkt als Eigenschaften der Materie zu sehen. Im Extrem wird das zur philosophischen Lehrmeinung des Panpsychismus. Der Panpsychismus schreibt aller Materie, selbst den allerkleinsten Teilchen, Bewußtsein zu und hält selbst das Weltall für bewußt. Schließlich, so die Begründung, wollen wir doch sagen können, daß Geist und Materie in Verbindung stehen. Wenn wir hinreichend viele nur etwas bewußte Teilchen auf die richtige Weise zusammenfügen, kommt dabei schließlich ein bewußter Mensch heraus. Unklar ist, wie sich bestimmen läßt, daß ein Teilchen, geschweige denn ein Mensch, Bewußtsein hat.

Eine solche Einstellung »verwissenschaftlicht« eine andere Sicht, die ursprünglich auf dem Idealismus beruhte. Danach wird die Welt nur durch den Geist wahrgenommen, und deshalb gibt es, wie Bischof Berkeley meinte, keine Materie, sondern nur Geist. Dr. Johnson stieß, als er das hörte, mit seinem Fuß gegen einen Stein und stellte fest: »Ich widerlege das so.« Eine bessere Widerlegung folgt aus der Evolutionstheorie: Wenn die natürliche Selektion zu empfindungsfähigen Wesen führt, läßt sich schwer einsehen, wie die selektierende Umwelt *und* das Gehirn beide als geistige Vorgänge in einem empfindungsfähigen Lebewesen wirken können, das wieder Nachkommen hat, die der natürlichen Selektion unterworfen sind. Der verstehende Geist dreht durch, wenn er zu verstehen versucht, wie sich eine solche Komplikation je ergeben könnte.

Die Theorie der natürlichen Auslese hat auch der idealistischen platonischen Auffassung des Essentialismus geschadet, wonach es eine Welt vollkommener Wesenheiten gibt, die als Ideen unabhängig von den Dingen der wirklichen Welt, die nur ihr schwacher Abklatsch sind, existieren. Die biologischen Arten sind keine Essenzen oder Typen, sondern das Ergebnis der Selektion aus der Vielfalt.

Einige sehr intelligente Menschen haben sich zum Panpsychismus, Idealismus und Essentialismus hingezogen gefühlt. Einer war der irische Dichter William Butler Yeats, der die mystische Abhandlung *Eine Vision* und mehrere großartige Gedichte schrieb, die seine Gedanken zu okkulten Fragen widerspiegeln. Gehirn und Verstand schützen nicht vor einer Anfälligkeit für das Gespenstische und Mystische. Unter Umständen können solche Überzeugungen tröstlich sein, besonders wenn man am Begriff der Unsterblichkeit festhält. Aber wie meine Mutter auf dem Totenbett sagte: »Ich hab's nicht eilig.« Nach dem Grund gefragt, lächelte sie: »Weil noch nie jemand zurückgekommen ist und erzählt hat, wie schön es da ist.«

Die meisten guten Physiker sind wohl kaum dem Panpsychismus oder körperlosen Geistern verpflichtet. Einige sehr gute Physiker jedoch haben trotzdem über die biologischen Tatsachen hinausgedacht und behauptet, die Lösung des Rätsels des Bewußtseins liege zum Beispiel in einer neuen physikalischen Theorie, etwa einer Theorie der Quantengravitation. Um erklären zu können, was sie dazu verführen konnte und warum sie uns damit meiner Meinung nach nur einen Ersatz für Spuk anbieten,

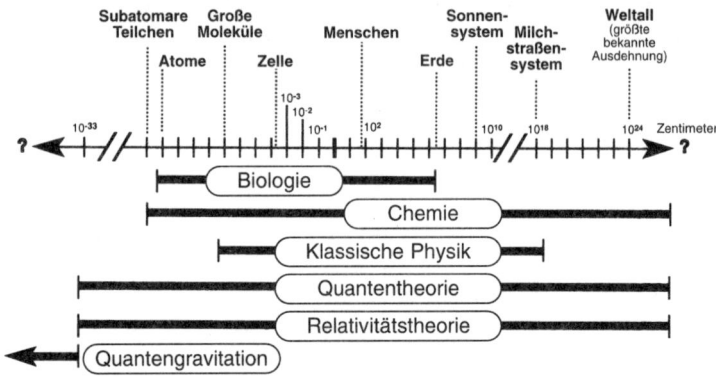

**Größenverhältnisse der Natur,
wie sie die Physik bestimmt**

Abbildung N 1

Für Längen von weniger als 10^{-33} cm gelten weder Relativitäts- noch Quantentheorie. Auf der Ebene von Molekülen und darunter ist die Quantentheorie wesentlich (sie gilt natürlich für alles, was größer ist als 10^{-33} cm). Bei sehr hohen Geschwindigkeiten und Beschleunigungen muß die Relativitätstheorie angewendet werden, auf der Ebene der makroskopischen Dinge (einschließlich der Menschen und ihrer Gehirne) ist die klassische Beschreibung jedoch eine sehr gute Näherung. Die Übereinstimmung zwischen Quanten- und klassischer Theorie im sehr großen Bereich ist als Korrespondenzprinzip bekannt. Man beachte, daß der Größenbereich von Gehirnen und der Temperaturbereich von Lebewesen beide recht begrenzt sind. Die Maßeinheiten sind Zehnerpotenzen, die Skala ist also logarithmisch.

muß ich etwas mehr über die Unterschiede zwischen Physik und Biologie sagen.

Die Physik ist die Mutter aller Naturwissenschaften, die erste, die umfassendste und die grundlegendste. Sie unterscheidet sich von der Biologie im Grad ihrer Allgemeinheit: Sie gilt gleichermaßen für alle intentionalen Objekte (einschließlich der Menschen) wie für alle nichtintentionalen. Im Gegensatz dazu ist die Biologie, wie wir sie kennen, spezifisch. Sie beschäftigt sich mit Geschehen, das sich in einem sehr engen Bereich von Temperaturen (oder Energien), Druckverhältnissen und chemischen turen (oder Energien), Druckverhältnissen und chemischen Reaktionen abspielt. Noch entscheidender ist die Tatsache, daß die Biologie historisch ist. Die Evolution basiert auf einer *bestimmten* historischen Folge der natürlichen Auslese aus Populationen unterschiedlicher Lebewesen. Bei der Formulierung der allgemeinen physikalischen Gesetze braucht man nichts dergleichen zu bedenken.

Dieses Jahrhundert hat eine erstaunliche intellektuelle Revolution erlebt; sie beruht auf Plancks Erkenntnis, daß Energie in endlichen, diskreten Paketen oder Quanten abgegeben wird, und auf Einsteins Relativitätstheorie, die Raum und Zeit durch den einen Begriff der Raumzeit ersetzte und darüber hinaus Schwerkraft und Masse als Anzeichen der Krümmung einer vierdimensionalen raumzeitlichen Mannigfaltigkeit darstellte. Diese revolutionären Gedanken führten zu einer veränderten Auffassung des Meßvorgangs (Abb. N 1) und zu radikal neuen Vorstellungen über die Gleichzeitigkeit von Ereignissen und Kausalität. Diese vertrauten Begriffe wurden durch seltsame oder jedenfalls fremdartige Begriffe ersetzt. Die Weiterführung der Gedanken von Planck und Einstein führte auch zu einigen bis heute ungelösten Problemen. Ihre »Fremdheit« hat einige Naturwissenschaftler in Versuchung geführt, das Problem des Bewußtseins mit ihnen zu verknüpfen.

Die hinter diesen Grundgesetzen der Physik liegenden Vorstellungen sind in der Tat fremd (lies »nicht vertraut« im Sinn von »nicht selbstverständlich«). Anders als die Begriffe der Biologie sind sie sehr allgemein; sie werden oft am besten durch mathematische Theorien beschrieben, die sehr umfassend und schön sind. Ein Beispiel dafür ist die Symmetrie, die ich in Kapitel 20 behandelte. Diese physikalischen Begriffe sind in ihrer Allgemeingültigkeit und Vorhersagekraft verführerisch. So machtvoll sie auch sind, bei ihrer Anwendung ergeben sich tiefliegende Verständnisprobleme. Ein Beispiel gibt die Theorie der Quantenmessung, die bei dem Versuch, Ort oder Impuls eines Fundamentalteilchens zu messen, berücksichtigt werden muß. Angesichts der Widersprüchlichkeiten, die sich aus diesen Versuchen ergeben, haben so hervorragende Wissenschaftler wie der

Mathematiker John von Neumann und der Physiker Eugene Wigner behauptet, das Bewußtsein selbst beeinflusse den Vorgang der Quantenmessung kausal.

In diesem Zusammenhang wurden viele Lösungsvorschläge gemacht, und es würde uns zu weit vom Thema abbringen, sie hier zu erörtern. Ich möchte aber einen Aspekt des Problems der Quantenmessung skizzieren, um zu zeigen, *warum* diese Naturwissenschaftler versucht waren, das Bewußtsein in die Physik hineinzubringen. Dabei sollte nicht vergessen werden, daß es der Physik um formale Beziehungen zwischen den allgemeinsten Eigenschaften der Dinge in der Raumzeit geht. Die physikalischen Theorien beschäftigen sich *nicht* mit den Sinnen selbst, mit der Kategorisierung unterscheidbarer makroskopischer Objekte oder mit Intentionalität. Wenn man sich auf die Quantenmechanik einläßt, fällt es leicht, diese Einschränkungen zu vergessen, weil die Entscheidungen der Beobachter die angestellten Messungen zu beeinflussen scheinen. Um das zu verstehen, müssen wir einige der springenden Punkte der Quantentheorie betrachten.

Die Quantentheorie ist die Theorie mit dem allgemeinsten Anwendungsbereich. Im Umgang mit sehr hohen Energien und sehr kleinen Teilchen hat sie Vorgänge ans Licht gebracht, die normalen Erwartungen zuwiderlaufen. So kann zum Beispiel keines von zwei gleichartigen Teilchen im Lauf der Zeit als dasselbe identifiziert werden. Teilchen weisen auch eine Dualität des Verhaltens auf, denn unter gewissen Umständen lassen sie sich am besten als Wellen beschreiben, unter anderen als Teilchen. Weiter ist, wie als erster Max Born zeigte, das Quadrat des Absolutbetrags der Wellenfunktion, ψ, wie sie in Schrödingers Wellengleichung auftritt, ein Maß für die Wahrscheinlichkeit, mit der ein Teilchen an einem bestimmten Punkt des Raums gefunden wird – irgendwo!

Wenn man diesen Ort in einem Versuch sehr genau bestimmt, kann man nicht zugleich den Impuls sehr genau messen. Dies verbietet das sogenannte Heisenbergsche Unbestimmtheitsprinzip; es gibt eine Beziehung zwischen der Unschärfe von Ort und Impuls (dem Produkt aus Masse und Geschwindigkeit) eines Teilchens; sie besagt, daß deren Produkt nicht kleiner sein kann als die Plancksche Konstante. Das ist *nicht* so, weil man zur genauen Ortsbestimmung eines Teilchens Wellen oder Teilchen mit viel kleinerer Wellenlänge und deshalb höherer Energie verwenden muß, die den Impuls des Teilchens unweigerlich »hochdrücken«, sondern es ist vielmehr eine *Grund*eigenschaft der Theorie. Wenn man diese Beziehung operational sieht, spürt man die Fremdartigkeit der Quantentheorie. Wenn jemand (der beobachtende Physiker) den Ort eines Teilchens mit einer bestimmten Genauigkeit messen will, schließt allein die Tatsache des Aufbaus und der Durchführung der Messung ein für allemal und unumkehrbar die Messung des Impulses mit ähnlicher Präzision aus. Vor der Messung ist nach dieser Theorie jedoch alles offen: Die Wellenfunktion ψ ist eine Linearkombination von Funktionen, die alle möglichen Ergebnisse der Messung beschreiben, und wenn eine Messung gemacht wird, »kollabiert« die Wellenfunktion und »reduziert sich« auf ein mögliches Ergebnis.

Wie von Neumann nachwies, läßt sich das makroskopische Meßinstrument auch durch eine quantenmechanische Wellenfunktion beschreiben (praktisch brauchen wir die Quantentheorie zu einer physikalischen Beschreibung solcher Objekte nicht). Von Neumann zeigte dann formal, daß sich von der Wellenfunktion des Teilchens bis zu der Handlung des Beobachters keine Verbindungslinie ziehen läßt, die den Wert von ψ in irgend einem Maßstab festlegt. Die »Wellenfunktion wird reduziert« – und zwar genau dann, wenn Apparat und Teilchen wechselwirken und einen Meßwert anzeigen. Wigner sah diesen Kollaps als Ergebnis des Eingreifens des Bewußtseins der Beobachter. Schließlich entscheiden die Beobachter, ob sie den Apparat aufbauen wollen, beschließen, ob sie Ort oder Impuls messen wollen, und sie führen die Messung auch wirklich durch! Um aus von Neumanns Sicht den Zustand des Geräts bestimmen zu können, braucht ein Gerät ein anderes, dieses wiederum ein weiteres und so weiter, in unendlicher Folge. In Wigners System wird ein Phänomen nur dann wirklich (das heißt, die Regression hört auf), wenn der Beobachter sich dessen bewußt wird.

Gerechterweise sollte gesagt werden, daß andere hervorragende Physiker das Problem der Quantenmessung ohne Berufung auf das Bewußtsein des Beobachters gedeutet haben. Niels Bohr, der Vater der Quantentheorie, behauptete, es gäbe keine letzte oder tiefe Wirklichkeit. Danach wendet man einfach das Prinzip der Komplementarität an (dessen elegantester Ausdruck wohl Heisenbergs Prinzip ist) und erhält das vom *Gesamt*system von Messung, Teilchen, Apparat und Beobachter bestimmte Ergebnis. Bohrs »Kopenhagener Deutung« ist die Haltung, zu der sich die meisten Physiker bekennen, die diese Theorie benutzen. Sie gibt eine Formel, die beschreibt, was man mit einem Apparat beobachtet, der letztlich aus denselben Quanten besteht, die man mißt. Andere Physiker haben sogar behauptet, es gäbe keine »Reduktion« der Wellenfunktion. Sie stellen sich statt dessen »viele Welten« vor; in jeder dieser Welten nimmt die Wellenfunktion einen der Werte an, die sie außer dem Wert, den sie in dieser Welt mit diesem Beobachter, den wir hier und jetzt sehen, hat, annehmen kann. Wieder andere Physiker haben vorgeschlagen, ein »Quantenpotential« in Betracht zu ziehen, bei dem es sogar Signale geben könnte, die schneller sind als das Licht, was Einsteins Relativitätstheorie widersprechen würde!

Ich unterhielt mich einmal beim Essen mit meinem Freund Isidor Rabi über dieses Problem. Es war etwa fünf Monate vor dem Tod dieses großen Physikers. Er lächelte etwas schalkhaft und sagte: »Die Quantenmechanik ist nur ein Algorithmus. Benutze ihn. Er funktioniert, mach dir keine Gedanken.« Ich bohrte nach und sagte: »Rab, sage nicht, du wirst wie Einstein und fängst an zu zweifeln!« Er antwortete mit einem Lachen: »Hör mal, ich hab Schwierigkeiten mit Gott, warum sollte ich nicht auch Schwierigkeiten mit der Quantenmechanik haben?«

Das bringt uns wieder zu unserem Thema: Warum sollten wir angesichts so vieler merkwürdiger Gedanken nicht noch einen seltsamen Gedanken vertreten und behaupten, weitere, noch unentdeckte physikalische Felder oder Dimensionen könnten das wahre Wesen des Bewußtseins offenbaren? Es ist subtil, aber auch tröstlich, und gleichzeitig etwas drückebergerisch, wenn man in der Physik einen Ersatz für Spuk sieht, um so das Problem zu lösen. Ein gutes Beispiel ist die Haltung, die der Mathematiker und Kosmologe Roger Penrose in seinem umfassenden Buch *Computerdenken* vertritt. Das Thema des Buches ist das Wesen des Bewußtseins. Das Buch gibt viele klare Beispiele für Widersprüche in der Physik und in Beschreibungen der axiomatischen Grenzen der Mathematik. Intuitiv, aufgrund seiner persönlichen Erfahrung als Mathematiker und in Anerkennung der axiomatischen Grenzen weist Penrose die Vorstellung zurück, das Gehirn sei ein Computer. Er verweist auf die Grenzen der Quantenmechanik und der Relativitätstheorie in Bereichen, wo die Dimensionen so klein sind (unterhalb der sogenannten Plancklänge von 10^{-33} cm), daß diese Theorien nicht gelten. Er fordert eine Theorie der Quantengravitation, die diese Theorien erweitern könnte. Dann macht er einen beachtlichen Sprung und behauptet, das Geheimnis des Bewußtseins werde sich lösen lassen, wenn es eine befriedigende Theorie der Quantengravitation gibt.

Vermutlich verläuft die Überlegung folgendermaßen: Die Entscheidungen der Beobachter *sind* für quantenmechanische und relativistische Messungen wesentlich. Beobachter können im Geist mathematische Theorien konstruieren und anwenden, deren Aussagen sich nicht mit den Mitteln der formalen Axiomatik beweisen oder widerlegen lassen und deren Wahrheit und Bedeutung sie überprüfen können, ein Computer jedoch nicht. Wie alles andere besteht das Gehirn von Beobachtern letztlich aus Teilchen, die besonders an den Synapsen, wo das meiste geschieht, Quantengesetzen gehorchen. Die Gesetze der Physik können so, wie sie jetzt formuliert sind, das Bewußtsein nicht erklären. Sie können auch die Quantengravitation nicht erklären. Vielleicht liefert die Quantengravitation den Schlüssel zum Bewußtsein, der über all unseren Theorien zu schweben scheint!

Dies ist wahrhaftig Physik als Ersatz für Spuk – vielleicht begründeter als mancher Spuk in religiösen Abhandlungen oder okkulten Büchern, aber am Ende bringt er auch nicht mehr. Das Buch von Penrose, das viele gute Darstellungen der Physik enthält, trägt wenig zum Problem des Bewußtseins als Intentionalität bei, denn es ignoriert sowohl das psychologische als auch das biologische Wissen, das für ein Verständnis des Problems nötig ist. Die Darstellung von Penrose erinnert ein bißchen an die eines Schülers, der, in einer Prüfung nach der Formel für Schwefelsäure befragt, in Unkenntnis der Formel statt dessen wunderschön von seinem kleinen Hund erzählt.

Was dieser und anderen Darstellungen fehlt, ist eine nüchterne wissenschaftliche Analyse der mit dem Bewußtsein unmittelbar zusammenhängenden Strukturen und Funktionen: eine Darstellung der wirklichen Psychologie, wirklicher Gehirne und der ihnen zugrundeliegenden Biologie. Die Physik liefert offensichtlich die für die Biologie nötigen Grundlagen, beschäftigt sich jedoch nicht mit biologischen Strukturen und Vorgängen oder Grundsätzen. Diese sind sehr speziell und viel nachweislicher mit dem Geist verbunden als die allgemeinen Vorstellungen von Symmetrie und Quantenmessung, so wichtig sie auch für ein Verständnis der Existenz der Dinge sein mögen. In der Tat ist es viel vernünftiger, eine Theorie vom Geist zu konstruieren und zu überprüfen, die auf biologischen Vorgängen beruht, als exotische Physik als Erklärung heranzuziehen. Es gibt schließlich direkte Belege dafür, daß die Anatomie das Bewußtsein beeinflußt.

Bis wir in eine biologische Sackgasse geraten, tun wir wohl gut daran, die Auffassung, exotische Physik könne selbst eine Beschreibung vom Bewußtsein des Beobachters liefern, als einen Kategorienfehler zurückzuweisen. Wir dürfen die Grundlagen des Wirkens unseres Geistes nicht mit den feinen intellektuellen Konstruktionen unseres Geistes, etwa der theoretischen Physik, verwechseln. (Eine respektlose Beschreibung einer Pferdeschau vermag unsere Aufmerksamkeit auf das Wesentliche des Kategorienfehlers zu richten: Eine Pferdeschau ist eine Menge von Pferden, die ihre Ärsche einer Menge von Pferdeärschen zeigen, die ihre Pferde zeigen.)

Wir müssen Penrose, einem großen Wissenschaftler, trotzdem zumindest dafür dankbar sein, daß er erneut die Aufmerksamkeit auf einen noch viel häufigeren Kategorienfehler lenkte: nämlich denjenigen, anzunehmen, das Gehirn sei wie ein Computer konstruiert. Wenden wir uns dieser Frage zu, denn ihre

Betrachtung bringt uns dem Grundthema näher als jede weitere
Betrachtung der Physik selbst.

Digitalcomputer: Die falsche Analogie

Die Physik ist also kein guter Ersatz für einen Spuk. Wie steht es
dann mit einem recht außergewöhnlichen physikalischen Objekt
oder Gebilde – dem Digitalcomputer? Schließlich kann diese
bemerkenswerteste aller Erfindungen des zwanzigsten Jahrhunderts anscheinend eine beachtliche Reihe von Funktionen ausführen, die auf den ersten Blick denen des Geistes ähneln.

Über die Denkfähigkeit von Maschinen ist außerordentlich
Nichtiges behauptet worden, und die Nichtigkeit beruht zu
einem großen Teil auf der Analogie von Denken und Logik.
Zweifellos können Computer logische Operationen ausführen.
Die von einem Computer ausgeführte Logik allein jedoch, und
das ist der springende Punkt, macht ebenso wenig das Denken
aus, wie die physikalischen Vorgänge der Addition von Zahlen
auf einem Abakus dem ähneln, was im Gehirn abläuft, wenn ein
Mathematiker Arithmetik betreibt oder erschafft.

Um zu sehen, wie es zu dieser Verwirrung kommen konnte,
muß ich etwas auf die Theorie hinter dem Digitalcomputer eingehen. Diese Theorie verdankt ihre Entstehung größtenteils
dem Werk Alan Turings, eines britischen Mathematikers, der
Selbstmord beging, indem er einen vergifteten Apfel aß. (Als
seine Homosexualität bekannt wurde, ließen ihm die Richter die
Wahl, ins Gefängnis zu gehen oder das weibliche Sexualhormon
Östrogen einzunehmen. Er wählte letzteres, wodurch sein Körper verweiblichte, und wer weiß, welche Wirkung es auf sein
Gehirn hatte.) Dieses Gehirn entwickelte eine Unmenge mathematischer Gedanken, von denen einer zu der sogenannten
Turing-Maschine führte.

Turing definierte eine abstrakte Klasse von Automaten und
zeigte, daß alle Elemente dieser Klasse alle Funktionen einer
sehr großen Klasse von Funktionen berechnen können. (Alle
außer einigen wenigen für sehr spezielle Zwecke entwickelten

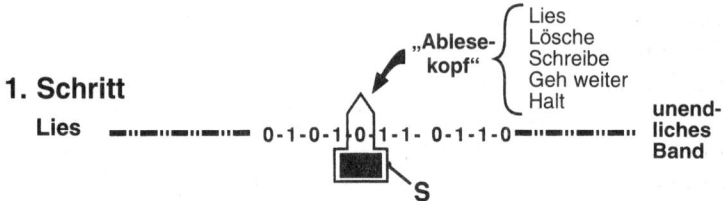

1. Schritt

Lies

„Ablese-kopf"
{ Lies
Lösche
Schreibe
Geh weiter
Halt

0-1-0-1-0-1-1- 0-1-1-0

S

unend-
liches
Band

2. Schritt

Gehe eins nach links

0-1-0-1-0-1-1- 0-1-1-0

S

3. Schritt

Lösche 1
Schreibe 0
I
I
I
etc.

0-1-0-0-0-1-1- 0-1-1-0

S

Programm

Falls auf einer 0, gehe eins nach links

Falls auf einer 1, lösche

Schreibe 0

Mach weiter
I
I
I

Zustandstabellen

S = \\

S = ✓

S = •—

etc....

EINE TOURING-MASCHINE

Abbildung N 2
Eine Turing-Maschine. Diese Abstraktion stellt nachweisbar die Wirkungsweise praktisch aller Computer dar. Turings Analyse gilt für wirkliche Computer, obwohl eine Turing-Maschine (anders als wirkliche Computer) viel mehr Schritte macht, als für die Verarbeitung einer einfachen Information oder für eine Rechnung praktisch nötig ist. Der Gedanke ist ein Triumph der reinen Vernunft.

Computer sind Turing-Maschinen.) Eine Turing-Maschine
(Abb. N 2) ist eine Maschine mit endlich vielen Zuständen und
einem unendlichen Band; die Maschine kann in jedes Feld des
Bandes eine 0 oder eine 1 schreiben, und sie kann das Band ein
Feld (das eine dieser Ziffern enthält) nach links oder rechts
schieben. Sie hat Anweisungen erhalten, die ihr sagen, wie sie
unter bestimmten Bedingungen handeln soll, und sie führt eine
Aufgabe aus, wenn die Bedingungen erfüllt sind. Die Bedingung
wird durch das Symbol auf dem Band unter dem Ablesegerät und
durch den Zustand der Maschine gegeben: Ein Schritt ist einer
der vier oben beschriebenen; danach geht sie zum nächsten
durch das Programm gegebenen Zustand über. Eine »universale
Turing-Maschine« kann jede spezielle Turing-Maschine nachah-
men. (Spezielle Turing-Maschinen können verschiedene Mechanismen und Teile haben, solange Turings Beschreibung auf sie
paßt.)

Jetzt kommt die Versuchung, einen Kategorienfehler zu bege-
hen. Eine überzeugende Überlegung besagt, daß jedes be-
schreibbare mathematische Verfahren (der Fachausdruck dafür
ist Algorithmus, siehe Abb. N 4) durch eine Turing-Maschine
ausgeführt werden kann. Allgemeiner noch wissen wir, daß *jeder*
Algorithmus und jedes wirksame Verfahren durch eine universale Turing-Maschine ausgeführt werden können. Die Existenz
universaler Maschinen bedingt, daß der *Mechanismus* der Operation der einzelnen Maschine unwichtig ist. Das läßt sich in der
Wirklichkeit beweisen, indem man ein vorgegebenes Programm
auf zwei Digitalcomputern laufen läßt, die völlig verschieden
gebaut sind oder ganz unterschiedliche Hardware haben, und die
gleichen Ergebnisse erhält (siehe Abb. N 3).

Aufgrund dieser Eigenschaften wurde erwogen, die Wirkungsweise des Gehirns für das Ergebnis eines »funktionalen«
Vorgangs zu halten, der sich ähnlich beschreiben läßt wie ein
Algorithmus. Diese Auffassung heißt Funktionalismus (und in
einer seiner stärksten Formen Turing-Maschinen-Funktionalismus). Der Funktionalismus behauptet also, die Psychologie
könne sich angemessen durch die »funktionale Organisation des
Gehirns« beschreiben lassen – weitgehend so, wie Software die

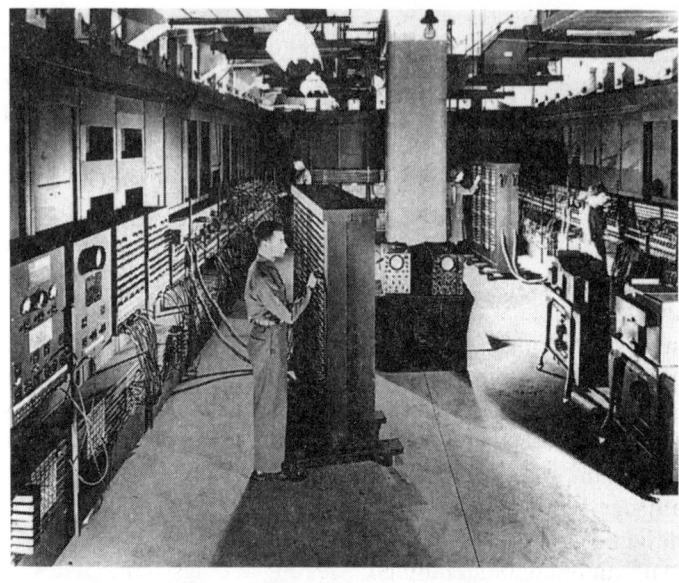

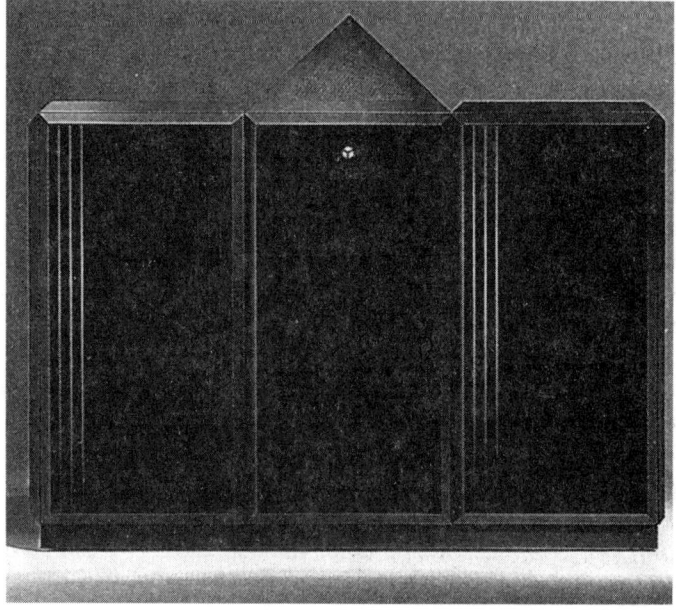

Leistung der Hardware eines Computers bestimmt. Dem Funktionalismus geht es nicht nur um die Funktionen, welche die verschiedenen Systeme ausführen, sondern auch um die Beziehungen zwischen ihren Komponenten, insbesondere soweit sie zu anderen Beziehungen führen. Funktionalistische Theorien sehen von der mechanischen Konkretisierung ab und beschäftigen sich deshalb mit solchen Relationen in abstrakter Form.

Aus der Sicht des Funktionalisten sind für das Verständnis der Psychologie letztlich die Algorithmen wichtig, nicht die Hardware, auf der sie ausgeführt werden. Danach läßt sich die Tätigkeit des Gehirns angemessen durch Algorithmen beschreiben. Darüber hinaus sollte es auf die Organisation des Gewebes und die Zusammensetzung des Gehirns nicht ankommen, solange der Algorithmus »abläuft« oder zu einem erfolgreichen Ende führt (Abb. N 4). (Diese »liberale« Position, die keinerlei Gehirngewebe voraussetzt, kennzeichnet einen großen Teil der heutigen kognitiven Psychologie.)

Auf diesen Überzeugungen beruht die als Churchs These bekannte Überlegung der formalen Logik. Danach gibt es, wenn es ein widerspruchsfreies Rechenverfahren gibt, das ein gegebenes Problem in endlich vielen Schritten lösen kann, auch ein Verfahren, das auf einer Turing-Maschine laufen kann und zu genau demselben Ergebnis führt. Probleme, die sich in einer endlichen Zeitspanne lösen lassen, lassen sich genauso gut von einer Turing-Maschine lösen wie durch alles andere, *einschließlich des Gehirns*. Nach dieser Analyse ist das Gehirn entweder ein Computer, oder der Computer ist ein angemessenes Modell oder Analogon für die interessanten Vorgänge, die sich im Gehirn abspielen.

Abbildung N 3
Zwei wirkliche Computer. Oben: *ENIAC, der erste praktikable Digitalcomputer. Unten: N-CUBE, ein im Handel erhältlicher Supercomputer, der stark parallel verarbeitet. ENIAC brauchte einen großen Raum und führte pro Sekunde etwa 5000 Instruktionen aus; N-CUBE hat etwa die Größe eines normalen Schreibtischs und führt etwa acht Milliarden Instruktionen pro Sekunde aus. Wenn Sie das Geld haben, geht es auch noch schneller, aber das Prinzip (Turings) ist in beiden Fällen dasselbe.*

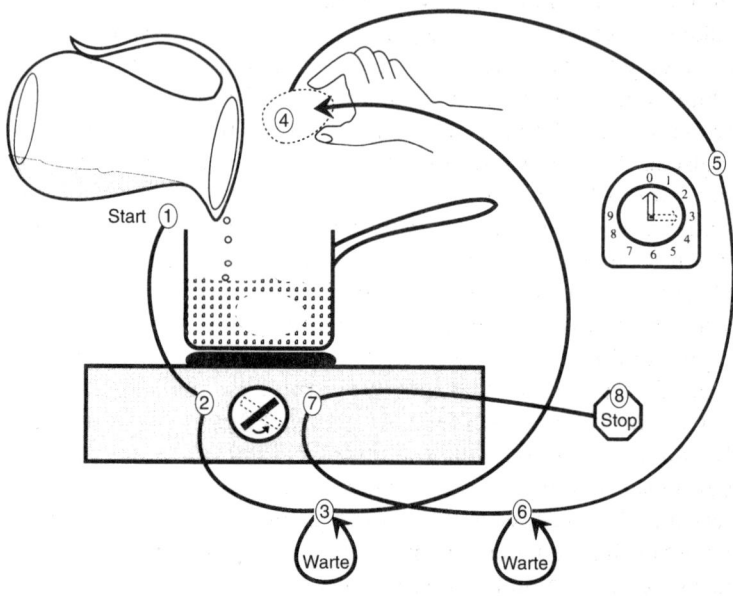

Ein Algorithmus fürs Eierkochen

① Fülle Wasser in einen Topf

② Stelle den Herd an

③ Wenn das Wasser nicht kocht, gehe zu Schritt ③, sonst gehe zu Schritt ④

④ Lege das Ei in das Wasser

⑤ Stelle die Zeituhr auf 3 Minuten

⑥ Wenn die Uhr nicht läutet, gehe zu Schritt ⑥, sonst gehe zu Schritt ⑦

⑦ Stelle den Herd ab

⑧ Fertig, das Ei kann herausgenommen werden

Abbildung N 4

Ein Algorithmus für das Eierkochen. Ein Algorithmus für die Addition zweier Zahlen hätte ebenso explizite Anweisungen.

Diese Art der Analyse ist die Grundlage der sogenannten physikalischen Symbolsystemhypothese, welche die Basis für die meisten Forschungen im Bereich der künstlichen Intelligenz abgibt. Nach dieser Hypothese können kognitive Aufgaben durch die Manipulation von Symbolen ausgeführt werden, solange diese gewissen Regeln gehorchen. In physikalischen Symbolsystemen werden Symbole als Zustände physikalischer Objekte in ein Programm eingeführt. Mit Hilfe von Symbolketten lassen sich Sinnesdaten, Kategorien, Verhalten, Gedächtnis, logische Aussagen und eigentlich alle Information darstellen, mit der das System umgehen muß. Die Operationen, die nötig sind, um Folgen von Input-Symbolen in solche von Output-Symbolen zu übersetzen, sind Computationen und können nach der physikalischen Symbolsystemhypothese von jeder geeignet programmierten Turing-Maschine ausgeführt werden. Wie ich schon sagte, sind diese Operationen rein formal; sie lassen sich also ohne Bezug auf die *Bedeutung* der Symbole durchführen. (Wie wir in den Kapiteln 2 und 12 sahen, heißt ein solcher Satz von Regeln eine Syntax.) Auf den Bauplan eines solchen Rechners, der diesen syntaktischen Regeln entspricht, kommt es nur insofern an, als er gewissen Anforderungen an Geschwindigkeit und Speicherfähigkeit genügen muß, um seine Arbeit in einem angemessenen Zeitraum fertigstellen zu können.

Warum reicht diese Einstellung nicht aus? Dafür gibt es viele Gründe, aber bevor ich mich ihnen zuwende, erinnere ich an die Verbindung zwischen physikalischen Symbolsystemen und dem Argument für den Funktionalismus (das viele Fassungen hat, die alle auf derselben formalen Kausalauffassung beruhen). Wenn irgendeine der Formen des Funktionalismus eine korrekte Theorie des Geistes darstellt, ist das Gehirn wirklich analog zu einer Turing-Maschine. In diesem Fall ist die entscheidende Beschreibungsebene die Ebene der symbolischen Darstellungen und Algorithmen, nicht die der Biologie.

Nicht alle Formen des Funktionalismus identifizieren geistige Vorgänge in solch hohem Grade mit Vorgängen in Turing-Maschinen. Die stärkste Position, die ursprünglich von Hilary Putnam vertreten und als »Turing-Maschinen-Funktionalismus« bekannt wurde, fordert die vollkommene Äquivalenz der beiden. Diese Ansicht ist nicht mehr weit verbreitet; selbst Putnam vertritt sie nicht mehr. Schwächere Formen des Funktionalismus erfordern keine strenge Gleichwertigkeit von Zuständen des Gehirns und der Turing-Maschine. *Alle* Formen des Funktionalismus behaupten jedoch, daß zwei Systeme in isomorphen funktionalen Zuständen, ganz unabhängig von allen Unterschieden in ihrer physikalischen Struktur, in identischen kognitiven Zuständen sein müssen. Dieser Schluß ist nahe verwandt mit einigen von Turings Ergebnissen zur universalen Computation. Diese Ergebnisse laufen auf die Behauptung hinaus, daß zwei Computer mit identischen abstrakten Übergangstabellen und identischen Symbolen auf ihren Magnetbändern (Abb. N 2 gibt Definitionen und Beispiele) unabhängig von der physikalischen Form des Prozessors und des Magnetbands dieselbe Berechnung ausführen.

Und jetzt kommt der Gnadenstoß (eigentlich sind es mehrere)! Eine Analyse von Evolution, Entwicklung und Gehirnstruktur macht es höchst unwahrscheinlich, daß das Gehirn eine Turing-Maschine ist. Wie wir in Kapitel 3 sahen, gibt es im Gehirn auf vielen Organisationsebenen im einzelnen große strukturelle Schwankungen. Wenn man bedenkt, wie sich das Gehirn entwickelt, liegt der Schluß nahe, daß jedes Gehirn höchst variabel ist. Schon eine einfache Rechnung zeigt, daß das Genom eines Menschen (die Gesamtheit seiner Gene) nicht ausreicht, um die synaptische Struktur des sich entwickelnden Gehirns genau festzulegen. Außerdem ist das Verhalten eines Organismus biologisch individuell und enorm unterschiedlich, unabhängig davon, ob ein Lebewesen, wie es Menschen möglich ist, subjektive Erfahrungen registrieren oder mitteilen kann.

Eine Analyse der durch Ökologie und Umwelt bedingten Schwankungen und die Kategorisierungsverfahren bei Tieren und Menschen (die ich im nächsten Abschnitt beschreibe) – und das ist ein gefährlicherer Einwand – machen es unwahrscheinlich, daß die (physikalische und soziale) Welt das Magnetband einer Turing-Maschine sein könnte. Mit ähnlichen Aussagen hat Putnam sein ursprüngliches Modell und die daraus entwickelten Modelle des Funktionalismus aufgegeben. Sein Hauptpunkt ist, daß psychologische Zustände einschließlich propositionaler Einstellungen (»glaubend, daß p«, »wünschend, daß p« und so weiter) sich nicht durch ein Computermodell beschreiben lassen. Wir können Begriffe und Überzeugungen nicht ohne Bezug zur Umwelt individualisieren. Gehirn und Nervensystem lassen sich nicht isoliert von Umwelt und Gesellschaft sehen. Solche Zustände jedoch sind alle unbestimmt und offen. Sie lassen sich nicht einfach durch die Beschreibung einer Software kennzeichnen. Der Funktionalismus, der in diesem Zusammenhang auf die Vorstellung hinausläuft, propositionale Einstellungen seien gleichwertig mit berechenbaren Zuständen des Gehirns, ist nicht haltbar.

Ein anderer Philosoph, John Searle, hat ebenfalls starke Kritik an der funktionalistischen Position geübt. Sein Einwand beruht auf dem Gedanken, keine reine Beschreibung als Computer könne genügend Bedingungen für Gedanken oder intentionale Zustände liefern. Seine Überlegung (sie gilt für ein Bewußtsein höherer Ordnung von der Art, wie wir Menschen es haben) besagt, daß Computerprogramme durch ihre formale syntaktische Struktur streng definiert sind, daß die Syntax für die Semantik nicht ausreicht und daß im Gegenteil für den menschlichen Geist semantische Inhalte charakteristisch sind. Semantische Inhalte haben mit Sinn und Bedeutung zu tun, Syntax dagegen an sich nicht. Dies ist eine klare Absage an den Funktionalimus. Wenn man zudem Bewußtsein in Menschen mit einer Art Intentionalität gleichsetzt, die unweigerlich von subjektiver Erfahrung begleitet wird, kann, so behauptet Searle, darüber hinaus *per definitionem* kein Lebewesen intentionale Zustände haben, wenn ihm subjektive Erfahrung fehlt. Computern geht eine solche Erfahrung ab. Manche Funktionalisten (wahrscheinlich die Mehrheit) beschränken ihre Behauptungen auf Aussagen, die subjektive oder phänomenale Eigenschaften ausschließen. Searle würde solche Behauptungen (mit Recht, wie ich meine) zurückweisen, weil sie nichts mit dem Ursprung von Bewußtsein oder Denken zu tun haben.

Hier geht es um den Begriff Bedeutung oder Sinnhaftigkeit. Bedeutung ist, so sagt Putnam, »interaktional. Die Umwelt selbst spielt eine Rolle bei der Bestimmung dessen, auf was sich die Worte eines Sprechers oder einer Gemeinschaft beziehen.« Weil eine solche Umwelt offen ist, läßt sie keine effektiven Verfahren für eine Pauschalbeschreibung *a priori* zu. Vielmehr sahen wir ja in diesem Buch, welch wichtige Rolle der Körper des Sprechers bei der Zuschreibung von Sinn oder Bedeutung spielt. Überlegungen zu Semantik und Bedeutung sind für jede Theorie des Bewußtseins (und des Denkens) wichtig, die unsere eigene phänomenale Erfahrung als Menschen und unsere Fähigkeit, diese Erfahrung durch Sprache mitzuteilen, zur kanonischen Referenz macht.

Der Unterschied zu Computern ist klar. Bei gewöhnlichen Computern fällt es uns nicht schwer, die funktionalistische Einstellung zu akzeptieren, weil die Symbole auf dem Magnetband und die Zustände in dem Prozessor nur die Bedeutung haben, die *ihnen von einem menschlichen Programmierer zugeschrieben* wird. Die Deutung der physikalischen Zustände als Symbole ist unzweideutig, weil die Symbole entsprechend den Regeln einer Syntax digital gegeben sind. Das System ist so *gemacht*, daß es schnell zwischen definierten Zuständen hin- und herspringen kann und Übergangsbereiche zwischen ihnen vermeidet; jede Komponente schaltet immer auf eine »Null« oder eine »Eins«. Die kleinen Abweichungen in den physikalischen Parametern (wie zum Beispiel ein Rauschen), die trotzdem vorkommen, werden verabredungsgemäß und planmäßig ignoriert. Konventionen zielen darauf ab sicherzustellen, daß alle Unterschiede zwischen zwei Systemen, die sich aus verschiedenen Darstellungen von Symbolen ergeben, wirklich bedeutungslos sind. Unterschiedliche Hardware ist kein Thema, solange die Hardware ihre Aufgabe erfüllt. Der Preis für diese Übertragbarkeit funktionalistischer Systeme auf verschiedene Hardware ist jedoch die Notwendigkeit primitiver funktionaler Prozesse für symbolische Darstellungen oder Informationen.

Wir beginnen jetzt zu sehen, warum Digitalcomputer kein Analogon zum Gehirn sind. Der Vergleich hinkt aus mehreren Gründen. Das von einer Turing-Maschine abgelesene Band ist eindeutig mit Symbolen beschrieben, die aus einer endlichen Menge gewählt werden; im Gegensatz dazu sind die den Nervensystemen verfügbaren Sinnessignale ihrem Wesen nach analog und deswegen weder eindeutig noch ihrer Anzahl nach endlich. Turing-Maschinen haben *per definitionem* eine endliche Anzahl innerer Zustände, während es anscheinend keine Grenzen für die Anzahl der Zustände gibt, die das menschliche Nervensystem annehmen kann (zum Beispiel durch Analogmodulation sehr vieler synaptischer Stärken in neuronalen Verbindungen). Die Übergänge von einem Zustand zum anderen sind bei Turing-Maschinen völlig deterministisch, bei Menschen jedoch weisen sie viele Anzeichen von Unbestimmtheit auf. Die menschliche Erfahrung beruht nicht auf einer so einfachen Abstraktion, wie eine Turing-Maschine es ist; um unseren »Sinn« zu finden, müssen wir wachsen und uns mit unseren Mitmenschen verständigen.

Die abstrakte Schönheit von Turing-Maschinen betört. Aber man muß sich selbst in den Naturwissenschaften, wo Abstraktion gewöhnlich für einen großen Teil unseres Denkens außerordentlich wichtig ist, vor einem Übermaß an Abstraktion hüten. Gelegentlich ist sie geradezu töricht. Man erzählt sich die Geschichte von der Betreiberfirma einer Galopprennbahn, der es finanziell schlecht ging. Die Geschäftsleitung bat drei Fachleute um Hilfe: einen Buchhalter, einen Ingenieur und einen Physiker. Der Buchhalter empfahl eine neue Form des Abrechnungswesens, der Ingenieur schlug vor, die langsame Bahn durch eine leichte Schräglage und besseren Abfluß zu verbessern. Als der Physiker an die Reihe kam, ging er an die Tafel, zog einen Kreis und sagte: »Ersetzen wir das Pferd durch eine Kugel.«

Anders als bei Computern hängen die Reaktionsmuster des Nervensystems immer von der Vorgeschichte des Systems ab, weil die geeigneten Reaktionsmuster nur *durch Wechselwirkung mit der Welt* selektiert werden. Diese Variation aufgrund der unterschiedlichen Erfahrung zeigt sich bei verschiedenen Nervensystemen und im Lauf der Zeit auch innerhalb eines einzelnen. Wenn es in kognitiven Systemen große individuelle Schwankungen gibt (siehe Kapitel 3), steht das im Widerspruch zur Grundforderung des Funktionalismus, wonach Darstellungen unabhängig von ihrer physikalischen Verwirklichung sinnvoll sind. Es scheint deshalb, daß die Unabhängigkeit von der physikalischen Verwirklichung, die in funktionalistischen Systemen so viel gilt, aufgegeben werden muß, wenn eine nichttriviale

Erkenntnisebene erreicht werden soll. (Das bedeutet nicht, daß wir, weil wir die liberale Position des Funktionalismus aufgeben, die extreme chauvinistische Position einnehmen müssen, wonach Kohlenstoffchemie, Wasser und so weiter zur Erkenntnisgewinnung *absolut* nötig sind. Wäre es so, könnten die in Kapitel 19 behandelten Automaten nicht gebaut werden.)

Unabhängig von der Art der internen Darstellungen, die ein funktionalistisches System verwenden mag, ist ein Verfahren nötig, das die Bedeutung der einzelnen Einheiten (der Symbole oder ihrer Verallgemeinerungen) und der Kombinationen von Einheiten in diesen Darstellungen festlegt. Es ist nicht leicht zu sehen, wie ein Mechanismus konstruiert werden könnte, der ohne einen Programmierer syntaktischen Darstellungen Bedeutung zuschreibt und doch die willkürliche Qualität jener Darstellungen bewahrt, die ja einen wesentlichen Teil der funktionalistischen Haltung ausmacht. Aber genau das ist unsere Einstellung: In unserem Kopf ist kein Programmierer, kein Homunkulus.

Ich kann hier nicht schließen, ohne zu erwähnen, daß in den letzten Jahren viel Arbeit in Modelle für »konnektionistische« oder »neuronale Netzwerke für Wahrnehmungs- oder Erkenntnisprozesse« gesteckt wurde. In diesen formalen Modellen sind die Verbindungen zwischen den Elementen des Netzwerks in einer Weise modifiziert, die den Synapsen ähneln. Ich vermute, dies rechtfertigt die Bezeichnung »neuronal«, aber in anderer Hinsicht hinkt der Vergleich, wie ich im folgenden ausführe.

Diese Konstruktionen haben sich in einer Reihe von Anwendungen bewährt. Viele der Modelle beginnen mit Annahmen über das Wesen intelligenter Systeme, die denen ähneln, die Forscher auf dem Gebiet der künstlichen Intelligenz machen. Anders als die klassischen Arbeiten auf dem Gebiet der künstlichen Intelligenz verwenden diese Modelle jedoch Verteilungsprozesse in Netzwerken; Verbindungen verändern sich zum Teil ohne strenges Programmieren. Nichtsdestoweniger brauchen konnektionistische Systeme einen Programmierer oder Betreiber, der Input und Output festlegt, und sie verwenden Algorithmen, um eine solche Spezifikation zu erreichen. Während die

Systeme Veränderungen als ein Ergebnis von »Erfahrung« zulassen, ist der Mechanismus dieses »Lernens« instruierend, nicht selektierend. Anders als Selektionssysteme, die nach Werten kategorisieren, werden bei konnektionistischen Systemen die *Reaktionen* (nicht die Werte) im voraus festgelegt und dem System von einem menschlichen Betreiber unter geeigneten Bedingungen und mit geeigneter, dem Training förderlicher Fehlerrückkopplung auferlegt.

Diese Modelle für neuronale Netzwerke sind weit entfernt von der biologischen Wirklichkeit, und die Netzwerke »funktionieren« ganz anders als das Nervensystem. »Neuronale Netze« brauchen symmetrische und dichte Verbindungen, die einem Gerüst gleichen. Im allgemeinen ähneln sie überhaupt nicht den neuronalen Strukturen und der Anatomie, die ich in diesem Buch beschrieben habe. Wenn neuronale Netzwerke das Standardmodell für die Struktur und Funktion des Gehirns wären, spräche das allerdings für die Sicht des Gehirns als Turing-Maschine. So interessant und nützlich neuronale Netze auch sein mögen, sie sind keine angemessenen Modelle oder Analoga für die Gehirnstruktur. (Für Leser, die diese Themen weiter verfolgen möchten, habe ich in der Literaturauswahl am Ende des Buches zwei Aufsatzsammlungen angeführt.)

Ganz gleich, ob wir uns das Gehirn als Digitalcomputer oder als konnektionistisches Modell vorstellen, wir stehen immer vor demselben Ärgernis. Wenn wir im Gehirn eine Turing-Maschine sehen, müssen wir uns der beunruhigenden Tatsache stellen, daß wir für das Gehirn keine Tabelle von Zuständen und Zustandsübergängen (siehe Abb. N 3) kennen, daß die Symbole auf dem Eingabeband mehrdeutig sind und keine vorgegebenen Bedeutungen haben und daß die Übergangsregeln, unabhängig davon, welche es sind, nicht konsistent angewendet werden. Darüber hinaus sind Input und Output in Lebewesen der wirklichen Welt nicht durch Lehrer oder Programmierer festgelegt. Es scheint, daß sich aus diesem hinkenden Vergleich zwischen Computer und Hirn wenig oder kein Gewinn ziehen läßt.

Dennoch wird das Feld nicht so schnell geräumt. Auf dem Gebiet der kognitiven Psychologie bleibt noch vieles zu erforschen, was auf ähnlichen Verwirrungen über die Wirkungsweise des Gehirns beruht, ohne daß man sich die Mühe gemacht hat, seine Bauweise zu untersuchen. Beschäftigen wir uns jetzt also mit einigen der Schwierigkeiten, die einer der Hauptbegriffe der kognitiven Psychologie mit sich bringt, nämlich der Idee mentaler Repräsentation.

Einige Teufelskreise in der kognitiven Landschaft

In den letzten Jahren hat der als Kognitionswissenschaft bezeichnete Ansatz mit seiner Zusammenführung von Psychologie, Computerwissenschaft, Linguistik und Philosophie enorm an Bedeutung gewonnen. Wie bei allen gewaltigen Anstrengungen hat sich, ob begründet oder nicht, vieles ergeben, das für Wissenschaftler und Nichtwissenschaftler gleichermaßen von großem Interesse ist. Nicht das geringste der positiven Ergebnisse war die Austreibung eines zu einfältigen Behaviorimus. Gleichzeitig jedoch droht ein außerordentlicher Irrtum in bezug auf Denken, Vernunft, Sinnhaftigkeit und deren Beziehung zur Wahrnehmung das ganze Unterfangen zu untergraben.

Es ist recht mühsam, diesem Irrtum nachzuspüren, denn er hat komplizierte historische, intellektuelle und praktische Wurzeln. Ich warne die Leser, weil dieser Abschnitt sich in eine recht komplizierte Materie vertiefen wird und ich die Darstellung insgesamt nicht vereinfachen kann. Bevor ich auf Einzelheiten eingehe, möchte ich den Irrtum kurz charakterisieren. Er entstammt der Auffassung, daß sich die Dinge der Welt in feste Kategorien einordnen lassen, daß sich Dinge typologisch beschreiben lassen, daß Begriffe und Sprache auf Regeln beruhen, die sinnvoll werden, wenn sie formal festliegenden Kategorien der Welt zugeordnet werden können, und daß der Geist durch sogenannte mentale Repräsentationen wirkt. Sie zeigen sich nach Meinung mancher Autoren in einer Gedankensprache – also, wie der Philosoph Jerry Fodor es nannte, in »mentalesisch«. Sinn und Bedeutung ergeben sich durch die Zuordnung von Symbolen in einer solchen Sprache zu *genau* den Größen oder Kategorien der Welt, die durch einzeln notwendige und insgesamt hinreichende Kriterien definiert sind (klassische Kategorien). Die Regeln, die den Umgang mit geistigen Repräsentationen ermöglichen (die eine Syntax ausmachen), lassen sich, wenn sie vollständig sind, durch einen Rechner ausführen. Das Gehirn ist aus dieser Sicht eine Art Computer. (Man bemerke die Ähnlichkeit zwischen einigen dieser Feststellungen mit jenen des letzten Abschnitts.)

Diese oder ähnliche Ansichten sind in der Psychologie, Linguistik, Computerwissenschaft und auf dem Gebiet der künstlichen Intelligenz weitverbreitet. Sie gehören zu den bemerkenswertesten Mißverständnissen in der Geschichte der Naturwissenschaft. Nicht nur stimmen sie nicht mit den bekannten Fakten der Humanbiologie und Hirnforschung überein, vielmehr stellen sie auch einen großen Kategorienfehler dar.

Wir haben uns selbst etwas vorgemacht, und das zum Teil, weil wir Erfolg hatten, als wir in den »harten« Wissenschaften den Geist aus der Natur entfernten. Der Fehler besteht darin, daß wir die Kennzeichen der Geschöpfe des menschlichen Geistes (wie etwa Logik und Mathematik) der menschlichen Vernunft und der makroskopischen Welt zuschreiben, in der wir leben. Unabhängig von meiner Meinung über diese vernünftig erdachten Teufelskreise in der kognitiven Landschaft muß ich an die Unterhaltung zwischen zwei Mäusen in einem Psychologielabor denken. Nachdem eine Maus das Labyrinth erfolgreich durchlaufen hat, sagt sie zur anderen: »Weißt du, ich glaube, ich habe meinen Psychologen trainiert. Jedesmal, wenn ich das Labyrinth fehlerlos durchlaufe, gibt er mir ein Stück Käse.«

Um aufzuzeigen, warum sich die Idee des »Mentalesisch«, der Regeln und Darstellungen und Berechnungen nicht bewährt, muß ich einige der strengeren Annahmen des Funktionalismus untersuchen, die der kognitiven Psychologie zugrunde liegen. Dann muß ich eine Sicht der Welt (und besonders der naturwissenschaftlichen Welt) näher betrachten, die Objektivismus heißt. Schließlich muß ich dann das Hauptthema behandeln: die Tatsachen, die besagen, wie wir die Welt wirklich durch Wahrnehmung und Begriffe kategorisieren. Wenn das getan ist, können wir die Denkfehler aufdecken, die das kognitive Unterfangen zu untergraben drohen. Die hier gebotenen Beweise und Daten sind nicht erschöpfend; die Literaturauswahl macht interessierten Lesern Vorschläge, wie sie die Information vertiefen können. Ich werde versuchen, die Themen so kurz wie möglich, aber prägnant zu skizzieren. Sie sind gleichsam die Seele eines jeden Versuchs, die Materie des Geistes zu verstehen.

Anscheinend vertritt die Mehrheit all jener, die auf dem Gebiet der kognitiven Psychologie arbeiten, eben jene Meinungen, die ich hier angreife. Eine Minderheit jedoch vertritt Ansichten, die in vieler Hinsicht meiner ähneln. Diese Denker kommen aus vielen Bereichen, so auch aus der kognitiven Psychologie, Linguistik, Philosophie und den Neurowissenschaften. Zu ihnen gehören John Searle, Hilary Putnam, Ruth Garret Millikan, George Lakoff, Ronald Langacker, Alan Gauld, Benny Shanon, Claes von Hofsten, Jerome Bruner und zweifellos noch andere. Ich stelle mir gern vor, sie alle gehörten zu einem Klub der Realisten, einer verstreuten Gruppe, deren Gedanken großenteils übereinstimmen und deren Hoffnung es ist, daß eines Tages die lauter vernehmbaren Praktiker der kognitiven Psychologie und die geschniegelteren Empiriker der Neurowissenschaften merken, daß sie unwissentlich auf einen intellektuellen Schwindel hereingefallen sind. Die Ansichten dieser Minderheit spiegeln sich in dem, was ich zu sagen habe, sind aber offensichtlich von einem Menschen zum anderen verschieden. Der Leser sollte die Arbeiten dieser Forscher direkt konsultieren, um die Vielfalt ihrer Gedanken und Deutungen würdigen zu können.

Funktionalistische Ansichten und die semantische Repräsentation von Bedeutung

Der einem großen Teil der modernen kognitiven Psychologie zugrundeliegende Hauptgedanke ist der der mentalen Repräsentation. Diese Repräsentationen sind abstrakt und symbolisch (sie stehen also für ein Ding oder eine Beziehung), entstehen auf

ganz bestimmte Weise und gehorchen Regeln, die eine Syntax
darstellen. Sie stehen, so nimmt man an, in fester und wohlbe-
stimmter Beziehung zur Welt und durch die semantische Zuordnung von Symbolen zu Objekten in klassischen Kategorien. Sie
sind für die Bildung von »inneren Weltmodellen« wesentlich.

Die Vorstellung von inneren Modellen folgt den Vorschlägen
von K.J.W. Craik; aus dieser Sicht entsprechen interne Repräsentationen externen Strukturen in der Welt. Die Repräsentationen sind propositional; sie enthalten Begriffe, und ihre Beziehungen sind geistige Bilder. Der Ursprung der Bilder ist die
Wahrnehmung, die aus dieser Sicht, entsprechend der zukunft-
weisenden und einflußreichen Gedanken von David Marr eine
Form der Berechnung ist. Die an geistigen Strukturen durchge-
führten Berechnungen werden von einem System von Regeln
(oder einer Syntax) und den Repräsentationen selbst bestimmt.
Das ganze System der Repräsentationen ist eine *lingua mentis*,
ein Mentalesisch, eine Gedankensprache.

Wie steht es aus dieser Sicht mit dem Problem der Intentionalität? Vermutlich wird Bedeutung aus der Abbildung *regelbe-
stimmter* syntaktischer Strukturen auf *definierte* und *bestimmte*
Dinge oder Beziehungen in der Welt hergeleitet. Eine solche
Semantik ist erschöpfend, determiniert und liefert zusammen
mit der ihr zugrundeliegenden Syntax einen Rahmen für ein
Modell vom Geist.

Wie entwickelte sich diese funktionalistische Sicht des hoch
formalen und körperlosen Geistes als Rechner? Wie konnte eine
so abstrakte Vorstellung von menschlichem Wissen, Vernunft
und Geistestätigkeit akzeptiert werden? Bevor ich diese Auffassung vom Geist kritisiere, möchte ich die Weltanschauung
betrachten, die ihr zugrunde liegt.

Objektivismus

Der Ausdruck »Objektivismus« soll eine Weltanschauung kennzeichnen, die auf den ersten Blick sowohl aus Sicht der Wissenschaft wie aus der des gesunden Menschenverstands untadelig

erscheint. (Ich folge dabei einer Analyse Lakoffs; siehe die Literaturliste). Der Objektivismus geht über die Hypothese des wissenschaftlichen Realismus hinaus; seine Voraussetzungen sind:

1. eine wirkliche Welt (mit Menschen, aber nicht von ihnen abhängig);
2. eine Verbindung zwischen Begriffen und dieser Welt;
3. ein Wissen, das durch diese Verbindung gewonnen wird.

Der Objektivismus setzt außer einem wissenschaftlichen Realismus voraus, daß die Welt eine Struktur hat, die aus Dingen, Eigenschaften und den Beziehungen zwischen ihnen besteht (Abb. N 5). Diese lassen sich in einer Weise definieren, die den klassischen Kriterien der Kategorisierung gehorcht; die Bedingungen sind also zur Definition der Kategorien einzeln notwendig und insgesamt hinreichend. Die Ordnung der Welt läßt sich durch die mengentheoretischen Modelle der Mathematiker und Logiker völlig beschreiben. Diese Modelle der mathematischen Logik bestehen aus symbolischen Einheiten, die einzeln oder als Menge auftreten, und den Beziehungen zwischen ihnen. Symbole werden in diesen Modellen auf eindeutige Weise sinnvoll (oder erhalten semantische Bedeutung) durch die Annahme, daß sie Größen und Kategorien in der Welt entsprechen. Einige der kategorialen Eigenschaften von Dingen in der Welt werden für wesentlich gehalten, andere für zufällig.

Weil so gesehen mengentheoretische Symbole eindeutig und wohldefiniert den Dingen entsprechen, wie sie die klassische Kategorisierung definiert, kann man also annehmen, daß logische Beziehungen zwischen Dingen in der Welt *objektiv* existieren. Dieses Symbolsystem soll also die Wirklichkeit darstellen; mentale Repräsentationen sind entweder wahr oder falsch, sofern sie die Wirklichkeit richtig oder unrichtig spiegeln. Aus der Sicht des Objektivismus verleiht die Entsprechung zu den Dingen in der Welt den linguistischen Ausdrucksformen einen Sinn. Sinn basiert auf dieser »richtigen« oder »unrichtigen« Definition von Wahrheit; das Denken ist selbst eine Manipulation von Symbolen.

Diese Sicht läßt sich sicherlich außerhalb der Naturwissen-

Objektivismus   **Objekte**
(und Ereignisse)

Beschreibungen
(Worte und wissenschaft-
liche Theorien)

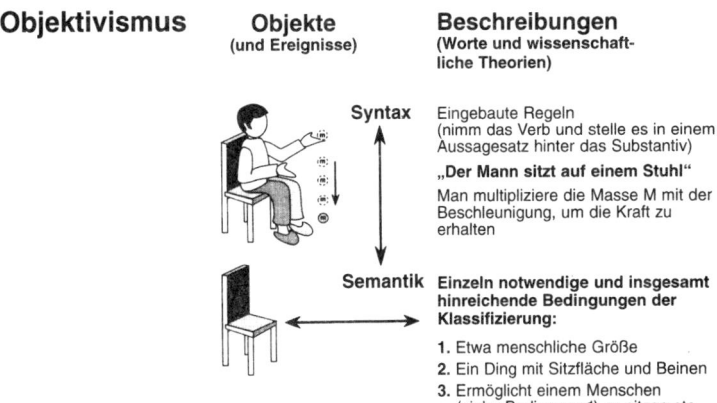

Syntax   Eingebaute Regeln
(nimm das Verb und stelle es in einem
Aussagesatz hinter das Substantiv)

„Der Mann sitzt auf einem Stuhl"

Man multipliziere die Masse M mit der
Beschleunigung, um die Kraft zu
erhalten

Semantik   **Einzeln notwendige und insgesamt
hinreichende Bedingungen der
Klassifizierung:**

1. Etwa menschliche Größe
2. Ein Ding mit Sitzfläche und Beinen
3. Ermöglicht einem Menschen
   (siehe Bedingung 1) zu sitzen etc...

**Maschinen-
funktionalismus**   **Software**   **Hardware**

→   →   **Output**

„Information"   **Gehirn**

Objektive
Welt →   →   **Output**

Abbildung N 5
Einige Aspekte von Objektivismus und Funktionalismus.

schaften vertreten. Die objektivistische Position scheint in der Tat weitgehend mit der des gesunden Menschenverstands übereinzustimmen. Wenn sie aber innerhalb der Naturwissenschaft behauptet wird, kommt sie der galileischen Einstellung nahe, mit der wir uns in Kapitel 2 beschäftigten. In diesem Sinn sind menschliche Begriffe, Behauptungen und Sprachen nur gültig, wenn sie auf Physik, Chemie und Teile der Biologie beschränkt bleiben.

Wir werden sehen, wie jämmerlich unstimmig diese Sicht ist, so vernünftig sie auch zunächst zu sein scheint, und wie wenig sie mit den Tatsachen übereinstimmt. Wie konnte sie entstehen? Nun, mit ihrer Hilfe kann man es in den »harten« Naturwissenschaften weit bringen. Die Entfernung des Geistes aus der Natur *ist* für einen großen Teil der klassischen Chemie und Physik eine vernünftige Vorsichtsmaßnahme. Viele wichtige Entwicklungen in der Physik berufen sich stark auf die strengen formalen Beweisführungen, die Mathematik und Logik ausmachen.

Ende des neunzehnten und Anfang des zwanzigsten Jahrhunderts stellten die tiefschürfenden Erkundungen der mathematischen Logik durch Gottlob Frege, Giuseppe Peano, Alfred North Whitehead und Bertrand Russell und später von Stephen Kleene, Emil Post, Alonzo Church, Alan Turing und Kurt Gödel einen Triumph des Nachdenkens über die »Mechanik« vernünftigen logischen Denkens dar. Als ich studierte, war ich von der Eleganz dieses Denkens hingerissen. Lange Abende verbrachte ich mit dunkelblauen Kompendien voll logischer Hieroglyphen, den *Principia Mathematica* von Whitehead und Russell. Gerade ihre Nüchternheit überzeugte mich davon, daß ich auf der richtigen Spur war. Heute bedauere ich es, daß mir damals niemand von der menschlichen Seite ihrer Verfasser erzählt hat. Ich habe seither gehört, daß der gewöhnlich eher sanftmütige Whitehead während der Arbeit an diesen Bänden zu seinem reizbareren Kollegen sagte: »Bertie, die Welt ist eingeteilt in die Einfältigen und die Wirrköpfe, und ich überlasse dir die Entscheidung, zu welchen du gehörst.« Der Mathematiker G.C. Rota hat einen scharfen Angriff auf das übermäßige Vertrauen in Formalismus und Axiomatik der Philosophen losgelassen, welche die Klarheit

der Mathematiker nachäffen, indem sie eine symbolische Form
der Diskussion einführen. (Sein Buch ist in der Literaturliste zu
Kapitel 14 zitiert.)

Die Weiterentwicklung des Computers, die zum Teil auf diesen Untersuchungen beruht, verschärfte den Anspruch an
Effektivität und Strenge und deduktive Verfahren, der schon
einen Großteil der physikalischen Wissenschaften kennzeichnet, nur noch weiter. Der »saubere« deduktive formale Hintergrund der Computer, die Verbindung zur mathematischen Physik und der Erfolg der strengen Naturwissenschaften schien
endlos fortsetzbar. Es bestand auch ein natürlicher Hang dazu,
eine philosophische Analyse wissenschaftlicher Forschung an
der Oberfläche des menschlichen Körpers (der Haut und ihren
Rezeptoren) aufhören zu lassen. Man kann Verhalten analysieren, aber nicht die phänomenale Erfahrung. So konnte die
Naturwissenschaft, wie W.V. Quine sagte, »extentional« bleiben; man könnte mit ihm behaupten, »Sein bedeutet, der Wert
einer Variablen zu sein«.

Wenn die Natur als Computer oder Repräsentation gesehen
wird, ist das eine übergeordnete Sicht. Sie ist eindrucksvoll und
scheint ein schönes Bild zu liefern, das Geist und Natur einander
zuordnet. Das Bild ist jedoch nur solange schön, wie man von
der Frage absieht, wie der Geist sich in Menschen mit Körpern
offenbart. Wenn diese Sicht für den Geist *in situ* gelten soll, ist sie
nicht haltbar.

Es gibt viele Schwierigkeiten, wenn man versucht, den Geist als
Computer oder als geistige Repräsentation zu sehen. Sie lassen
sich unter acht Gesichtspunkten zusammenfassen (Tab. N 1). Die
Zusammenfassung ist nicht nur eine Frage der Bequemlichkeit,
sondern liefert auch einen Schlachtplan für einen Angriff auf diese
Sicht. Ich empfehle interessierten Lesern, die Literaturliste zu
Rate zu ziehen, wenn sie die Überlegungen der in Tabelle N 1
erwähnten Verfasser besser verstehen wollen. In der Annahme,
daß die Leser das tun werden, behandele ich die in der Tabelle
angeführten Themen hier nur kurz. Mein Ziel ist es, die wichtigen
kritischen Argumente gegen den Funktionalismus und Objektivismus zu skizzieren, ohne sie erschöpfend zu behandeln.

Tabelle N 1
*Einige Probleme mit der Idee mentaler Repräsentation**

---

1. Wahrnehmung und Vernunft werden nicht durch klassische Kategorien bestimmt. Die Biologie (besonders das Werk Darwins) zeigt, daß der Essentialismus unbegründet ist (Rosch, Wittgenstein, Lakoff, Mayr). Ähnlichkeit ist nicht dasselbe wie Kategorisierung.

2. Denken ist nicht transzendent, sondern hängt von Körper und Gehirn ab. Es ist *verkörpert*. Sinn ergibt sich aus Beziehungen zu körperlichen Bedürfnissen und Funktionen. Der Geist ist kein Spiegel der Natur (Putnam, Millikan, Langacker, Lakoff, Johnson, Searle, Edelman).

3. Gedächtnis läßt sich nicht durch interne Codes oder syntaktische Systeme beschreiben. Man braucht außerdem ein Selbst und ein Bewußtsein höherer Ordnung, um all seine linguistischen Manifestationen erklären zu können (Searle, Shanon, Gauld, Edelman).

4. Sprache wird in der Wechselwirkung mit anderen Lernereignissen erworben, die zur Verknüpfung von Semantik und Phonologie führen. Sie setzt ein ausgebildetes Begriffs- und Wertesystem voraus (Pinker, Johnson, Edelman).

5. Geist erschafft in sozialen und linguistischen Wechselwirkungen eigene Versionen der Wirklichkeit; die Wirklichkeit hängt wie die Biologie selbst von historischen Ereignissen ab (Searle, Putnam).

6. Berechnung ist nicht nur körperlos; sie kann auch nicht selbst eine sinnvolle Beziehung zwischen Symbolen und Weltgrößen darstellen (Searle).

7. Erkenntnis wird möglich, wenn in einem System, das von dem geschichtlichen Ablauf der Evolution abhängt, eigentliche Funktionen identifizierbar werden. Jeder Teil einer eigentlichen Funktion hat eine »normale« Erklärung, die besagt, wie das System es historisch gesehen fertigbrachte, diese Funktion zu erfüllen. »Bedeutungsrationalismus«, die Vorstellung, Sinn würde von oben verliehen, ist unhaltbar (Millikan).

8. Struktur, Funktion und Vielfalt des Nervensystems sind ebenso wie seine Evolution und Entwicklung mit dem Funktionalismus unvereinbar (Edelman).

---

* Die Namen in Klammern sind die Namen der Autoren, deren Werke in der Literaturauswahl am Ende des Buches angegeben sind. In diesen Büchern findet der Leser ausführliche Darstellungen der entsprechenden Überlegungen.

Kategorien: Eine Krise der funktionalistischen Sichtweise der Erkenntnis

Eine der größten Herausforderungen an die funktionalistische Sicht mentaler Repräsentationen entstammt philosophischem und psychologischem Nachdenken darüber, wie Dinge zu kategorisieren sind. Das betrifft hauptsächlich die Begriffskategorisierung bei Menschen, einiges jedoch auch die Wahrnehmungskategorisierung in Menschen und Tieren. Der verblüffendste Schluß aus einer Vielzahl von Untersuchungen und Forschungen ist, daß Menschen Dinge oder Ereignisse nicht in klassische Kategorien einordnen. Die Zugehörigkeit zu klassischen Kategorien wird durch einzeln notwendige und insgesamt hinreichende Bedingungen definiert (siehe Abb. N 5).

Wittgenstein war einer der ersten, der sich kritisch zu diesem Thema äußerte. Er dachte über Familienähnlichkeit nach, bemerkte, daß Mitglieder einer Kategorie miteinander verwandt sein können, selbst wenn einige Mitglieder keine der Eigenschaften haben, die klassisch die gemeinsamen Kategorien beschreiben (Abb. N 6, rechts). (Man stelle sich vor, daß es *n* Eigenschaften gibt, welche die Elemente der Menge haben können, aber schon irgendwelche *m* Eigenschaften, wobei *m* kleiner als *n* sei, genügen, um die Zugehörigkeit zur Menge zu gewährleisten. Wenn *m* der *n* Eigenschaften Mitgliedschaft sicherstellen, brauchen zwei Mitglieder keine gleiche Eigenschaft zu haben. Dies ist die Definition einer polymorphen Menge.) Wittgenstein erwog auch andere faszinierende Gedanken – Kategorien können *Grade* von Zugehörigkeit haben, aber keine klaren Grenzen, oder sie können Elemente haben, die zentraler oder prototypischer sind als andere.

Seit Wittgenstein haben Psychologen eine Reihe von Untersuchungen durchgeführt, um seine Gedanken zu belegen. Besonders bemerkenswert sind die Bemühungen von Paul Berlin und Paul Kay, die zeigten, daß menschliche Farbkategorien Grade von Zugehörigkeit und Zentralität aufweisen, von Roger Brown, der nachwies, daß Kinder Dinge zunächst auf einer

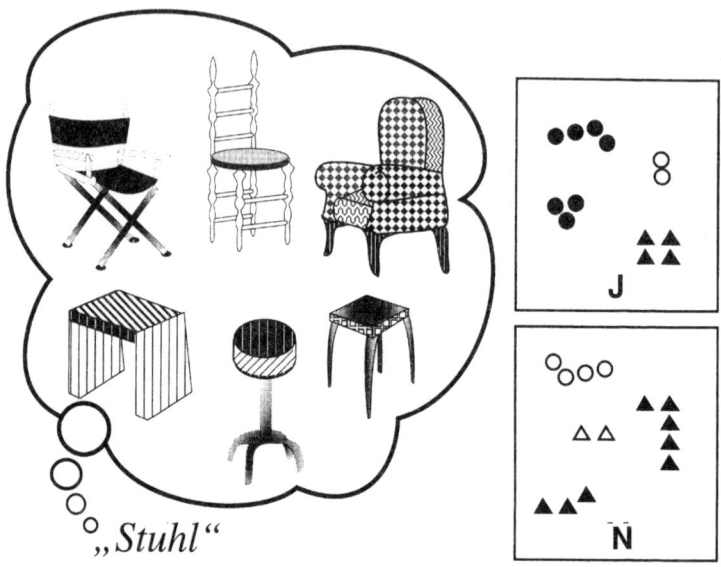

Abbildung N 6

Kategorisierung und polymorphe Mengen. Links: *Stühle werden nicht unbedingt durch einzeln notwendige und insgesamt hinreichende Kriterien (klassische Kategorien) beschrieben.* Rechts: *Ein polymorphe Regel für die Zugehörigkeit zu einer Menge, bei der die klassische Kategorisierung nicht zutrifft. Mitglieder der Beispielgruppe (die mit J für »Ja« bezeichnet ist) haben jeweils zwei der Eigenschaften rund, ausgefüllt oder als Konfiguration spiegelsymmetrisch. Nichtmitglieder (die mit N für »Nein« markierte Gruppe) haben nur eine dieser Eigenschaften. Die Abbildung stammt aus einer Arbeit von Ian Dennis und seinen Mitarbeitern.*

Ebene benennen, die weder die allgemeinste noch die speziellste ist, und von Eleanor Rosch und ihren Mitarbeitern, deren Untersuchungen vermutlich die allgemeinsten sind und die Erforschung der Kategorisierung zu einem umfassenden Forschungsinstrument machten.

Roschs Arbeit weist die Existenz von Familienähnlichkeit, Zentralität und Prototypizität nach. Kategorien wie »Rot«

haben verschwommene Grenzen, aber trotzdem zentrale Elemente, deren Grad der Zugehörigkeit auf einer Skala von Null bis Eins als Eins zählen würde. Es gibt abgestufte Kategorien. Kategorien wie »Vögel« haben scharfe Grenzen, aber innerhalb dieser Grenzen werden einige Vögel für bessere Beispiele gehalten als andere – sie sind »prototypischer«. Die Kenntnis der Zugehörigkeit organisiert sich oft um ein Grundniveau herum – ein Niveau, das sich in den von Rosch getesteten Subjekten darin zeigt, wie leicht sie Zugehörigkeit, Handlung und Nutzen sich vorstellen und behalten können. »Pferd« wäre eine Grundkategorie, »vierfüßig« hingegen nicht.

Wenn wir Familienähnlichkeit akzeptieren, überrascht es nicht, daß es oft keine hierarchische Beziehung zwischen übergeordneten und untergeordneten Kategorien gibt. Dem entspricht die Tatsache, daß Kategorien ihrem Ursprung nach heterogen sind: Die Eigenschaften, mit deren Hilfe Menschen die Zugehörigkeit zu einer Kategorie bestimmen, haben mit wechselseitigen Beziehungen zu tun und werden von Biologie, Kultur und Umwelt beeinflußt.

Diese empirischen Ergebnisse wurden in der Arbeit mit Versuchspersonen ermittelt. Zwar wurden Teilaspekte von Zeit zu Zeit in Frage gestellt, insgesamt jedoch fanden sie Bestätigung. Kürzlich zeigte Lance Rips, daß weder Ähnlichkeit noch Typizität voll den *Grad* der Zugehörigkeit zu einer Kategorie bestimmen können und daß die Überlegungen, die zur Zuordnung eines Elementes führen, oft nicht deduktiv sind. Lawrence Barsalou wies außerdem nach, daß sich manche Kategorien auch durch invariante Begriffe nicht darstellen lassen. Die Variabilität der Begriffe, die eine Kategorie repräsentieren, ist groß; verschiedene Individuen repräsentieren eine Kategorie nicht in gleicher Weise, und dasselbe Individuum sieht die Zugehörigkeit zur Kategorie je nach dem Zusammenhang anders. In Übereinstimmung mit diesen Gedanken zeigten die bahnbrechenden Untersuchungen von Daniel Kahneman und Amos Tversky, daß Entscheidungsfindung und kategorische Urteile von Menschen oft solche Wahrscheinlichkeitsregeln wie die Konjunktionsregel verletzen, wonach eine Konjunktion niemals wahrscheinlicher ist als jede ihrer beiden

Bestandteile. In manchen Zusammenhängen zweifeln einige Menschen nicht daran, daß die Konjunktion wahrscheinlicher ist.

Ich habe mich hier mit Kategorien für Begriffe beschäftigt; die Wahrnehmungskategorisierung wurde schon im Hauptteil des Buches behandelt. Mit dem, was wir jetzt zur Hand haben, können wir feststellen, daß das objektivistische Modell der Beziehung zwischen Geist und Welt, falls diese Überlegungen zutreffen, in Schwierigkeiten steckt. Die objektivistische Sicht ist unangemessen, wenn es außer den klassischen Kategorien auch solche gibt, die, wie jene für Farbe, sowohl zentral als auch prototypisch sind. Schlimmer noch, der Objektivismus läßt es nicht zu, daß *gewisse Symbole nicht den Kategorien der Welt entsprechen*. Psychologische Forschung deutet zum Beispiel darauf hin, daß die Einstellung, die den Geist als Computer sieht, nicht mit Kategorien von Geist und Sprache umgehen kann, die keine Kategorien der Welt widerspiegeln (jedes Gedicht belegt das). Menschen erfassen Ereignisse und Kategorien auf mehr als eine Weise; und manchmal sind die Wege nicht miteinander verträglich. Wie Mark Johnson nachwies, sind für das Denken Metaphern und Metonymien wesentlich. Die Metapher bezieht als sprachliches Bild die Eigenschaften eines Dings in einem anderen Zusammenhang auf jene eines anderen. Die Metonymie oder Begriffsvertauschung verwendet einen Teil oder einen Aspekt einer Sache für das Ganze. Beides ist mit der objektivistischen Sicht nicht verträglich.

All dies bedeutet Unheil für die mentale Repräsentation. Mentalesisch setzt eine genaue und unzweideutige Verbindung zur externen Welt voraus. Oft aber läßt sich so keine Bedeutung und keine solche Verknüpfung finden. Die Objekte der Welt sind *nicht* mit Dimensionen oder Codes behaftet, und ihre Einordnung ändert sich von Mensch zu Mensch und von Zeit zu Zeit. Die festgelegte Semantik der mentalen Repräsentation kann nicht erklären, wie es in der Welt etwas Neues geben kann; wie sich zeigen wird, wenn ich über Sprache spreche, können auch wohldefinierte Codes die Bedeutung linguistischer Ausdrücke nicht erschöpfen. Sinn und Bedeutung lassen sich nicht einfach durch einen festgelegten Satz von Ausdrücken eines bestimmten

Kodiersystems darstellen. Während Repräsentationen gleich bleiben müssen, ändert sich das Verhalten jedoch in neuen Zusammenhängen (nach Sicht der Objektivisten auf unberechenbare Weise).

Wenn das zutrifft, ist der Geist kein Spiegel der Natur. Denken ist nicht die Manipulation abstrakter Symbole, deren Semantik durch unzweideutige Bezüge zu den Dingen der Welt gerechtfertigt wird. Klassische Kategorien gelten in den meisten Fällen der Begriffskategorisierung nicht, und sie können nicht zufriedenstellend erklären, wie Menschen Kategorien tatsächlich zuordnen. Es gibt keine unzweideutige Entsprechung zwischen der Welt und unserer Art der Kategorisierung. Der Objektivismus versagt.

Gedächtnis und Sprache

Eine weitere Quelle des Ärgers für die Sichtweise, der Geist funktioniere wie ein Computer, hat mit dem Gedächtnis und seiner Verbindung zum Selbst und zur Sprache zu tun. Ich betrachte im nächsten Abschnitt einige Aspekte der Sprache, merke aber schon jetzt an, daß die Worte der natürlichen Sprache nicht den Ausdrücken einer Computersprache entsprechen. Alle Berechnung, darauf wies ich im letzten Abschnitt hin, ist ihrem Wesen nach syntaktisch und hat deshalb anders als die Benutzung von Worten in einer Sprachgemeinschaft ohne Programmierer keinen Sinn. Zudem sprechen Funktionalisten oft von propositionalen Einstellungen – Glauben, Wünschen, Begierden. Wie Putnam jedoch zeigte, lassen sich Überzeugungen und Wünsche nur in einer offenen Umwelt individualisieren; sie setzen also eine Umwelt voraus, die nicht von vornherein festgelegt ist.

Es gibt ein weiteres Problem: Das menschliche Gedächtnis gleicht überhaupt nicht dem eines Computers. Wie wir schon bemerkten, reichen interne Codes und syntaktische Systeme nicht zu einer angemessenen Beschreibung aus. Das Gedächtnis ist verschiedentlich und gelegentlich verwirrend als episodisch (sich auf vergangene Ereignisse eines Lebens beziehend), semantisch (auf Sprache bezogen), prozedural (auf Bewegungen bezogen), deklarativ (auf Aussagen bezogen) und so weiter beschrieben worden. *Gedächtnis ist eine Systemeigenschaft.* Es ist aufgrund der Struktur des Systems, in dem es sich ausdrückt, ein jeweils anderes. In biologischen Systemen darf man das Gedächtnis nicht mit den Mechanismen verwechseln, die, wie etwa synaptische Veränderungen, für seinen Bau nötig sind. Vor allem ist das biologische Gedächtnis keine Kopie oder Spur, die so kodiert ist, daß sie ihr Objekt darstellt.

Unabhängig von seiner Form gehört zum menschlichen Gedächtnis eine anscheinend offene Menge von Verknüpfungen zwischen Subjekten und ein reiches Netz aus Vorwissen, das sich durch die verarmte Sprache der Computerwissenschaften – »Speicher«, »Suchen«, »Input«, »Output« – nicht angemessen wiedergeben läßt. Gedächtnis zeigt sich in der Fähigkeit, eine Verrichtung wiederholen, Dinge und Kategorien einordnen und zur eigenen Stellung in Raum und Zeit in Beziehung setzen zu können. Dazu braucht man ein Selbst und sogar ein bewußtes Selbst. Sonst muß man einen kleinen Menschen fordern, der das Suchen ausführt (in Computern sind wir, die Programmierer, diese kleinen Wesen). Wie erhält man ohne eine unendliche Reihe von Homunkuli, von denen einer im anderen steckt, Zugang zu dem vorgeschlagenen funktionalistischen Modell eines algorithmischen Geistes?

Mit dem Homunkulus kommen wir zu einem der großen Probleme, vor die uns die Frage nach der Materie des Geistes stellt: dem Problem, die Intentionalität selbst erklären zu müssen. Wir haben schon gezeigt, daß die formale Semantik nicht unzweideutig auf wirkliche Zustände verweisen kann. Aber viele kausale Aspekte unseres Geistes hängen von semantischen Inhalten ab. Wie Searle betonte, sind semantische Inhalte bedeutungslos, wenn sie nicht intentional sind oder sich auf andere Zustände oder Objekte beziehen können. Damit eine formale Repräsentation einen solchen Bezug herstellen kann, muß sie intentional sein. In Menschen erfordert das ein Bewußtsein und ein Selbst – ein biologisch fundiertes persönliches Bewußtsein, eine erste

Person. Keine taugliche Theorie vom Geist kann diese Frage umgehen, die nicht nur die Sprache betrifft, sondern überhaupt ein großes biologisches Problem darstellt. Verfolgen wir unsere Suche also erbarmungslos weiter und wenden wir uns schließlich einigen biologischen Fragen zu, die sich nicht mit dem funktionalistischen Bild vom Geist vereinbaren lassen.

Die Lehren der Biologie

Darwins Bemühen, den Ursprung der Arten zu verstehen, führte zu einer gewaltigen Umwälzung des Denkens. Seine Theorie der natürlichen Auslese gab der Welt mit dem Populationsdenken das erste Beispiel für statistisches Denken. Nach Meinung von Ernst Mayr sind die Schwankungen in einer Population *kein Irrtum*, sondern wirklich (siehe Abb. 5.2). Die natürliche Auslese wirkt auf die Unterschiede in der Vielfalt der Individuen einer Population. Wie Mayr zeigte, sind Arten oft auf sexuelle und geographische Grenzen für die Ausbreitung von Varianten oder auch von Zufällen zurückzuführen.

Der aus diesem Populationsdenken abgeleitete Artbegriff ist für alle Kategorisierung zentral. Die Arten sind nicht »natürlich gegeben«; ihre Definition ist relativ, sie sind nicht homogen, es gibt keine notwendige Vorbedingung für ihr Entstehen, und sie haben keine klaren Grenzen.

Das Populationsdenken versetzt also dem typologischen Denken oder Essentialismus den Todesstoß, der Vorstellung nämlich, daß es die »Essenz« einer Art geben müsse, bevor es bestimmte Organismen oder Exemplare gibt. Der Essentialismus, den am deutlichsten Platon formulierte und der sich seither in den meisten idealistischen Philosophien findet, ist eng verwandt mit der Idee der klassischen Kategorie. Aber die Biologie zeigt uns, daß der Essentialismus falsch ist, obwohl für Lebewesen eine Taxonomie möglich ist. In Anbetracht meiner früheren Bemerkungen trifft er wahrscheinlich auch für das Denken über den Geist nicht zu.

Searle, Lakoff, Johnson und andere, darunter auch ich selbst, haben darauf hingewiesen, daß Denken nicht transzendent ist, sondern entscheidend von Körper und Gehirn abhängt. Diese Einstellung ist der des Funktionalismus genau entgegengesetzt, wonach die Verwirklichung der Software *unabhängig* von der Hardware ist. Nach Meinung jener, die den Funktionalismus ablehnen, ist der Geist verkörpert. Er muß bestimmten Diktaten des Körpers gehorchen. Ein solches Diktat ist die Gestaltwahrnehmung; Gestaltkategorien (siehe zum Beispiel Abb. 4.2) werden nicht durch ein eindeutiges Muster *in der Welt* bestätigt und lassen sich trotzdem oft nicht korrigieren. Gestalt, geistige Bilder, Körperbewegungen und die Organisation des Wissens müssen alle bis zu einem gewissen Grad das Ergebnis evolutionärer und entwicklungsmäßiger Zwänge sein.

Syntax und Semantik natürlicher Sprachen sind nicht nur Spezialfälle formaler Syntax und Semantik, für die die Modelle eine Struktur, aber keinen Sinn haben. Biologisch gesehen wird Symbolen nicht mit formalen Mitteln Sinn verliehen, vielmehr werden symbolische Strukturen *von Anfang an* für sinnvoll gehalten. Das ist so, weil Kategorien als ein Ergebnis von Evolution und Verhalten durch den Körperbau und den adaptiven Gebrauch bestimmt sind. Die Symbole der Erkenntnis müssen dem Begriffsapparat entsprechen, der in wirklichen Gehirnen vorhanden ist. Die Grundlagen für Wahrheit und Wissen stammen von diesem Apparat und haben ihren ersten Grund in evolutionär hergeleiteten Wertesystemen. Nach Meinung der Vertreter dieser Ansicht, wozu Lakoff, Johnson, Modell und ich selbst gehören, stellen Menschen dann, wenn Symbole der Welt nicht direkt entsprechen, nicht nur durch Veranschaulichung und Wahrnehmung der Körperform Verbindungen her, sondern auch mit Hilfe von Metaphern und Metonymien. Der Geist *erschafft* durch kulturelle und linguistische Interaktion Aspekte der Wirklichkeit. Wie die Biologie selbst ist diese Interaktion ein geschichtlicher Vorgang. Ich behandle diese Fragen im nächsten Abschnitt, wenn ich Sprache und Spracherwerb erörtere.

Neben der Verkörperung ist die Funktion ein weiteres Hauptthema. Millikan zeigte tiefe Einblicke in die Funktion, als sie diese prägnant mit Geist, Sprachen und, wie sie sagt, »anderen biologischen Objekten« in Verbindung brachte. Biologische Objekte haben im Rahmen der Evolution funktionale Eigenschaften, die sich zum Beispiel von denen der Moleküle unterscheiden. Man spricht nicht von der »anormalen« Funktion eines Moleküls als eines chemischen Objekts. Ein biologisches Objekt jedoch hat eine eigentliche Funktion, die von seiner evolutionären Geschichte abhängt. Die eigentliche Funktion eines Herzens ist es, Blut zu pumpen. Es gibt auch eine, wie Millikan sagt, »normale« Erklärung dafür, daß in einer Spezies ein solches Organ entstanden ist, und das erklärt die Ähnlichkeit zwischen diesem Organ und einem »normalen« Herzen dieser Spezies. Herzen arbeiten gut oder nicht; solche, die ihre Aufgabe schlecht erfüllen, sind abnormal. Im Gegensatz dazu machen organische Chemikalien, was sie eben tun, und alles, was sie tun, gehört zu ihrer »Aufgabe«.

In der Evolution sind Funktionen, welche die Fortpflanzung der Überlebenden sichern, eigentliche Funktionen; bei ihnen gibt es eine »normale« Erklärung dafür, wie sie es historisch gesehen fertigbrachten, diese Funktion auszufüllen. Überraschenderweise können Zustände und Tätigkeiten eigentliche Funktionen haben, ohne sie auszuführen, und sie können sogar eigentliche Funktionen haben, ohne gemäß einer »normalen« Erklärung zu weiteren eigentlichen Funktionen beizutragen. Das ist so, weil geschichtliche Phänomene in selektiven Systemen zu Versagen oder unerwartetem Erfolg führen können.

Millikan sieht in der Psychologie einen Zweig der Biologie, und ich meine, sie tut recht damit. Sie behauptet, Erkenntnis werde durch Identifizierung eigentlicher Funktionen gewonnen. Das ist ein wichtiger Anspruch. Alle Funktionen haben eine »normale« Erklärung, die zeigt, wie das System es schafft, diese Funktion auszuführen. Millikans Sicht der Erkenntnis ermöglicht es, sie in die Physiologie einzuordnen (zum Beispiel in die in diesem Buch beschriebenen Wertesysteme) und doch darin die Grundlage einer Theorie der Überzeugungen und Wünsche zu sehen. Anders als die propositionalen Einstellungen des Funktionalisten unterscheidet sich eine Theorie der Intentionalität nicht wesentlich von den Lehren der gewöhnlichen Alltagspsychologie (unserer auf dem gesunden Menschenverstand oder der Überlieferung beruhenden Beschreibung geistiger Vorgänge). Millikan sieht das Gehirn als einen Manipulator von Symbolen und als semantische Maschine, denn Überzeugungen und Wünsche werden »normalerweise« mit Bezug auf signifikante (das heißt *körperlich* signifikante) Unterschiede zwischen ihnen und auch in bezug auf Unterschiede in ihren eigentlichen Funktionen manipuliert. Die Beurteilung von Sinn und Wahrheit kommt nach ihrer Untersuchung auf diesem Weg zustande, nicht aufgrund von Zuordnungen von Semantik durch Entsprechungen, die von den »Sinnrationalisten« gemacht werden, wie sie jene mit entgegengesetzter Ansicht nennt.

Die Tatsachen der Biologie, so läßt sich das Ergebnis der hier wiedergegebenen Überlegungen zusammenfassen, zwingen uns zu dem Schluß, daß der Geist nicht transzendental ist. Es gibt keine übergeordnete Sicht der Welt. Der Essentialismus ist ebensowenig haltbar wie Funktionalismus, Objektivismus oder eine Form des »berechnenden Realismus«, der den Geist für eine Maschine hält. Darüber hinaus gibt es eine andere grundlegende Quelle der Schwierigkeiten, die ich in den Anfangskapiteln dieses Buches und anderswo beschrieben habe: Die Vielfalt der Strukturen und Funktionen des Nervensystems und die Art, wie das Gehirn in Abhängigkeit von den Ereignissen in der Welt seine anatomische Struktur entwickelt, sind beide mit dem Funktionalismus unverträglich.

Die Teufelskreise der kognitiven Landschaft werden durch die Tatsachen zerbrochen, die der vorangegangenen Analyse zugrunde liegen. Aber es genügt nicht zu sagen, daß der Geist verkörpert ist, wenn Sinngebung und Gedächtnis erklärt werden sollen. Die Frage lautet: Wie? Und: Wie läßt sich aus der Kenntnis der Welt die Entwicklung von Selbst und Bewußtsein erklären? Diese Aufgabe habe ich mir in diesem Buch gestellt. Um sie zu erfüllen, mußte ich eine Beziehung zwischen Sprache und einem Bewußtsein höherer Ordnung finden. Zusätzlich jedoch gibt es im Zusammenhang mit den Überlegungen, denen dieses Nachwort gewidmet ist, einige technische Fragen ganz speziell zur Sprache, die beantwortet werden müssen. Wenden wir uns ihnen zu.

Sprache: Warum der formale Ansatz versagt

Zunächst möchte ich erwägen, inwiefern eine formale Sicht der Sprache dem widerspricht, was ich über Kategorien gesagt habe. Dann möchte ich einige kognitive Modelle und Grammatiken vorstellen, die besser mit dem übereinstimmen, was wir schon über die Kategorisierung wissen. Mein Ziel ist, diese beiden Sichtweisen, die formale und die kognitive, einander gegenüberzustellen und damit dem Leser zu zeigen, wie verschieden ihre Voraussetzungen sind.

Die Sprachforschung ist eine enorme Herausforderung, und das Gebiet der eigentlichen Linguistik ist extrem schwierig. Ich versuche nicht, diese Forschungen hier darzustellen, denn ihr volles Ausmaß überschreitet mein Wissen. Für meine Zwecke genügen glücklicherweise einige wenige Hauptmerkmale, die ich kurz beschreibe, um dann zu meinem wichtigsten Punkt zu kommen: Formale Herangehensweisen an die Grammatik fallen derselben Axt zum Opfer, die schon die objektivistische und die streng funktionalistischen Denkweisen der Psychologie fällte.

Eine Sprache kennen bedeutet, sinnvermittelnde Töne oder Gesten zu erzeugen und sie zu verstehen, wenn andere sie erzeugen. Im allgemeinen ist die Beziehung zwischen Form und Bedeutung in einer Sprache willkürlich. Eine besonders auffällige Eigenschaft der Sprache ist ihre Kreativität; wer eine Sprache beherrscht, kann völlig neue Wendungen und Sätze hervorbringen und verstehen. Es fällt auch auf, daß ein Mensch fast immer zwischen richtigen und unrichtigen grammatikalischen Äußerungen unterscheiden kann.

Linguisten versuchen, Theorien der Grammatik eines Sprechers zu konstruieren. Grammatikalisch ist man, wenn man sich an vorgeschriebene, aus dem Gebrauch hergeleitete Regeln hält. Im breitesten Sinn jedoch bedeutet Grammatik die Erforschung der Phonologie (des Lautsystems), der Morphologie (in diesem Zusammenhang die Wortbildung) und der Semantik (des Bedeutungssystems). All diese Gesetze zusammen machen eine »universelle Grammatik« aus; dieser Satz wurde von Noam Chomsky übernommen. Seinen bahnbrechenden Vorschlägen entsprechend wird allen Sprachen eine Reihe gemeinsamer grammatikalischer Eigenschaften zugeschrieben, die diese universale Grammatik ausmachen.

Chomsky hat ebenfalls behauptet, es müsse in Anbetracht der Tatsache, daß Sprache dem Menschen eigentümlich ist und die tatsächliche linguistische Leistung von Kindern ihre überprüfbare Kompetenz überschreitet, einen dem Menschen angeborenen »Spracherlernungsmechanismus« geben. Es ist hier wichtig zu betonen, daß Sprechen eine *erworbene* Fertigkeit ist, die sich aus der Zugehörigkeit zu einer Sprachgemeinschaft ergibt. Damit gesprochen werden kann, muß viel Kategorisierung geschehen. Man muß Begriffe oder Intentionen entwickeln, Ausdrücke entsprechend der Grammatik und Phonologie formulieren und artikulieren, begreifen und seine eigenen Spracherzeugnisse auf den Austausch mit anderen abstimmen können.

Wenn man Gesprächspartner ist, braucht man ein kooperatives Prinzip, wie es von H.P. Grice beschrieben wurde. Man muß genau auf der Ebene informativ sein, die nötig ist, aber nicht auf einer höheren, man muß kurz, geordnet und unzweideutig sein. Man muß auf Hinweise achten, die bedeuten, daß der andere sprechen will. Außerdem muß man das »Hier und Jetzt« oder das »Dort und Dann« definieren. Diese sogenannte Deixis schreibt Gesprächspartnern und Objekten einen Ort im Raum zu. Auch die kommunikative *Intention* muß in angemessenen Sprechakten ausgedrückt werden. Sprechen ist im allgemeinen ein sowohl taktvolles wie auch taktisches Handeln.

Der Spracherwerb in einer Sprachgemeinschaft ist für Kinder anders als für Erwachsene. Außerdem ist es nicht unbedingt dasselbe, ob man eine Sprache erwirbt oder sie benutzt. Die Psycholinguistik, die Beschäftigung mit der Psychologie des Sprachgebrauchs, und die Neurolinguistik, das Studium der biologischen und neuralen Grundlagen der Sprache, kommen hier beide ins Spiel. Wir haben in Kapitel 12 die Unterschiede zwischen Spracherwerb und -gebrauch gegenübergestellt. Es wird hilfreich sein, das zu beachten, damit wir nicht Erwerb und Einübung verwechseln.

Bei all diesem geht es um die Einführung in das Problem, wie Denken und Sprache zusammenhängen. Wir brauchen ein klare-

Generative Grammatik

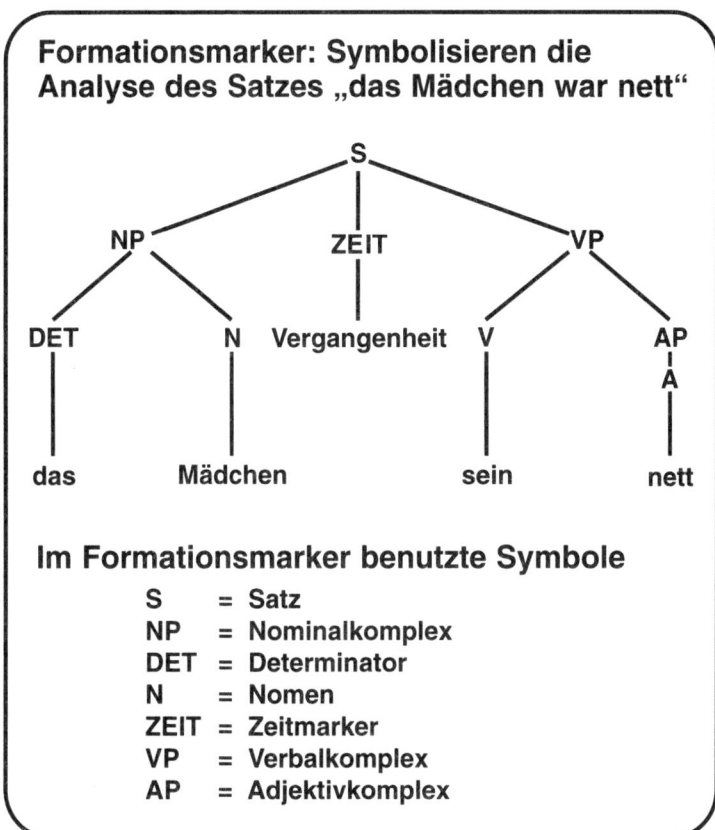

Formationsmarker: Symbolisieren die Analyse des Satzes „das Mädchen war nett"

S

NP   ZEIT   VP

DET   N   Vergangenheit   V   AP
A

das   Mädchen   sein   nett

Im Formationsmarker benutzte Symbole

S	=	Satz
NP	=	Nominalkomplex
DET	=	Determinator
N	=	Nomen
ZEIT	=	Zeitmarker
VP	=	Verbalkomplex
AP	=	Adjektivkomplex

Abbildung N 7

Ein typischer Baum einer generativen Grammatik, der zur Entwicklung und Analyse der Syntax verwendet wird. Nach Noam Chomsky werden die Regeln einer allgemeinen Grammatik beim Menschen durch einen Spracherlernungsmechanismus sichergestellt, der nach einer solchen Syntax oder einer ihrer modernen Fassungen arbeitet. Die Relation zur Semantik wird durch die objektivistische Annahme sichergestellt (siehe Abb. N 5). Diese grammatikalische Untersuchung wurde von einer neueren Theorie Chomskys überlagert, aber die zugrunde liegenden Annahmen bleiben unverändert.

res Bild von der Beziehung zwischen Begriffssystem und Sprache. Hängt die Beherrschung der Sprache von dem Vorhandensein eines reichen und verkörperten Begriffssystems ab? Oder entwickelt sich die Sprachbeherrschung mehr oder weniger autonom und mittels eines Spracherlernungsmechanismus?

Besonders beherrschende und einflußreiche Anregungen zur Betrachtung dieser entscheidenden Fragen gehen auf Chomsky zurück. In seinem formalen System lautet die Hauptannahme, daß die Regeln der Syntax unabhängig von der Semantik sind. Sprache ist aus dieser Sicht unabhängig vom Rest der Erkenntnis. Ich muß mich mit dieser Auffassung auseinandersetzen.

Ein Regelsystem ist wesentlich algorithmisch, wenn es unter der Voraussetzung formuliert wird, daß eine Grammatik ein formales System darstellt. In einem solchen System geht es nicht um Bedeutung oder Sinn. Chomskys sogenannte generative Grammatik (Abb. N 7) nimmt an, die Syntax sei unabhängig von der Semantik und das Sprachvermögen unabhängig von externen kognitiven Fähigkeiten. Diese Definition der Grammatik läßt sich nicht widerlegen, indem man auf Tatsachen über die Erkenntnis im allgemeinen verweist. Eine Sprache, die als Folge uninterpretierter, durch Herstellungsregeln erzeugter Symbole definiert ist, gleicht einer Computersprache. Damit Symbole eine semantische Bedeutung haben, müssen sie auf die wirkliche Welt oder eine Gedankensprache, Mentalesisch, abgebildet werden.

Die vorangegangenen Überlegungen haben uns auf den Schluß vorbereitet, daß dieser Sicht die objektivistische Einstellung zugrunde liegt: Die Kategorien sind klassisch, und die Semantik wird durch unzweideutige Zuordnung zu Größen in der Welt erzeugt. Das läuft auf eine Definition von Sprache und Grammatik hinaus. Mit dieser Definition ist Sprache jedoch all den Schwierigkeiten ausgesetzt, die der objektivistischen Sicht entgegenstehen. Das Problem ist nicht nur, daß diese Sichtweise nicht zu den empirischen Tatsachen in bezug auf die Kategorisierung paßt; sie ignoriert auch die Tatsache, daß die Sprache dazu dient, die Gedanken und Gefühle von Individuen zu vermitteln, die schon unabhängig von Sprache denken.

Chomsky schlug vor, einen Spracherlernungsmechanismus vorauszusetzen, um erklären zu können, wie ein Kind, das viele einfache Dinge nicht zu verstehen scheint, doch die Komplexität der Sprache beherrschen kann. Aber eine Reihe von Beobachtungen scheinen mit der Sicht Chomskys unverträglich zu sein. Sie betreffen Denken und Spracherwerb bei Kindern, wie er zum Beispiel in Margaret Donaldsons Buch *Wie Kinder denken* beschrieben wird. Donaldson weist darauf hin, daß Chomsky die Aufmerksamkeit darauf lenkte, wie ein Kind grammatikalisches Wissen erwirbt. Linguisten sammelten und interpretierten daraufhin die Daten über das, was ein Kind sagt, in Form von Regeln, nach denen die Äußerungen des Kindes hätten erzeugt werden können. Bei diesem Unterfangen wurde jedoch eine Menge ignoriert – oft auch das, was die Kinder eigentlich meinten und was sie verstanden.

In Donaldsons Darstellung behauptete John Macnamara, Kinder erlernten eine Sprache, *weil* sie zuerst Situationen, in denen menschliche Interaktion abläuft, mit Sinn erfüllen. Kinder geben *zunächst* Dingen einen Sinn und vor allem den, was die Menschen tun. Donaldsons Zusammenfassung macht deutlich, daß Kinder Dinge aus der Sicht des anderen, nicht nur ihrer eigenen sehen können. Sie geben deduktive Begründungen und ziehen etwa im Alter von vier Jahren Folgerungen, beides geschickter, als zuvor angenommen worden war. Anscheinend versieht ein Kind zunächst die Situationen und Absichten der Menschen mit Sinn und erst *danach* das Gesagte. Die Sprache wäre dann *nicht* unabhängig von der Erkenntnis überhaupt. Deshalb müssen wir den Spracherwerb nicht nur in bezug auf die Entwicklung des einzelnen, sondern auch in bezug auf die Evolution sehen. Dieses Problem habe ich in Kapitel 12 ausführlich erörtert, in dem ich untersuchte, wie Begriffssystem *und* linguistisches System verkörpert sind.

Bevor ich mich anderen Möglichkeiten, einen Blick auf das, was Sprache ist, zu werfen, zuwende, möchte ich eine geradezu prophetische Darstellung des Schriftstellers Walker Percy erwähnen, dessen Aufsätze zur Sprache in einem Buch mit dem Titel *The Message in the Bottle* erschienen. Meinem Gefühl nach stand der Versuch, Sprache und Bedeutung zu verstehen, im Zentrum seines Lebens und seiner Arbeit. Percy war sich dessen bewußt, daß weder eine generative noch eine Transformationsgrammatik *Sprache* erklären können; sie beschreiben nur *formal* die Kompetenz. Es braucht keine Beziehung zwischen diesen Algorithmen und dem, was im Kopf eines Menschen vor sich geht. Er erfaßte auch, daß das Bewußtsein des einzelnen sowohl *symbolisch* als auch intentional ist. Bewußtsein höherer Ordnung, wie ich es genannt habe (siehe Kapitel 12), ist ein »Bewußt-sein«, ein »Wissendsein«. Percy beanstandete sowohl den behavioristischen als auch den semiotischen Sprachansatz, weil sie nicht den intersubjektiven Charakter aller Sprachhandlung beachten. Er verwarf auch die Phänomenologie, weil sie »den anderen ausläßt«. Er behauptete, jeder symbolische Austausch, der mit Sinngebung zu tun hat, sei eine vierfache Beziehung zwischen Symbol, Objekt und mindestens zwei Menschen. In einem dichten und denkwürdigen Satz sagt Percy: »Der Akt des Bewußtseins zielt auf das Objekt als das Wesen, was es für uns beide unter der Schirmherrschaft eines Symbols ist.« Er beschreibt Helen Kellers Ekstase, als sie lernte, daß Wasser »Wasser« ist, und wie dringend sie wissen wollte, was andere Dinge »sind«. Sprache schafft, wie Percy sagte, eine Welt, nicht nur eine Umwelt.

Die Welt ist voller Intentionalität, Projektionen, Gefühle, Vorurteile und Affekte. Es gibt die Geschichte von zwei jüdischen Touristen, die zum ersten Mal Israel besuchen. Nach einem anstrengenden, aber erfreulichen Tag in Tel Aviv beschließen sie, einen Nachtklub zu besuchen. Ein Komiker erzählte dort auf Hebräisch Witze. Nach einigen von ihnen fiel einer der Touristen vor Lachen vom Stuhl. »Warum lachst du? Du kannst doch gar kein Hebräisch.« Der Mann auf dem Boden hielt sich die Seiten und sagte: »Ich traue diesen Leuten.«

Die formale Semantik kann einen solchen Reichtum nicht erklären. Was können wir dann tun? Eine Möglichkeit besteht darin, eine sogenannte »kognitive Grammatik« zu konstruieren, also mit den Tatsachen der Erkenntnis zu beginnen und nicht mit einer formalen Analyse. Einer der ersten Wegbereiter war

Ronald Langacker, der in seinem Buch *Foundations of Cognitive Grammar* die Geschichte dieser Arbeit und ihrer Leitprinzipien schildert. Wie bei allen Themen, die noch in der Entwicklung sind, unterscheiden sich die Terminologien. Ich möchte nicht diejenige Langackers benutzen, die eine gewissermaßen »prägende« Terminologie ist, sondern der Bequemlichkeit zuliebe den Vorschlägen Lakoffs folgen, die in enger Beziehung zu denen Langackers stehen und dessen Beispiele meiner eigenen Arbeit zur Hirnforschung näher sind. Betrachten wir als ein Beispiel den Versuch dieses Linguisten, ein Modell der Erkenntnis aufzustellen, das den verfügbaren Tatsachen der Kategorisierung gerecht wird, um eine Semantik aufzubauen, die auf der Vorstellung beruht, daß Bedeutung verkörpert ist.

Kognitive Modelle und kognitive Semantik: Zurück zur Biologie

Lakoff hat die Themen Grammatik und Semantik auf eine Weise behandelt, die besser mit den biologischen und psychologischen Tatsachen übereinzustimmen scheint als die Denkweise der generativen Grammatiken. Er beginnt mit den Fakten der Kategorisierung und behauptet, Bedeutung ergebe sich aus inneren Vorgängen im Körper und im Gehirn. Er meint, ein Mensch konstruiere kognitive Modelle, die solche Begriffe wiedergeben, die mit den Wechselwirkungen zwischen dem System Körper-Gehirn und der Umwelt zu tun haben. Diese Verkörperung der Begriffe, so behauptet er, führe zur Formulierung der von Rosch beschriebenen Grundkategorien.

Kognitive Modelle werden von Menschen geschaffen, und in diesem Sinn sind sie idealisiert – also Abstraktionen. Aber sie hängen davon ab, daß Sinneserfahrung und auch kinästhetische Erfahrung – also die Erfahrung der Bewegung des Körpers im Raum – zu Bildern führen. Lakoff meint, durch Ausübung dieser Funktionen komme es zu mehreren Bild- und Bewegungsschemata. Schemata haben Eigenschaften, die sich später im Gebrauch von Metaphern und Metonymien zeigen. Eine Metapher bedeutet, wie gesagt, den Bezug oder den Verweis von einem Ding auf ein anderes aus einem anderen Bereich, während ein Metonym die Verwendung eines Teils oder Aspekts eines Dings für das Ding selbst ist. Ein Beispiel einer Metapher wäre nach Lakoff: »Der Ärger ist ein gefährliches Tier«, sein Beispiel für ein Metonym: »Das Schinkenbrot ist gegangen, ohne zu zahlen.«

Es ist wichtig zu verstehen, daß zu idealisierten kognitiven Modellen eine Verkörperung der Begriffe gehört und daß begriffliche Verkörperung durch *vorsprachliche* Körperaktivität geschieht. Die Verkörperung der Begriffe findet bei der Kategorisierung Anwendung; erst sie ermöglicht die Vielfalt und Komplexität tatsächlicher menschlicher Kategorisierung. Geistige Kategorisierungen entsprechen also Elementen kognitiver Modelle. Einige dieser Modelle haben unterschiedliche Grade der Zugehörigkeit. Andere umfassen klassische Kategorien und bilden sich entsprechend je einzeln notwendiger und insgesamt hinreichender Bedingungen (man bemerke, daß das hier keinen Widerspruch bedeutet, solange nicht *alle* Modelle klassisch sind!). Einige Modelle sind metonymisch. Aber die komplexesten kognitiven Modelle entsprechen dem, was Lakoff radiale Kategorien nennt. Diese bestehen aus vielen Modellen, die sich um ein Zentrum herum bilden. Obwohl nichtzentrale Modelle (und Kategorien) sich nicht aufgrund der Kenntnis der zentralen Kategorie vorhersagen lassen, haben sie eine Beziehung zum Zentrum; Lakoff nennt sie durch das Zentrum »motiviert«.

Solche Eigenschaften lassen Grade der Mitgliedschaft zu, Grade der Beziehung zum zentralen Modell, Familienähnlichkeiten, nichthierarchische Beziehungen, in denen die Grundkategorien und Prototypeffekte dominieren. Prototypeffekte sind nicht grundlegend, entstehen jedoch aus vielen Quellen – »skalaren«, »klassischen«, »metonymischen« und »radialen«.

Vor diesem Hintergrund versucht Lakoff, eine Struktur für eine kognitive *Semantik* aufzuzeigen (Abb. N 8). Man beachte zunächst, daß Bedeutung und Sinn schon auf der Verkörperung von Bild- und Bewegungsschemata, Metonymien und den Metaphern zugrunde liegenden kategorialen Beziehungen beruhen.

Kognitive Grammatik (Lakoff)

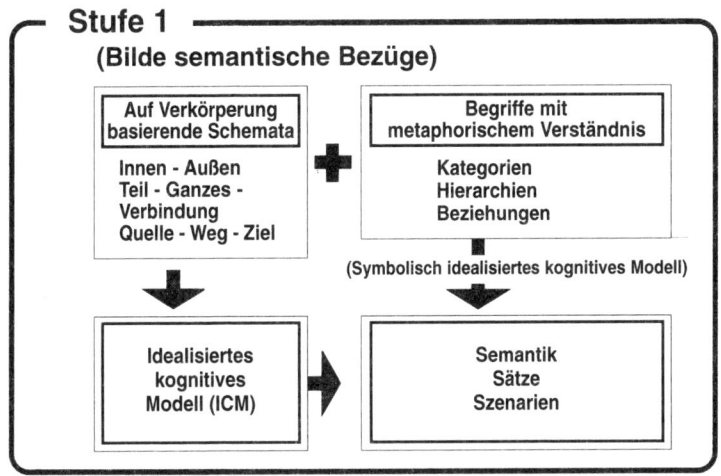

Abbildung N 8

Ein Beispiel für Vorgänge in einer kognitiven Grammatik nach Lakoff. Im Gegensatz zur generativen Grammatik (siehe Abb. N 7) werden Regeln durch linguistische Erfahrung erworben; Sinn und Bedeutung ergeben sich aufgrund der Verkörperung der Begriffe. Von dieser Art Grammatik ist noch nicht gezeigt worden, daß sie die analytische Kraft der allgemein bevorzugten generativen Ansätze wie etwa der lexikalischen funktionalen Grammatik von Bresnan hat. Sie gibt jedoch ein Schema für die Beziehung zwischen Bedeutung (durch Verkörperung) sowie Kategorisierung und Satzbau. Die »Stadien« müssen nicht unbedingt aufeinanderfolgen oder einander überlappen. Offensichtlich überlappen sie während des ersten Spracherwerbs am wenigsten.

Aber das ist nicht genug: Sprache soll durch *symbolische* Modelle gekennzeichnet sein. Diese Modelle paaren linguistische Information mit den kognitiven Modellen, die selbst ein *präexistentes* Begriffssystem darstellen. Soweit präexistierende Begriffsmodelle schon durch ihre Verbindung zu körperlicher und sozialer Erfahrung verkörpert sind, ist diese Verbindung nicht willkürlich. Im Gegensatz dazu ist jedoch die auf geistigen Repräsentationen beruhende Zuordnung einer solchen Verbindung zur generativen Grammatik willkürlich; sie wird von oben vom Grammatiker vorgegeben.

Aus Sicht der kognitiven Semantik weisen linguistische Kategorien natürlich eine starke Strukturähnlichkeit mit den ihnen zugrundeliegenden kognitiven Modellen auf. Die Sprache bedient sich allgemeiner kognitiver Mechanismen, um Modelle für Propositionen, Bildschemata, Metaphern und Metonyme aufzustellen.

In *Women, Fire, and Dangerous Things. What Categories Reveal About the Mind* beruft sich Lakoff auf die Arbeit seines Kollegen Johnson *(The Body in the Mind, The Bodily Basis of Meaning, Imagination, and Reason)*, wenn er eine Reihe von Schemata konstruiert, die auf verkörperten Begriffen beruhen, die eine Basis für linguistische Bedeutung liefern. Dazu gehören Schemata für *Innen-Außen* (die eine Grenze zwischen innen und außen definieren), für *Teil-Ganzes*, für *Verbindungen* (ein Ding hängt wie durch einen Faden verbunden mit dem anderen zusammen), für *Mitte-Umfeld* (wie bei Körpermitte und Gliedmaßen) einschließlich Schemata für *Oben-Unten* und *Vorne-Hinten*. Er zeigt dann weiter, daß Metaphern durch die Strukturierung der Erfahrung, die zu Schemata führt, motiviert sind. Das Schema *Quelle-Weg-Ziel* zum Beispiel entsteht aus unserem körperlichen Funktionieren, durchdringt unsere Erfahrung, ist wohl strukturiert und gut verstanden. Quellbereich wie auch Zielbereich jeder darauf beruhenden Metapher werden erfahrungsgemäß nach diesem Schema verbunden. Das vorgegebene Grundniveau und die Bildschematabegriffe sind unmittelbar sinnvoll und liefern die Grundlage für das Schema. Sie liefern auch die Ausgangspunkte für die Regeln der semantischen Zusammensetzung einfacherer Begriffe zu komplexeren.

Diese Gedanken sind in Lakoffs »Verräumlichung der Form-hypothese« enthalten. Nach dieser Hypothese lassen sich Kategorien mit Hilfe von *Innen-Außen*-Schemata verstehen, hierarchische Strukturen als *Teil-Ganzes*, Beziehungsstrukturen als *Verbindungs*schemata, die radiale Struktur von Kategorien als *Mitte-Umfeld*-Schemata, die Vordergrund-Hintergrund-Struktur als *Vorne-Hinten*-Schemata und Skalen für lineare Größen als Schemata für *Oben-Unten* und *lineare Anordnung*. Zu allen gehört eine metaphorische Abbildung physikalischer (oder räumlicher) Strukturen auf Begriffsstrukturen.

Wo kommt nun speziell die Sprache ins Spiel? Das geschieht in *idealisierten kognitiven Modellen*, Strukturen, die aus Symbolen bestehen. Es gibt fünf dieser Modelle, das bildschematische, das metaphorische, das metonymische, das propositionale und das symbolische. Von diesen führen die propositionalen und symbolisch idealisierten kognitiven Modelle zur linguistischen Funktion.

Ein propositionales idealisiertes kognitives Modell verwendet weder Metaphern, Metonyme noch geistige Bilder, sondern vielmehr Begriffe des Grundniveaus – Größen, Handlungen, Zustände und Eigenschaften. Einfache Propositionen folgen dem Teil-Ganzes-Schema: Die Proposition ist das Ganze, von dem das Prädikat ein Teil ist und die Argumente (Handelnder, Erduldender, Untersuchender, Mittel, Ort und so weiter) die anderen. Semantische Beziehungen werden von Verbindungs-schemata aufgebaut; komplexe Propositionen bilden sich dann aus einfachen Propositionen durch Modifikation, Quantifikation, Konjunktion, Negation und so weiter. Darüber hinaus lassen sich Szenerien aus einem Anfangszustand, einer Ereignisfolge und einem Endzustand, der durch ein Quelle-Weg-Ziel-Schema strukturiert ist, aufbauen.

Wenn linguistische Elemente mit *begriffsmäßig* idealisierten kognitiven Modellen in Verbindung gebracht werden, ergeben sich *symbolische* idealisierte kognitive Modelle. Sie lassen sich durch Morpheme und Worte mancher Sprachen kennzeichnen. Ein Substantiv ist zum Beispiel eine radiale Kategorie (zentrale Kategorien sind Menschen, Orte, Dinge, nichtzentrale Kategorien sind abstrakte Substantive wie »Stärke«). Ein Verb ist ebenfalls eine radiale Kategorie (zentrale Kategorien sind Grundebenen von körperlichen Handlungen wie Rennen, Schlagen, Geben). Die übrigen Elemente dieser Kategorien werden durch die Beziehung zu diesen zentralen Elementen motiviert. Die Beziehung zur Semantik ist offensichtlich.

Und wie steht es mit der Syntax selbst? Lakoff behauptet, die von ihm untersuchten Grundsätze erlaubten es uns, syntaktischen Kategorien eine semantische Basis zu geben. Nach seiner Theorie ist die hierarchische syntaktische Struktur (Abb. N 7 gibt ein Beispiel) selbst durch *Teil-Ganzes*-Schemata gekennzeichnet, Kopf und Veränderungs-Strukturen durch *Mitte-Umfeld*-Schemata, grammatikalische Beziehungen durch *Verbindungs*-Schemata und syntaktische Kategorien durch *Innen-Außen*-Schemata. Man bemerke, was hier passiert: *Grammatikalische Konstruktionen sind selbst idealisierte kognitive Modelle.* Wenn Semantik und Syntax gepaart werden, wird damit auch ein idealisiertes kognitives Modell für die Syntax mit einem *zuvor* idealisierten kognitiven Modell für Semantik oder Sinnhaftigkeit gepaart. Regelmäßigkeiten in der Struktur der Grammatik und in einem Lexikon lassen sich durch radiale Kategorien beschreiben, und Worte mit mehrfacher Bedeutung lassen sich durch diese Begriffe erklären.

Aus dieser und aus Langackers Sicht beruht Sprache auf Erkenntnis – also auf kognitiven Modellen, die sich aufgrund der Funktionsweise des Körpers verstehen lassen. Diese Grundlage wird durch die physikalische Wirklichkeit eingeschränkt: Sie hängt auch von der Phantasie und den Beziehungen zu den Mitmenschen ab. Bedeutung entsteht aus Verkörperung und Funktion, Verständnis entsteht, wenn Begriffe in diesem Sinne sinnvoll sind, und Wahrheit entsteht, wenn für jemanden das Verständnis einer Aussage dem Verständnis einer Situation dem eigenen Ziel hinreichend nahekommend entspricht. (Man bemerke den Pragmatismus!) Es gibt also keine absolute Wahrheit und keine gleichsam göttlich übergeordnete Sicht. Unsere Sicht von dem, was es gibt (Metaphysik), ist nicht unabhängig davon, wie wir es wissen (Epistemologie), oder wie Lakoff sagt:

»Die Wahrheit ist eine Ureingabe, die ihren Grund in vorbegriff-
licher und deutlich strukturierter Erfahrung und in den Begriffen hat, die mit dieser Erfahrung übereinstimmen.« Dies paßt zu
dem, was ich in Kapitel 15 über den bedingten Realismus sagte.
Wissen ist wie Wahrheit ein radialer Begriff. Es hängt von
unserem Verständnis, unseren Grundbegriffen und auch von
dem Verständnis ab, das die Gemeinschaft teilt. Es ist in dem
Maß gewiß, in dem menschliches Verständnis gewiß sein kann,
und unterliegt immer der Revision. Objektivität ist nicht absolut, sondern abhängig davon, daß eine Situation aus so vielen
Gesichtspunkten wie nur möglich gesehen wird und daß Grund-
begriffe und bildschematische Begriffe von solchen Begriffen
unterschieden werden, die nur indirekt sinnvoll sind.

Offensichtlich ist das von Lakoffs kognitiver Grammatik
(Abb. N 8) gelieferte Beispiel radikal verschieden von den allgemeiner akzeptierten generativen Grammatiken (siehe Abb. N 7).
Es unterscheidet sich von ihnen in Denkweise, Stil und
Methode, es stimmt besser mit den biologischen Grundlagen
von Hirn- und Körperfunktion und mit den psychologischen
Daten zur Kategorisierung überein, und es vermeidet die Kategorienfehler der Idee einer »Gedankensprache« sowie den Fehler der Objektivisten, der in der generativen Grammatik steckt.
Der Vorschlag ist phantasievoll und wichtig. Er zeigt jedoch
nicht, *wie* es geschehen kann, daß der Ursprung der Bedeutung
in der Verkörperung liegt. Er zeigt auch nicht, wie symbolisch
idealisierte Modelle für die Sprache das Ergebnis von wahrnehmender und begrifflicher Kategorisierung sein können. Dazu
braucht man eine allgemeine biologische Theorie der Gehirnfunktion und eine Theorie des Bewußtseins, die beide auf den
Tatsachen der Evolution und Entwicklung beruhen. Sie habe ich
in meiner Trilogie aufzustellen und in diesem Buch darzustellen
versucht.

Vielleicht ist es nützlich, einige Bemerkungen zur Beziehung
zwischen Lakoffs kognitiver Grammatik und der in Kapitel 12
beschriebenen Theorie des Spracherwerbs zu machen. Die
kognitive Grammatik beruht auf dem Begriff der Verkörperung,
aber sie legt nicht fest, wie solche Verkörperung stattfindet. Viel-

mehr sucht sie nach Anzeichen für radiale Kategorien, Metaphern und Metonymien als Leitstrukturen der Sprache. Ähnlich verwendet sie Kategorisierung, um das Entstehen von syntaktischen Beziehungen zu erklären. In jeder Hinsicht ist sie mit der in Kapitel 12 dargestellten epigenetischen Theorie verträglich. Diese Theorie verdeutlicht die Themen, die mit der Evolution und dem Spracherwerb zu tun haben, in einer Weise, wie es Lakoffs Theorie, der eine Beschreibung der Mechanismen der Verkörperung fehlt, nicht kann. Die epigenetische Theorie liefert sogar zusätzliche Gründe für Aspekte einer extensiven *strukturellen* generativen Theorie der Grammatik wie der Bresnans (die das Lexikon betont) und verbindet sie zu einer *kategorisch begründeten* Theorie wie der Lakoffs. Langackers Behandlung ähnelt ihr durch die Betonung der Wichtigkeit des Lexikons, auch wenn sie sich die generativen Aspekte von Bresnans Denkweise nicht zu eigen macht. Ein umfassendes Verständnis für grammatikalische Formulierungen erfordert eine Untersuchung der Gehirnmechanismen für die Bildung von Begriffen und Wertekategorien, Verbindung zum Phänotyp und Beziehung zu den Mechanismen des Bewußtseins. Sie erfordert auch eine Erkundung der Grammatiken bestimmter Sprachen in den von Langacker, Bresnan und anderen aufgestellten Begriffen. Ein reiches Forschungsgebiet könnte sich eröffnen, wenn untersucht würde, wie etwa die von mir dargestellte Theorie der Verkörperung, diese wichtigen, aber unterschiedlichen Annäherungen an die linguistische Theorie überbrückt und in Beziehung setzt.

Lakoffs Buch *Women, Fire, and Dangerous Things* erschien etwa zur selben Zeit wie mein Buch *Neural Darwinism* (dt.: *Unser Gehirn – ein dynamisches System,* Piper, München 1993), das versuchte, einer globalen Hirntheorie eine Grundlage zu geben. Ich weiß, daß ich Lakoffs Buch nicht kannte, und vermute, daß er nichts von meinem wußte. Das Hauptproblem, das sich *Neural Darwinism* stellte, war die Wahrnehmungskategorisierung. In einem weiteren Werk *The Remembered Present: A Biological Theory of Consciousness* erweiterte ich die Hirntheorie auf Wahrnehmungserfahrung, Begriffsbildung und Sprache. Im Rückblick scheinen diese beiden Bücher die Arbeit von Langacker, Lakoff und Johnson gut zu bestätigen, indem sie eine wesentliche biologische Grundlage für viele ihrer Aussagen über die Wichtigkeit der Verkörperung von Grammatik und Kognition machen. Aber weder ihre noch meine Arbeit leugnet die Wichtigkeit der Bemühungen anderer Linguisten um ein Verständnis der syntaktischen Struktur. Ihre Bemühungen und die kognitiver Psychologen sind sehr wichtig. Ohne Biologie jedoch bleiben sie unzureichend und können manchmal sogar irren. Das habe ich in diesem Nachwort zu zeigen versucht.

Allen, die sowohl den Text als auch das Nachwort gelesen haben, ist die Herausforderung, so hoffe ich, hinreichend klar geworden. Wir müssen die Biologie in unsere Theorien von Wissen und Sprache einbeziehen. Dazu müssen wir das entwickeln, was ich eine biologisch begründete Epistemologie genannt habe – eine den Tatsachen der Evolutions- und der Entwicklungsbiologie entsprechende Darstellung dessen, wie wir wissen und wie wir etwas gewahr werden. Eine vollere Verwirklichung dieses Zieles wird unseren wissenschaftlichen Horizont erweitern. Weil sie mit dem zu tun hat, was uns zu Menschen macht, kann eine biologisch begründete Erkenntnistheorie unser Leben bereichern.

Literaturhinweise

Diese Literaturhinweise wurden für Leser zusammengestellt, die sich zusätzliche Hintergrundinformationen wünschen oder einen Gedanken weiterverfolgen möchten. Wenn ich im Text neuere Originalarbeiten erwähne, habe ich mich bemüht, einen solchen Artikel zu zitieren und mich wenigstens an die Minimalbedingungen der Wissenschaftlichkeit zu halten.

Ausführliche Bibliographien finden sich in meinen drei Büchern zur Morphologie und dem Geist: *Topobiology, Neural Darwinism* und *The Remembered Present* (die alle bei Basic Books erschienen und weiter unten zitiert sind). *Neural Darwinism* ist 1993 unter dem Titel *Unser Gehirn – ein dynamisches System* in deutscher Übersetzung im Piper Verlag erschienen.

Die Bemerkungen nach den Literaturangaben mögen nützlich sein. Sie geben meine persönliche Meinung wieder, sind aber keineswegs vollständig.

Kapitel 1

James, W.: *The Principles of Psychology,* 1890. Nachdruck: New York: Dover, 1950. Dt: *Psychologie.* Leipzig 1909.
Ein großartiges Werk eines der Gründer der experimentellen Psychologie. Es enthält ebenso gründliche Beschreibungen und Untersuchungen wie auch ausgesprochen persönliche Ansichten.

James, W.: »Does Consciousness Exist?« in: *The Writings of William James,* Hg. J.J. Dermott. Chicago: University of Chicago Press, 1977, 169–183.

Ein zukunftweisendes Werk; danach ist Bewußtsein ein Vorgang, nicht ein Ding oder eine Substanz.

Flanagan, O.J., Jr.: *The Science of the Mind*. 2. Aufl. Cambridge, Mass.: MIT Press, 1991.
Eine schöne Übersicht über die Gedanken und Werke moderner Psychologen mit einer ausgewogenen Beurteilung der heutigen Einstellung.

Brentano, F.: *Psychologie vom empirischen Standpunkt*. Leipzig 1924.
Das Hauptwerk des Psychologen, Philosophen und früheren Priesters, der die Bedeutung der Intentionalität betonte. Er war Professor in Wien und beeinflußte Freud, der seine Vorlesungen besuchte.

Gregory, R.L.: *Mind in Science*. Cambridge: Cambridge University Press, 1981.
Eine historische Darstellung der schwierigen Beziehung zwischen wissenschaftlicher Methodologie und Fragen zum Geist. Weitschweifig, nicht überzeugend, aber voll anregender Gedanken.

Griffin, D.R.: *Animal Thinking*. Cambridge, Mass.: Harvard University Press, 1984. Dt: *Wie Tiere denken: Ein Vorstoß ins Bewußtsein der Tiere*. München, BLV: 1985.
Der bekannte Verhaltensforscher vertritt temperamentvoll die Meinung, Tiere hätten ein Bewußtsein. In anderen Werken schreibt er es sogar Bienen zu. Meiner Meinung nach erbringt er keinen Beweis (der ist auch sehr unwahrscheinlich), aber seine Außenseitermeinung ist eine hilfreiche Herausforderung.

Premack, D. und A.J. Premack: *The Mind of an Ape*. New York: Norton, 1983.
Dies ist eine glänzende und klare Darstellung der mentalen Fähigkeiten von Schimpansen. Auf dem neuesten Stand, sachkundig und anregend.

McCullock, W.S.: *Embodiments of Mind*. Cambridge, Mass.: MIT Press, 1989.
Nachdruck der Aufsätze eines der glänzenden Vorläufer der modernen Neurologie. Nützlich und einfallsreich.

Blakemore, C. und S. Greenfield, Hg.: *Mindwaves, Thoughts on Intelligence, Identity, and Consciousness*. New York, Blackwell, 1987.

Eine Sammlung von Arbeiten von Neurowissenschaftlern und Philosophen zu diesen Themen, welche die wichtigen Fragen, die Verwirrung und die verschiedenen Einstellungen der Praktiker erörtert.

Gregory, R.L., Hg.: *The Oxford Companion to the Mind.* Oxford: Oxford University Press, 1987.
Eine kleine Enzyklopädie mit Artikeln zu vielen Fragen von einer Reihe von Fachleuten. Uneinheitlich, aber nützlich und für Wißbegierige ein Vergnügen. Wunderbar zum Schmökern.

Kapitel 2

Whitehead A.N.: *Science and the Modern World.* New York: Macmillan, 1925. Dt: *Wissenschaft und moderne Welt.* Frankfurt/M: Suhrkamp 1984.
Die klassische Darstellung eines Logikers, Wissenschaftshistorikers und Metaphysikers stellt die Beziehung zwischen dem wissenschaftlichen Beobachter und dem subjektiven reflektierenden Individuum in einen weiten historischen Zusammenhang.

Galilei, G.: *Il Saggiatore.* Einaudi, Mailand, 1953.

Drake, S.: *Galileo.* Oxford: Oxford University Press, 1980.
In beiden Büchern geht es um den »Begründer«; seine Gedanken werden von einem seiner begeistertsten Anhänger unter den Historikern zusammengefaßt. Jene, die das Gefühl haben, daß sich heutige Wissenschaftler zuviele Sorgen um die Priorität machen, sollten Galileis Klagen zu Beginn des *Saggiatore* lesen. Galilei hat übrigens fast ein Jahrhundert vor Locke das Wesen der sekundären Qualitäten (Farbe, Wärme und so weiter) erfaßt.

Descartes, R.: *Meditationen über die Grundlage der Philosophie.* Üb. A. Buchenau, Leipzig 1904.

Descartes, R.: *Über die Leidenschaften der Seele.* Leipzig 1891.
Wenn Galilei der Begründer der modernen Naturwissenschaft ist, so ist Descartes der Begründer der modernen Philosophie. Seine Gedanken sind ein Beweis, daß ein Genie – auch ein Genie, das zu falschen Schlüssen kommt – auf lange Zeit wichtigen Einfluß haben kann. Wir ringen immer noch um Antworten auf Fragen, die Descartes stellte.

Kapitel 3

Shepherd, G.: *Neurobiology.* New York: Oxford University Press, 1983.
Eine bewährte elementare Darstellung moderner Ergebnisse. Es gibt
viele andere, aber diese enthält die meisten Grundlagen und auch wei-
tergehende Überlegungen.

Luria, A.R.: *The Working Brain. An Introduction to Neuropsychology.*
New York: Basic Books, 1973.
Der große Kliniker und Neurologe aus Rußland gibt eine klare Darstellung dessen, was passiert, wenn Teile des Gehirns gestört werden.
Als interessierter Laie erhält man beim Verfolgen seiner Beschreibungen ein umfassenderes Bild von den Aufgaben des Gehirns selbst als
aus einem Buch wie dem von Shepherd.

Diderot, D.: *Le Rêve de d'Alembert,* 1769. Dt.: *D'Alemberts Traum,* Üb.
Lücke, Leipzig: Reclam 1963.
Das Original dieser kleinen Kostbarkeit liegt in St. Petersburg, wo
Diderot ein Berater von Katharina der Großen war. Meines Wissens
waren seine Mitarbeiter an der Enzyklopädie überhaupt nicht davon
angetan, daß er sich so offen zu seiner Beziehung zu Mlle de l'Espinasse bekannte.

Changeux, J.-P.: *Neuronal Man: The Biology of Mind.* New York:
Oxford University Press, 1986.
Eine allgemeinverständliche Darstellung durch einen Neurobiologen,
der wie ich meint, das Gehirn sei ein der Auslese unterworfenes
System. Sie enthält Überblicke, historische Fakten und eine kurze
Darstellung der Zusammenhänge zwischen der kognitiven Psycholo-
gie und der Neurophysiologie.

Kapitel 4

Eine Geschichte der Philosophie auf einfachem Niveau findet sich in
B. Russell: *A History of Western Philosophy.* New York: Simon and Schu-
ster, 1945; dt.: *Philosophie des Abendlandes.* Üb. E. Fischer-Wernicke,
R. Gillischewski, Frankfurt/M, 1950.
Die Darstellung ist klar, nicht ohne Vorurteile und anregend. Moder-
nere Entwicklungen werden in straffer Form in

A.J. Ayer: *Philosophy in the Twentieth Century.* East Hanover, N.J.: Vintage 1984,
dargestellt. Eine gute (wenn auch recht fachsprachliche) Darstellung der modernen Psychologie findet sich in

E. Hearst, Hg.: *The First Century of Experimental Psychology.* Hillsdale, N.J.; Lawrence Erlbaum Associates, 1979.

Kanizsa, G.: *Organization in Vision: Essays on Gestalt Perception.* New York: Praeger, 1979.
Eine wunderbar informative Darstellung der Welt der sogenannten visuellen Täuschungen. Das meisterliche und schon fast klassische Werk ist großartig illustriert.

Kapitel 5

Darwin, Ch.: *Die Entstehung der Arten durch natürliche Zuchtwahl.* Stuttgart: Kröner 1966.
Das Meisterwerk, das die Grundlagen der modernen Biologie legte.

Barrett, P.H., P.J. Gautrey, S. Herbert, D. Kohn und S. Smith, Hg.: *Charles Darwin's Notebooks, 1836–1844: Geology, Transmutation of Species, Metaphysical Inquiries.* Ithaca: Cornell University Press, 1987.
Ein Einblick in das Denken eines großen Wissenschaftlers und Philosophen.

Romanes, G.J.: *Mental Evolution in Animals.* New York: Appleton, 1884. *Mental Evolution in Man.* New York: Appleton, 1889.
Die Gedanken von Darwins Zeitgenossen. Gute Beispiele dafür, wie eine große, herausfordernde Theorie in weiten Bereichen Fuß faßt.

Mayr, E.: *The Growth of Biological Thought: Diversity, Evolution, and Inheritance.* Cambridge, Mass.: Harvard University Press, 1982. Dt: *Die Entwicklung der biologischen Gedankenwelt.* Berlin: Springer, 1984.
Ein modernes Meisterwerk eines großen Evolutionstheoretikers. Eine der besten Darstellungen Darwins, des Darwinismus und der »Untertheorien«, die eine komplexe Theorie wie die moderne Evolutionstheorie ausmachen.

Richards, R.J.: *Darwin and the Emergence of Evolutionary Theories of Mind and Behavior.* Chicago: University of Chicago Press, 1987.
Eine sehr umfassende, sehr gelehrte Darstellung. Die bis heute beste Darstellung dieses Themas.

Kapitel 6

Thompson, D.W.: *On Growth and Form.* Cambridge: Cambridge University Press, 1942. Dt.: *Über Wachstum und Form.* Basel: Birkhäuser, 1973.
Eines der großen klassischen Werke zum Thema der Tierform von einem begabten Mann, der nicht an Darwin glaubte. Die Beispiele sind für das Nervensystem zwar nicht sehr wichtig, aber trotzdem faszinierend.

Edelman, G.M.: *Topobiology: An Introduction to Molecular Embryology.* New York: Basic Books, 1988.
Eine ausführlichere und grundlegende Darstellung der in diesem Kapitel behandelten Themen. Das letzte Kapitel von *Topobiology,* das aufgrund seines Themas der erste Band der Trilogie zu Morphologie und Geist darstellt (aber nicht als erster veröffentlicht wurde), beschreibt die Verbindung zwischen Topobiologie und Selektionstheorien des Gehirns.

Kapitel 8

Burnet, F.M.: *The Clonal Selection Theory of Acquired Immunity.* Nashville. Vanderbilt University Press, 1959.
Dies ist die ursprüngliche ausführliche Darstellung der selektionistischen Ansichten Burnets. Für den evolutionstheoretischen Hintergrund verweise ich auf das oben erwähnte Buch von Mayr.

Kapitel 9

Edelman, G.M.: *Neural Darwinism: The Theory of Neuronal Group Selection.* New York: Basic Books, 1987. Dt.: *Unser Gehirn – ein dynamisches System.* München: Piper, 1993.
Dieses Buch stellt die Theorie der Selektion neuronaler Gruppen aus-

führlich und sie verteidigend dar. Es ist viel wissenschaftlicher geschrieben als die vorliegende Darstellung. Der ursprüngliche Abriß der Theorie findet sich in

G.M. Edelman und V.B. Mountcastle: *The Mindful Brain,* Cambridge, Mass.: MIT Press, 1978.

Barlow, H.B.: »Neuroscience: A New Era?« In: *Nature* 331, Nr. 18 (Februar 1988): 571.

Crick, F. »Neural Edelmanism«. In: *Trends in Neurosciences* 12, Nr. 7 (Juli 1989): 240–248.

Purves, D.: *Body and Brain: A Trophic Theory of Neural Connections.* Cambridge, Mass.: Harvard University Press, 1988.
Diese drei Verfasser greifen Aspekte der Theorie der Selektion neuronaler Gruppen an. Die gekürzten Gegenangriffe werden in diesem Kapitel dargestellt. Es lebe der Sport!

Michod, R.E.: »Darwinian selection in the Brain«. In: *Evolution* 43, Nr. 3 (1989): 694–696.
Eine vorteilhafte Rezension, die bestätigt, daß die Theorie der Selektion neuronaler Gruppen eine selektionistische Darstellung im Geist des Populationsdenkens ist. Dazu auch seine Antwort auf Cricks Kritik der TSNG und die zugehörige Antwort von

G.N. Reeke, Jr., in: *Trends in Neurosciences* 13, Nr. 1 (1990): 11–14.
Mehr Informationen über die Arbeit von Eckhorn und seinen Kollegen sowie Gray und seinen Kollegen finden sich in den Literaturhinweisen in

Sporns, O., J.A. Gally, G.N. Reeke, Jr. und G.M. Edelman: »Reentrant Signaling Among Simulated Neuronal Groups Leads to Coherency in Their Oscillatory Activity«. In: *Proceedings of the National Academy of Science* 86 (1989): 7265–7269.

Kapitel 10 bis 13

Edelman, G.M.: *The Remembered Present: A Biological Theory of Consciousness.* New York: Basic Books, 1989.
Der letzte Band der Trilogie zu Morphologie und Geist ist ein Versuch, eine grundsätzliche Darstellung der Grundlagen des Bewußtseins zu

geben. Man sagte mir, es sei vorteilhaft, diesen eigentlich letzten Band als ersten zu lesen.

Marcel, A.J. und A. Beisach, Hg.: *Consciousness in Contemporary Science.* Oxford Clarendon, 1988.
Eine Sammlung verdienstvoller Arbeiten zu diesem Thema, die einen weiten Bereich abdecken.

Bartlett, F.C.: *Remembering: A Study in Experimental and Social Psychology.* Cambridge: Cambridge University Press, 1964. *Thinking: A Study of Human.* New York: Basic Books, 1958.
Zwei Klassiker, besonders das erste Buch, die eine tiefgehende Analyse des Vorgangs des Erinnerns liefern.

Hebb, D.O.: *The Organization of Behavior: A Neuropsychological Theory.* New York: Miley, 1949. *Essay on Mind.* Hillsdale, N.J.: Lawrence Erlbaum Associates, 1980.
Das erste Werk ist einer der frühesten Versuche, psychologische Phänomene als Wechselwirkung zwischen Neuronen und Zellen zu erklären. Das zweite enthält die späteren Gedanken eines modernen Meisters.

Freud, S.: »Projekt einer wissenschaftlichen Psychologie«. In: *Gesammelte Werke,* Frankfurt/M: Fischer 1940, Band XX. »Vorlesungen zur Einführung in die Psychoanalyse«, Band XI. »Neue Folge der Vorlesungen zur Psychoanalyse«, Band XV. »Über den Traum«, Band III.
Freud war zunächst stolz auf das »Projekt einer wissenschaftlichen Psychologie«, lehnte es aber später ab. Es wurde von Marie Bonaparte, einer Freundin, für die Nachwelt gerettet. Die übrigen drei Werke stellen den besten Kern des Werks dieses Meisters auf einer allgemeinverständlichen Ebene dar. Das Meisterwerk, die *Traumdeutung,* war die Arbeit, die er selbst für seine größte hielt.

Erdelyi, M.H.J.: *Psychoanalysis: Freud's Cognitive Psychology.* New York: Freeman, 1985.
Eine ausgezeichnete Darstellung der entscheidenden Freudschen Begriffe, insbesondere seiner Gedanken zu Gedächtnis und zum Unbewußten.

Brouwer, L.E.J.: »Bewußtsein, Philosophy, and Mathematics«. In: *Proceedings of the Tenth International Congress of Philosophy,* Band 2,

Hg. E.W. Beth, H.J. Pos und J.H.A. Hollak, A msterdam, North Holland, 1949: 1235–1249.
Ein bemerkenswert einfallsreiches Werk eines Topologen und Wissenschaftstheoretikers. Nachkantianisch, schwer verständlich, aber sehr anregend.

Hilgard, E.R.: *Divided Consciousness: Multiple Controls in Human Thought and Action.* Erweiterte Ausgabe, New York: Wiley, 1977.
Eine ganz andere Sicht, deutlich nach Freud. Voller faszinierender Beispiele und Erwägungen über gespaltenes und vielfaches Bewußtsein und hypnotische Phänomene. Eine verblüffende Untersuchung visueller Gestaltwahrnehmungen findet sich in dem großartigen Buch von Gaetano Kanizsa, das zu Kapitel 4 angegeben ist.

Staddon, J.E.R.: *Adaptive Behavior and Learning.* Cambridge: Cambridge University Press, 1983.
Eine gute Darstellung des Lernens auf umfassender biologischer Grundlage.

Alexander, R.D.: »Evolution of the Human Psyche«. In: *The Human Revolution,* Hg. P. Mellars und C. Stringer, Princeton, N.J.: Princeton University Press, 1989.
Selbsttäuschung als ein adaptives Phänomen im Täuschen anderer beim Kampf ums Überleben – eine unwahrscheinliche, aber faszinierende Hypothese.

Kapitel 14

Rota, G.C.: »Mathematics and Philosophy: The Story of a Misunderstanding«. In: *Review of Metaphysics* 44 (Dezember 1990): 259–271.
Ein bissig formulierter und gedankenreicher Aufsatz eines angesehenen Mathematikers über das Mißtrauen, das man gegenüber einem übermäßigen Vertrauen auf Axiomatik hegen sollte: »Mathematiker runzeln die Stirn über den snobistischen Umgang mit Symbolen, den man heutzutage in philosophischen Arbeiten beobachten kann. Es ist, als ob man beim Einkaufen wäre und beobachtet, wie jemand versucht, mit Spielgeld zu bezahlen.«

Kapitel 15 und 16

Edwards, P., Hg.: *The Encyclopedia of Philosophy*, Band 1–4. New York: The Free Press, 1973.

Danto, A.: *Connections to the World: The Basic Concepts of Philosophy*. New York: Harper & Row, 1989.

Russell, B.: *The Problems of Philosophy*. 1912. Nachdruck: Oxford: Oxford University Press, 1959. Dt.: *Probleme der Philosophie*, Erlangen 1936.
Ein Nachschlagewerk und zwei glänzende Einführungen, eine alt und eine neu.

Bechtel, W.: *Philosophy of Mind: An Overview for Cognitive Science*. Hillsdale, N.J.: Lawrence Erlbaum Associates, 1988.

Churchland, P.M.: *Matter and Consciousness*. Cambridge, Mass.: MIT Press, 1984.
Zwei kurze Einführungen in die Philosophie des Bewußtseins.

Quine, W.V.: *Quiddities: An Intermittently Philosophical Dictionary*. Cambridge, Mass.: Harvard University/Belknap Press, 1987.
Amüsante und eigenwillige Bemerkungen eines hervorragenden amerikanischen Philosophen und Logikers.

Wittgenstein, L.: *Philosophische Untersuchungen*. In Bd. I der Werkausgabe, Frankfurt, Suhrkamp, 1984.
Die posthum veröffentlichten revisionistischen Ansichten eines der interessantesten Denker dieses Jahrhunderts beschäftigen sich mit der Frage der Kategorisierungen, die im vorliegenden Buch immer wieder angesprochen wird.

Whitehead, A.N.: *Modes of Thought*. New York: The Free Press, 1938.
Ganz kurze metaphysische Reflektionen eines modernen Denkers, der derzeit in den meisten Universitätskreisen in Ungnade gefallen ist. Das Buch lohnt die Lektüre wegen seiner einfallsreichen und anregenden Einsichten.

Nagel, T.: »What Is It Like to Be a Bat?« In: *Philosophical Review* 83 (1974): 435–450. *The View From Nowhere*. New York: Cambridge University Press, 1986. Dt.: *Der Blick von Nirgendwo*. Frankfurt/M: 1992.

Gründliche und klare Analysen der Dilemmata der Epistemologie und Metaphysik.

Ryle, G.: *The Concept of Mind*. Chicago: University of Chicago Press, 1949.
Der Schöpfer des Begriffs »der Geist in der Maschine« übt verheerende Kritik an den kategorischen Fehlern in der Philosophie des Bewußtseins.

Russell, B.: *A History of Western Philosophy*. New York: Simon and Schuster, 1945.
Die schon erwähnte Darstellung ist klar und *sui generis*. Wir verdanken sie einem der Bahnbrecher der mathematischen Logik und meinungsfreudigsten modernen Philosophen.

Ayer, A.J.: *The Problem of Knowledge*. Middlesex, N.J.; Penguin, 1956.
Wie ein früher logischer Empiriker die ganze Frage der Epistemologie sieht.

Piaget, J.: *Biology and Knowledge: An Essay on the Relations Between Organic Relations Processes*. Chicago: University of Chicago Press, 1971.
Die hier wegen ihrer Gegensätzlichkeit präsentierten Ansichten eines großen Entwicklungspsychologen. Sie sind nicht nur eigenständig und originell, sondern zeigen auch die Kluft zwischen den Einstellungen der Naturwissenschaftler und der Philosophen auf. Etwas metaphorisch im Vergleich zwischen Embryologie und Psychologie.

Davis, P.J. und R. Hersh: *Descartes' Dream: The World According to Mathematics*. Boston: Houghton Mifflin, 1986. Dt.: *Descartes' Traum: Über die Mathematisierung von Raum und Zeit*. Frankfurt/M, 1988.
Eine schöne Darstellung des Wesens und der Grenzen der Mathematik durch zwei Mathematiker, die wenig von der platonischen Sicht der Mathematik halten.

Morgan, M.J.: *Molyneux's Question: Vision, Touch, and the Philosophy of Perception*. Cambridge: Cambridge University Press, 1977.
Eine elegante Arbeit zu einigen historischen Aspekten der Psychologie der räumlichen Wahrnehmung. Ganz gleich, wie die Ratte es sieht – was würde passieren, wenn man immer blind wäre und dann plötzlich das Sehvermögen wieder erhielte? Würde der »Tast-Raum« dem »Seh-Raum« entsprechen?

Hull, J.M.: *Touching the Rock: An Experience of Blindness.* New York: Pantheon, 1990.
Ein bewegender Bericht darüber, wie sich das Bewußtsein eines Menschen durch den Verlust des Sehvermögens verändert.

Boyd, R. und P.J. Richerson: *Culture and the Evolutionary Process.* Chicago: University of Chicago Press, 1985.
Eine bemerkenswert ausgeglichene Darstellung dessen, wie menschliches Sozialverhalten und Evolution wechselwirken könnten. Einer der besten Ausflüge in dieses gefährliche Dickicht.

Barrow, J.D. und F.J. Tipler: *The Anthropic Cosmological Principle.* Oxford: Oxford University Press, 1988.
In diesem Buch findet sich das Zitat mit den Papierkörben. Vielleicht beweist die relativ große Anzahl von Hinweisen auf philosophische Werke in diesem Abschnitt die Behauptung des Zitats (siehe S. 227).

Flew, A.: *An Introduction to Western Philosophy; Ideas and Arguments from Plato to Popper.* New York: Thames and Hudson, 1989.
Enthält eine gute Erörterung des Begriffs Seele.

Siehe auch die Hinweise zu Kapitel 4.

Kapitel 17

Ahrendt, H.: *Vom Leben des Geistes.* München: Piper, 1979.
Ein philosophisches Resümee. Es ist aufschlußreich, diese Ansichten mit denen von Experimentalisten wie Bartlett zu vergleichen (Angaben zu Bartlett finden sich bei den Hinweisen zu den Kapiteln 10–13).

Langer, S.K.: *Mind: An Essay on Human Feeling.* Band 1–3. Baltimore: Johns Hopkins University Press, 1967, 1972, 1973.
Ein meisterhafter Überblick von einem Philosophen, Philosophiehistoriker und Kenner des Symbolismus. Die zunehmende Blindheit des Verfassers führte zu dem schmerzlichen, allzu frühen Abschluß von Band 3.

Mandler, G.: *Mind and Body: Psychology of Emotion and Stress.* New York: Norton, 1984.

Solomon, R.C.: *The Passions.* Notre Dame: University of Notre Dame Press, 1983.

De Sousa, R.: *The Rationality of Emotion.* Cambridge, Mass.: MIT Press, 1987.
Drei Bücher, die sich mit Gefühlen beschäftigen. Das erste ist naturwissenschaftlich, die beiden anderen philosophisch. Zusammen zeigen sie die außerordentlich große Komplexität und Vielschichtigkeit der Gefühle auf.

Kapitel 18

Williams, M.: *Brain Damage, Behavior, and the Mind.* New York: Wiley, 1979.

Kolb, B. und I.Q. Whishaw: *Fundamentals of Human Neuropsychology,* 3. Aufl. San Francisco: Freeman, 1990.

McCarthy, R.A. und E.K. Warrington: *Cognitive Neuropsychology: A Clinical Introduction.* New York: Academic, 1990.
Drei Bücher über die Auswirkungen eines Hirnschadens (siehe auch A. Luria: *The Working Brain* in den Hinweisen zu Kapitel 1).

Kaplan, H.I. und B. Saddock: *Comprehensive Textbook of Psychiatry/ IV,* Band 1–2. Baltimore: Williams & Wilkins, 1989.
Ein hauptsächlich psychiatrischer Text. Für Tapfere.

Modell, A.H.: *Other Times, Other Realities: Towards a Theory of Psychoanalytic Treatment.* Cambridge: Harvard University Press, 1990.

Hundert, E.M.: *Philosophy, Psychology, and Neuroscience: Three Approaches to the Mind.* Oxford: Clarendon, 1989.
Zwei Psychiater wenden die Theorie der Selektion neuronaler Gruppen auf Aspekte ihres Forschungsbereichs an.

Schacter, D.L., M.P. McAndrews und M. Moscovitch: »Access to consciousness: Dissociations Between Implicit and Explicit Knowledge in Neuropsychological Syndromes«. In: *Thought Without Language.* Hg. L. Weiskrantz. Oxford Clarendon, 1988, 242–278.

Bisiach, E.: »Language Without Thought«. In: *Thought Withaut Language*. Hg. L. Weiskrantz. Oxford Clarendon, 1988, 465–491.
Zwei aufschlußreiche Artikel zu einigen dissoziierten Syndromen Bewußtseins.

Sacks, O.: *Der Mann, der seine Frau mit einem Hut verwechselte.* Reinbek: Rowohlt, 1990 (TB 8780).
Faszinierende Beschreibungen eines Menschen, Klinikers und großartigen Erzählers.

Kapitel 19

Reeke, G.N., Jr. und G.M. Edelman: »Real Brains and Artificial Intelligence«. In: *Daedalus* 117, Nr. 1, (Winter 1988): 143–173. Siehe auch

Reeke, G.N., Jr., L.H. Finkel, O. Sporne und G.M. Edelman: »Synthetic Neural Modeling: A Multilevel Approach to the Analysis of Brain complexity«. In: *Signal and Sense: Local and Global Order in Perceptual Maps.* Hg. G.M. Edelman, W.E. Gall und W.M. Cowan, New York: Wiley-Liss, 1990: 607–707.

Edelman, G.M. und G.N. Reeke, Jr.: »Is It Possible to Construct a Perception Machine?« In: *Proceedings of the American Philosophical Society* 134, Nr. 1 (1990): 36–73.
Diese Artikel spiegeln die Einstellung wider, die am The Neurosciences Institute vorherrscht. Der zweite ist recht technisch und ausführlich. Der dritte regt zum Nachdenken über die Beziehung dieser Arbeit zu anderen auf dem Gebiet an. Bis jetzt ist noch kein Artikel zu NOMAD – dem »letzten Schrei« – erschienen, aber zweifellos wird es einen geben, wenn dieses Buch erschienen ist.

Kapitel 20

Adair, R.K.: *The Great Design: Particles, Fields, and Creation.* New York: Oxford University Press, 1987.
Die wunderbare Symmetrie der modernen Physik mit einem Hauch von Kosmologie. Sehr formal, aber der Mühe wert.

Zee, A.: *Fearful Symmetry: The Search for Beauty in Modern Physics.*
New York: Macmillan, 1986. Dt.: *Magische Symmetrie.* Üb. H.P.
Herbst. Basel: Birkhäuser, 1990.

Weyl, H.: *Symmetry.* Princeton: Princeton University Press, 1952. Dt.:
Symmetrie. Üb. L. Bechtolsheim. Basel: Birkhäuser, 1955.

Tarasiv, L.: *This Amazingly Symmetrical World.* Moskau: Mir 1986.
Drei Bücher zur Bedeutung der Symmetrie in der Physik und
anderswo. Zees Buch ist das einfachste. Weyl, ein großer Mathematiker, schrieb sein Buch in einem frühen Stadium der Entwicklung dieser Gedanken.

Hier werden keine ausdrücklichen Hinweise auf Bücher gegeben, die sich mit dem Gedächtnis beschäftigen. In früheren Hinweisen finden sich Darstellungen, die viele der erwähnten Einzelheiten erklären.

Geist ohne Biologie: Ein kritisches Nachwort

Hier muß ich eine ziemlich lange (aber trotzdem unvollständige)
Liste aufstellen, die nach den Unterthemen des kritischen Nachworts geordnet ist.

Physik: Ein Ersatz für Spuk

Penrose, R.: *The Emperor's New Mind.* Oxford: Oxford University
Press, 1989. Dt.: *Computerdenken.* Üb. M. Springer. Heidelberg:
Spektrum 1991.
Ein sehr erfolgreiches Buch, nach seinen Verkaufszahlen an Nicht-
fachleute zu urteilen. Reizvolle und klare Darstellungen seltsamer
Physik, Quantenmessungen und so weiter. Aber der größte Teil des
Buches hat fast nicht mit seinen Zielen und Behauptungen über den
Geist zu tun, wie ich im Text ausführe.

Lockwood, M.: *Mind, Brain, and the Quantum: The Compound »I«.*
Cambridge: Blackwell, 1989.
Ein Philosoph erörtert viele der Themen, über die auch Penrose nach-
denkt. Nicht schlüssig.

Zohar, D.: *The Quantum Self: Human Nature and Consciousness Defined by the New Physics.* New York: William Morrow, 1990.
Quanten hier, Quanten da, Quanten überall. Dieses Buch geht im Bereich der Physik als Ersatz für Spuk so weit wie nur möglich. Im Vergleich mit Penrose ist es ein sehr sanftes Exemplar dieses Genres.

Digitalcomputer: Die falsche Analogie

Hodges, A.: *Alan Turing: The Enigma.* New York: Simon and Schuster, 1983.
Die Biographie eines bemerkenswerten Menschen, dessen Leben ein trauriges Ende fand. Turing ist neben von Neumann als Theoretiker die Schlüsselfigur des Computerwesens. Natürlich haben, wie ich im Text erwähne, viele andere Logiker und Mathematiker den Hintergrund geschaffen.

Johnson-Laird, P.N.: *The Computer and the Mind.* Cambridge, Mass.: Harvard University Press, 1988.
Die beste Darstellung der Auffassung, der Geist sei eine Maschine.

Graubard, S.R., Hg:»Artificial Intelligence«. In: *Daedalus* 117, Nr. 1 (1988).
Eine Reihe von sowohl kritischen als auch bestätigenden Aufsätzen zu dem Thema.

Putnam, H.: *Representation and Reality.* Cambridge, Mass.: MIT Press, 1988.
Eine Widerlegung seiner eigenen Lehre – des Funktionalismus der Turing-Maschine – durch einen der angesehendsten lebenden Philosophen.

Anderson, J.A. und E. Rosenfeld, Hg.: *Neurocomputing: Foundations of Research. Cambridge, Mass.: MIT Press, 1988.*

Anderson, J.A., A. Pellionisz und E. Rosenfeld, Hg.: Neuroco Imputing: Direction for Research. Cambridge, Mass.: MIT Press, 1990.
Zwei Sammlungen von Arbeiten zu Aspekten neuronaler Modelle und des Konnektionismus.

Einige Teufelskreise in der kognitiven Landschaft

Gardner, H.: *The Mind's New Science*. New York: Basic Books, 1985.
Eine ausgezeichnete Übersicht über die kognitive Wissenschaft.

Wittgenstein, L.: *Philosophische Untersuchungen*. In Bd. I der Werkausgabe, Frankfurt: Suhrkamp, 1984.
Dieses schon zitierte Werk war bahnbrechend in seiner frühen Analyse der Probleme der Kategorisierung und Familienähnlichkeit. Auch der in den Hinweisen zu Kapitel 14 zitierte Aufsatz von G.C. Rota betrifft diese Fragen.
Der zweite Teil der Abbildung zu Kategorisierung und polymorphen Mengen (N 6, rechts) stammt aus
Dennis et al.: »New Problem in concept formation«. *Nature* 243 (1973): 101–102.

Rosch, E.: »Human Categorisation«. In: *Studies in Cross-Cultural Psychology*. N. Warren, Hg. New York: Academic, 1977, 1–49.
Eine Darstellung einer der wichtigsten Psychologen auf dem Gebiet der Kategorisierung.

Berlin, B. und P. Kay: *Basic Color Terms: Their Universality and Evolution*. Berkeley: University of California Press, 1969.

Tversky, A und D. Kahneman: »Probability, Representativeness, and the Conjunction Fallacy«. In: *Psychological Review* 90, Nr. 4 (1990): 293–315.
Bahnbrechende Untersuchungen zur Kategorisierung der Farbe und zur induktiven und sonstigen Interferenz.

Die im Text erwähnten Aussagen, die L. Rips und L. Barsalou zugeschrieben werden, finden sich in deren Artikeln in
Similarity and Analogical Reasoning. S. Vosniadou und A. Ortony, Hg. Cambridge, Mass.: Harvard University Press, 1989.

Fodor, J.A.: *Representations. Philosophical Essays on the Foundations of Cognitive Science*. Cambridge, Mass.: MIT Press, 1981.
Von dem profilierten Philosophen und Verteidiger des »Mentalesisch«.

Marr, D.: *Vision: A Computational Investigation into the Human Repre-*

sentation and Processing of Visual Information. San Francisco: Freeman, 1982.
Das letzte Werk der letzten einflußreichen Gestalt in der Psychophysik und Neurowissenschaft. Das Buch vertritt die Ansicht, alles ließe sich durch Computer simulieren, aber es gibt eine gute Zusammenfassung »früher« visueller Vorgänge. Es ist schlechter in den späteren Kapiteln, in denen Fragen der Kategorisierung behandelt werden.

Millikan, R.C.: *Language, Thought, and Other Biological Categories: New Foundations for Realism.* Cambridge: MIT Press, 1984.
»Thoughts Without Laws; Cognitive Science with Content «. In: *Philosophical Review* XCV, Nr. 1 (Januar 1986): 417–480.
Millikan ist eine der Hauptpersonen in dem, was ich den Klub der Realisten nenne. Sie hat in einflußreicher und origineller Weise Kritik an dem geübt, was sie Bedeutungsrationalismus nennt (es ist ungefähr gleichbedeutend mit dem, wogegen ich mich im Nachwort ausgesprochen habe).

Gauld, A.: »Cognitive Psychology, Entrapment, and the Philosophy of Mind«. In: *The Case for Dualism.* Hg. J.R. Smythies und J. Beloff. Charlottesville: University Press of Virginia 1989, 187–253.
Man braucht nicht dem Dualismus zuzustimmen, um Gaulds vernichtenden Angriff würdigen zu können.

Shanon, B.: »Semantic Representation of Meaning. A Critique«. In: *Psychological Bulletin* 104, Nr. 1 (1988): 70–83.
Eine gute Zusammenfassung der Schwierigkeiten mit dem Funktionalismus, dem Objektivismus und der Vorstellung der mentalen Darstellung.

Putnam, H.: *Representation and Reality.* Cambridge, Mass.: MIT Press, 1988.
Wie schon erwähnt, ein Brosamen vom Tisch des Meisters.

Bruner, J.: *Acts of Meaning.* Cambridge, Mass.: Harvard University Press, 1990.
Eine schöne Arbeit eines der Begründer der modernen kognitiven Wissenschaft, der sich dafür einsetzt, einen wichtigen Aspekt unseres Geisteslebens im Narrativen zu sehen.

von Hofsten, C.: »Catching«. In: *Perspectives on Perception and Action.* H. Heuer und A.F. Sanders, Hg. Hillsdale, N.J. Lawrence Erlbaum Associates, 1987, 33–46.

Ein Angriff auf die Sicht, daß im Gehirn nur Informationsverarbeitung über die Motorik läuft.

Langacker, R.W.: *Foundations of Cognitive Grammar,* Band 1. *Theoretical Prerequisites.* Stanford: Stanford University Press, 1987.
Eine Darstellung von einem der ersten, die auf diesem wichtigen Gebiet arbeiteten. Sein Werk wurde von Lakoff weitergeführt (nächster Hinweis).

Lakoff, G.: *Women, Fire, and Dangerous Things: What Categories Reveal About the Mind.* Chicago: University of Chicago Press, 1987.

Johnson, M.: *The Bodily Basis of Meaning, Imagination, and Reason.* Chicago: University of Chicago Press, 1987.
Zwei wichtige Bücher von Autoren, die zusammengearbeitet haben. Sie enthalten Hinweise auf die anderen in diesem Abschnitt erwähnten Autoren. Johnson behauptet, Metaphern seien wesentliche Ergebnisse der Verkörperung. Lakoffs ausführlichere Darstellung enthält eine Ideengeschichte, eine Kritik der Meinung, es könne einen Geist ohne Biologie geben, und ein Plädoyer dafür, die Verkörperung als die Grundlage für Sinn und Geist zu sehen. Es ist die Grundlage eines großen Teils des kritischen Nachworts. Es beschreibt auch ausführlich die hier zusammengefaßte kognitive Grammatik. Das vorliegende Buch und meine Trilogie lassen sich als eine theoretische Antwort auf die Frage sehen:»Wie ist der Geist verkörpert?« Diese Frage wird in den oben genannten Werken auf eine Weise gestellt, daß sie nicht ignoriert werden kann.

Sprache: Warum der formale Ansatz versagt

Chomsky, N.: *Cartesian Linguistics.* New York: Harper & Row, 1966. *Rules and Representations.* New York: Columbia University Press, 1980.
Zwei Werke des einflußreichsten Linguisten neuerer Zeit; er ist ein Verteidiger des formalen Ansatzes und dessen wichtigster Vertreter.

Lightfoot, D.: *The Language Lottery: Toward a Biology of Grammars.* Cambridge, Mass.: MIT Press, 1982.
Eine informative Darstellung von einem der Epigonen.

Jackendoff, R.: *Consciousness and the Computational Mind.* Cambridge, Mass.: MIT Press, 1987.

Die beste Darstellung der Sicht der Sprache als Syntax und vom Geist als Maschine. Das Ergebnis: Bewußtsein als ein Epiphänomen. Ich halte erklärtermaßen nichts von dieser Sichtweise.

Bresnan, J., Hg.: *The Mental Representation of Grammatical Relations.* Cambridge, Mass.: MIT Press, 1982.
Eine ausführliche Darstellung der lexikalisch funktionalen Grammatik; eine Grundlage für die Untersuchung von Pinker über Spracherwerb. Schwer zugänglich für Novizen.

Pinker, S.: *Language Learnability and Language Development.* Cambridge, Mass.: Harvard University Press, 1984.
Eine gescheite und gründliche Analyse, ziemlich technisch.

Donaldson, M.: *Children's Minds.* New York: Norton, 1987. Dt.: *Wie Kinder denken.* Üb. B. Fink. Bern: Huber 1982.
Weniger technisch. Reizend und doch fast tödlich in seinem Angriff auf den Gedanken einer Spracherwerbsanlage.

Levelt, W.J.M.: *Speaking: From Intention to Articulation.* Cambridge: MIT Press, 1989.

Grice, H.P.: »Logic and Conversation«. In: *Studies in Syntax.* Band 3. Hg. P. Cole und J.L. Morgan. New York: Academic Press, 1967, 41–58.
Levelts Buch handelt von den praktischen Problemen des verständlichen Sprechens. Er bleibt jedoch der Hauptströmung der kognitiven Wissenschaft verhaftet. Vermutlich das beste Einzelwerk zu dem Thema. Grice hat sehr originell und eigenständig die Anforderungen für den effektiven Austausch von Sprache analysiert.

Wygotski, L.S.: *Denken und Sprechen.* Berlin: Akademie-Verlag 1964.
Der russische Denker (ein Kollege von A. Luria) betont interpersonalen und sozialen Austausch und die »Verinnerlichung« der Sprache für die Zwecke des Denkens.

Percy, W.: *The Massage in the Bottle: How Queer Man Is, How Queer Language Is, and What One Has to Do with the Other.* New York: Farrar, Straus & Giroux, 1976.
Der Nichtfachmann schreibt bewegend und tief zugleich. Er beweist damit, daß man zum Denken nicht unbedingt Professor sein muß und es nicht unbedingt ruinös ist, einen Doktorgrad in Medizin zu haben. Percy war ein guter, nicht sehr bedeutender Romanschriftsteller.

Klima E. und U. Bellugi: *The Signs of Language.* Cambridge, Mass.: Harvard University Press, 1978.
Eine Darstellung der bahnbrechenden Untersuchungen von Bellugi, die zeigten, daß die Zeichensprache eine Syntax, Dialekte und andere Kennzeichen der gesprochenen Sprache hat.

Bickerton, D.: *Language and Species.* Chicago: University of Chicago Press, 1990.
Ein mutiger Versuch, die Evolution der Sprache mit Hilfe eines Zwischenstadiums von »Pidgin« oder einer Protosprache zu erklären. Provozierend.

Liebermann, P.: *Uniquely Human: The Evolution of Speech, Thought, and Selfless Behavior.* Cambridge, Mass.: Harvard University Press, 1991.
Eine gute semipopuläre Darstellung von einem Fachmann auf dem Gebiet der Evolution des Sprachapparats.

Keller, H.: *The Story of My Life.* 1902. Nachdruck. New York: Doubleday, 1954. Dt.: *Die Geschichte meines Lebens.* Üb. W. DeHaas. Bern: Scherz, 1955.
Erschütternd. Ein angemessener letzter Literaturhinweis – das Erringen von Sprachverhalten gegen schwere Widerstände.

Zusätzliche Literaturhinweise für deutsche Leser

1. Wolf, G.: *Das Gehirn. Wege zum Begreifen.* Quintessenz, München 1992.

2. Pöppel, E.: *Grenzen des Bewußtseins. Über Wirklichkeit und Welterfahrung.* DVA, Stuttgart 1985.

3. Pöppel, E.: *Lust und Schmerz.* Severin und Siedler 1982.

4. Arzt, V. und Birmelin, I.: *Haben Tiere ein Bewußtsein?* C. Bertelsmann 1993.

5. Ditfurth, H. (Hrsg.): *Evolution. Ein Querschnitt der Forschung.* Hoffmann und Campe 1975.

6. Nicholls, J. G., Martin, A. R. und Wallace, B. G. (Hrsg.): *Vom Neuron zum Gehirn. Zum Verständnis der zellulären und molekularen*

Funktion des Nervensystems. Gustav Fischer Verlag. Stuttgart (Erscheint in Kürze).

7. Pöppel, E., Bullinger, M., Härtel, U. (Hrsg.): *Medizinische Psychologie und Soziologie.* Chapman & Hall, London 1994.

8. Rahmann, H. und Rahmann, M.: *Das Gedächtnis. Neurobiologische Grundlagen.* J. F. Bergmann Verlag, München 1988.

9. Gierer, A.: *Die Physik, das Leben und die Seele.* Piper, München 1985.

10. Engels, Eve-Marie: *Erkenntnis als Anpassung? Eine Studie zur evolutionären Erkenntnistheorie.* Suhrkamp 1989.

11. Altner, G.: *Der Darwinismus. Die Geschichte einer Theorie.* Wissenschaftliche Buchgesellschaft, Darmstadt 1981.

12. Futuyma, D. J.: *Evolutionsbiologie.* Birkhäuser, Basel 1990.

13. Eibl-Eibesfeldt, I.: *Die Biologie des menschlichen Verhaltens. Grundriß der Humanethologie.* Piper, München 1995[3].

14. Thompson, R.: *Das Gehirn. Von der Nervenzelle zur Verhaltenssteuerung.* Spektrum, Heidelberg 1992.

15. Battegay, R., Glatzel, J., Pöldinger, W., Rauchfleisch, U. (Hrsg.): *Handwörterbuch der Psychiatrie.* Enke, Stuttgart 1992.

16. Tölle, R.: *Psychiatrie.* 9. Aufl. Springer Verlag, Heidelberg 1991.

Die Nummern 1–5 sind für den Nichtfachmann geeignet. Die Nummern 6–14 sind für diejenigen geeignet, die in ein Gebiet tiefer eindringen wollen. Die Nummer 15 ist ein psychiatrisches Nachschlagewerk und die Nummer 16 ein psychiatrisches Lehrbuch.

Quellenangaben

Zitate

Motto von Empedokles in: Diels-Kranz: *Die Vorsokratiker.* Kröner, Feynman, R.: *Vom Wesen physikalischer Gesetze.* München: Piper, 1990, S. 155 f.

Widmung aus: *Ekklesiasten,* 6.18, etwa 250 v. Chr.

Kapitel 1 aus: Descartes, R.: *Meditationen über die Grundlage der Philosophie.* Üb. A. Buchenau, Leipzig 1904.

De Unamuno, M.: *Tragic Sense of Life.* Üb. C.J. Flitch, New York: Macmillan, 1921, 34.

Kapitel 2 aus: Whitehead A.N.: *Wissenschaft und moderne Welt.* Frankfurt/M: Suhrkamp 1984.

Kapitel 3 aus: Maxwell, J.C., in: Barrow, J.D. und F.J. Tipler: *The Anthropic Cosmological Principle.* Oxford: Oxford University Press, 1986, S. 45.

Diderot, D.: *Rameaus Neffe/D'Alemberts Traum.*

Kapitel 4 aus: Adams, H.: *The Education of Henry Adams.* New York: Houghton Mifflin, 1961.

Kapitel 5 aus: Darwin, Ch. in: H. Zinsser: *As I Remember Him: The Biography of R.S.* Magnolia, Mass.: Peter Smith, 1970 [1939].

Darwin, Ch. in: *Charles Darwin's Notebooks 1836–1844: Geology, Transmutation of Species, Metaphysical Enquiries.* Hg. P.H. Barrett, P.J. Gautrey, S. Herbert, D. Kohn und S. Smith. Ithaca: Cornell University Press, 1987, 539.

Kapitel 6 aus: Spitzer, N.: »The Chicken and the Egg, Together at Last« (Eine Rezension von: *Topobiology: An Introduction to Molecular Embryology.*) In: *The New York Times Book Review,* 22. Januar 1989, S. 12.

Kapitel 7 aus: Pascal, B.: *Pensées,* 268.

Kapitel 8 Anonym.

Kapitel 9 aus: Crick, F.H.C.: »Neural Edelmanism«. In: *Trends in Neuroscience* 12, Nr. 7 (Juli 1989): 247.

Kapitel 10 aus: Wittgenstein, L. in: Wittgenstein, L.: *Philosophische Untersuchungen.*

Voltaire in: *Philosophical Dictionary,* Band 1. Hg. Peter Gay. New York: Basic Books, 1962, 308.

Kapitel 11 aus: James, W.: *Psychology: Briefer Course*. Cambridge: Harvard University Press, 1984, 401.

Kapitel 12 aus: Focillon, H. in: K. Atchity: *A Writer's Time*. New York: Norton, 1986, 180.

Kapitel 13 aus: Freud, S.: *Zeitgemäßes über Krieg und Tod*. Leipzig, 1924, S. 11.

Kapitel 14 aus: Bridgman, P.W., »Quo Vadis« in: *Daedalus* (Winter, 1958): 93.

Kapitel 15 aus: Holmes, O.W.: *The Complete Works of Oliver Wendell Holmes*. St. Clair Shores, Mich.: Scholarly Press, 1972.

Einstein, A. in: K. Atchity: *A Writer's Time*. New York: Norton, 1986, 180.

Kapitel 16 aus: Planck, M. in: Barrow, J.D. und F.J. Tipler: *The Anthropic Cosmological Principle*. Oxford: Oxford University Press, 1986, 123.

Allen, W.: Mit Erlaubnis des Autors.

Kapitel 17 aus: Schopenhauer, A.: *Counsels and Maxims*. St. Clair Shores, Mich.; Scholarly Press 1981.

Kapitel 18 aus: Freud, S.: *Briefe an Wilhelm Fliess*. Frankfurt: Fischer, 1986, S. 130.

Kapitel 19 aus: de la Mettrie, J.O: *L'Homme Machine*. Nachdruck, Peru, Ill.: Open Court Publishing, 1961, 140–141.

Kapitel 20 aus: Einstein, A. in: R.H. March: *Physics for Poets*. Chicago: Contemporary Books, 1978, 135.

Valéry, P. in: *The Practical Cogitator*. Hg. C.P. Curtis, Jr., und F. Greenslet. Boston: Houghton Mifflin, 1962, 597.

Zitat im Text des kritischen Nachworts aus: Quine, W.V.: *The Ways of Paradox*. New York: Random House, 1966, 66.

Abbildungen

Abbildungen 1.1, 1.2, 4.1 und 5.1 aus Mary Evans Picture Library, London.

Abbildungen 2.1 und 20.1 Copyright © American Institute of Physics. Nachdruck mit Genehmigung

Abbildung 2.2 aus H. Barrow, C. Blakemore und M. Weston-Smith, Hg.: *Images and Understanding* (New York: Cambridge University Press, 1990), 261. Copyright © 1990; Cambridge University Press. Nachdruck mit Genehmigung.

Abbildung 3.1 aus C. Blakemore and S. Greenfield, Hg.: *Mindwaves* (New York: Basil Blackwell, 1987), 4. Copyright © 1987, Basil Blackwell. Nachdruck mit Genehmigung.

Abbildungen 3.2 und 3.3 aus Gerald M. Edelman, *Topobiology: An Introduction to Molecular Embryology.* Copyright © 1988. Basic Books, Inc. Nachdruck mit Genehmigung von Harper Collins Publishers.

Abbildung 3.5 (oben links) aus K.G. Pearson und C.S. Goodman, „Correlation of variability in structure with variability in synaptic connection of an identified interneuron in locusts," *Journal of Comparative Neurology* 184 (1979): 141–165. Nachdruck mit Genehmigung von Corey S. Goodman.

Abbildung 3.5 (unten) aus Michael M. Merzenich et al., „Topographic reorganization of somatosensory cortical areas 3b and 1 in adult monkeys following restricted deafferentation" und „Progression of change following median nerve section in the cortical representation of the hand in areas 3b and 1 in adult owl and squirrel monkeys," *Neuroscience* 8 (1983): 33-55 und *Neuroscience* (1983): 10:639-665. Nachdruck mit Genehmigung von Michael M. Merzenich.

Abbildung 3.5 (oben rechts) aus Eduardo R. Macagno, V. Lopresti und C. Levinthal, „Structure and development of neuronal connections in isogenic organisms: variations and similarities in the optic system of *Daphnia magna*," *Proceedings of the National Academy of Science* 70 (1973): 57–61. Nachdruck mit Genehmigung von Eduardo R. Macagno.

Abbildung 4.1 (links) aus W. und A. Durant, *The Story of Civilization: Rousseau and the Revolution* (New York: Simon und Schuster, 1967). Nachdruck mit Genehmigung der Verwalter des Ethel Durant-Nachlasses.

Abbildung 4.2 Nachdruck mit Genehmigung der Greenwood Publishing Group, Inc. Westport, Conn., aus *Organization in Vision: Essays on Gestalt Perception* von Gaetano Kanizsa (New York: Praeger, 1979), 78 und 74. Copyright © 1979 Gaetano Kanizsa.

Abbildung 5.3 nach Richard Lewontin, *The Genetic Basis of Evolutionary Change* (New York: Columbia University Press, 1974). Copyright © 1974 Richard Lewontin. Nachdruck mit Genehmigung.

Abbildung 5.4 (links) aus Hugo Iltis, *The Life of Mendel* (New York: Hafner Publishing Co., 1966) Nachdruck mit Genehmigung von Unwin Hyman, Harper Collins Publishers Ltd.

Abbildung 5.5 Nachdruck aus *Charles Darwin's Notebooks 1836–1844: Geology, Transmutation of Species, Metaphysical Enquiries*, transkribiert und herausgegeben von Paul H. Barrett, Peter J. Gautrey, Sandra Herbert, David Kohn und Sydney Smith. Zuerst veröffentlicht vom Britischen Museum (Naturgeschichte). Copyright © 1987. Paul H. Barrett, Peter Gautry, Sandra Herbert, David Kohn, Sydney Smith. Verwendung mit Genehmigung der Cornell University Press.

Abbildung 5.6 aus G. Ledyard Stebbins, *Darwin to DNA, Molecules to Humanity* (New York: W. H. Freeman and Company, 1982). Copyright © 1982 W. H. Freeman and Company. Nachdruck mit Genehmigung.

Abbildung 6.2 aus C. M. Anderson, F. H. Zucker, and T. A. Steitz, „Space-Filling Models of Kinase Clefts and Conformation Changes," *Science* 204 (1979): 375–380. Die Abbildung steht auf S. 376. Copyright © 1979. The American Association for the Advancement of Science. Nachdruck mit Genehmigung.

Abbildung 6.3 (oben) aus Gerald M. Edelman, „Cell Adhesion Molecules: A Molecular Basis for Animal Form," *Scientific American* 250, Nr. 4 (1984): 118–129. Die Abbildung steht auf S. 120 f. Copyright © 1984. Scientific American, Inc. Alle Rechte vorbehalten. Nachdruck mit Genehmigung.

Abbildung 6.3 (unten) aus Alfred Romer, *The Vertebrate Body*, 5. Aufl. (Orlando, Fla.: Saunders College Publishing, 1963), 119. Copyright © 1977. Saunders College Publishing. Nachdruck mit Genehmigung des Verlages.

Abbildung 6.5 Nachdruck mit Genehmigung von Dr. Walter J. Gehring, Universität Basel, Basel, Schweiz.

Abbildungen 9.1, 9.2, 9.4, 9.5, 11.1, 12.4 and 12.5 aus Gerald M. Edelman, *The Remembered Present: A Biological Theory of Consciousness*. Copyright © 1989 Basic Books, Inc. Nachdruck mit Genehmigung von Harper Collins Publishers.

Abbildung 9.2 Nachdruck mit Genehmigung von Dr. Semir Zeki, University College, London.

Abbildung 9.3 (oben) aus Gerald M. Edelman, *Neural Darwinism: The Theory of Neuronal Group Selection*. Copyright © 1987. Basic Books, Inc. Nachdruck mit Genehmigung von HarperCollins Publishers.

Abbildung 9.6 (oben und unten links) aus G. M. Edelman, O. Sporns und G. N. Reeke, Jr., „Synthetic Neural Modeling: Comparisons of Population and Connectionist Approaches" in *Connectionism in Perspective*, R. Pfeifer, Z. Schreter, F. Fogelman-Soulie, and L. Steels (New York: Elsevier Science Publishers, 1989), 120 und 126. Copyright © 1989. Elsevier Science Publishers. Nachdruck mit Genehmigung.

Abbildung 9.6 (unten rechts) aus G. M. Edelman et al., „Synthetic Neural Modeling," in *Signal and Sense*, G. M. Edelman, W. E. Gall und W. M. Cowan (New York: The Neuroscience Research Foundation, 1990), 698. Nachdruck mit Genehmigung.

Abbildung 12.1 aus Philip Lieberman, *The Biology and Evolution of Language* (Cambridge: Harvard University Press, 1984). Copyright © 1984. President and Fellows of Harvard College. Nachdruck mit Genehmigung des Verfassers.

Abbildung 12.2 (oben) aus W. Penfield and L. Roberts, *Speech and Brain Mechanisms*. Copyright © 1959. Princeton University Press, erneut 1987. Abbildung X-4, S. 201, Nachdruck mit Genehmigung der Nachlaßverwalter der Penfield Papers und Princeton University Press.

Abbildung 12.2 (unten) aus Francis Schiller, Paul Broca: *Founder of French Anthropology, Explorer of the Brain* (Berkeley, Calif.: University of California Press, 1979), 189. Mit freundlicher Genehmigung von Dr. Juster, Institut de Parasitologie, Ecole Pratique, Paris. Nachdruck mit Genehmigung des Verfassers.

Abbildung 13.1 Copyright © 1983. Sigmund Freud Copyrights. Nachdruck mit Genehmigung von A. W. Freud et al. in Absprache mit Mark Patterson & Associates.

Abbildung N 3 (oben) Nachdruck mit Genehmigung des Computer Museum, Boston.

(unten) Mit freundlicher Genehmigung von N-Cube, Belmont, Calif.

Abbildung N 6 (rechts) aus I. Dennis J.A. Hampton und S.E.G. Leo „New Problem in Concept Formation", *Nature* 243 (1973): 101. Copyright © 1973 Macmillan Magazines, Ltd. Nachdruck mit Genehmigung von Ian Dennis und Nature.

Namenregister

Sachregister

Gerald M. Edelman

Unser Gehirn – ein dynamisches System

Die Theorie des neuronalen Darwinismus und die biologischen Grundlagen der Wahrnehmung.

Aus dem Amerikanischen von
Friedrich Griese.
512 Seiten mit einer Farbtafel und
62 Abbildungen. Leinen

Der amerikanische Hirnforscher und Nobelpreisträger
Gerald M. Edelman erklärt hier seine grundlegend neue,
ja revolutionäre Theorie zu einer uralten Frage: Wie funktioniert
das menschliche Gehirn? Welche Zusammenhänge bestehen
zwischen biologischen Abläufen im Gehirn und psychischen
Vorgängen? Seine Theorie des »neuronalen Darwinismus« ist der
kühne Versuch, die Wissenschaften der Biologie und der
Psychologie zu vereinen.

Dieses Buch bietet die umfassende Grundlegung von
Edelmans Theorie. Es stellt – wie sein Gegenstand – hohe
Ansprüche an seine Leser. In der Hirnforschung sind in den
nächsten Jahren aufregende Ergebnisse zu erwarten.

PIPER

John C. Eccles

Die Evolution des Gehirns –
die Erschaffung des Selbst
Aus dem Englischen von Friedrich Griese.
450 Seiten mit 110 Abbildungen. Serie Piper 1699

Das Gehirn des Menschen
Sechs Vorlesungen für Hörer aller Fakultäten.
Aus dem Englischen von Angela Hartung.
304 Seiten mit 109 Abbildungen. Serie Piper 826

Gehirn und Seele
Erkenntnisse der Neurophysiologie.
Aus dem Englischen von Rosemarie Liske.
285 Seiten. Serie Piper 628

Die Psyche des Menschen
Das Gehirn-Geist-Problem in neurologischer Sicht.
Aus dem Englischen von Jutta Jongejan.
329 Seiten mit 76 Abbildungen. Serie Piper 1023

Das Rätsel Mensch
Die Evolution des Menschen und die Funktion des Gehirns.
Aus dem Englischen von Karin Ferreira.
239 Seiten mit 89 teils farbigen Abbildungen. Serie Piper 976

John C. Eccles / Daniel N. Robinson
Das Wunder des Menschseins – Gehirn und Geist
Aus dem Englischen von Agnes und Peter Löns.
243 Seiten. Serie Piper 1349

Karl R. Popper / John C. Eccles
Das Ich und sein Gehirn
Aus dem Englischen von Angela Hartung und Willy Hochkeppel,
unter wissenschaftlicher Mitarbeit von Otto Creutzfeld.
699 Seiten mit 77 Abbildungen. Serie Piper 1096

»Das Werk imponiert nicht zuletzt durch den Tiefgang der behandelten Fragen,
die man sich kaum gründlicher diskutiert denken kann. Seinen Wert als
geistige Fundgrube zu betonen, hieße Eulen nach Athen tragen.«
Rias, Berlin

PIPER